Mukopolysaccharidosen und ähnliche lysosomale Erkrankungen -

Ein Leitfaden für Betroffene, Familien, Ärzte und Angehörige der Pflegeberufe

UNI-MED

UNI-MED Verlag AG
Bremen - London - Boston

Kircher, Susanne G.:
Mukopolysaccharidosen und ähnliche lysosomale Erkrankungen - Ein Leitfaden für Betroffene, Familien, Ärzte und Angehörige der Pflegeberufe/Susanne G. Kircher.-
4. Auflage - Bremen: UNI-MED, 2024
(UNI-MED SCIENCE)
ISBN 978-3-8374-1666-4

Printed in Europe

UNI-MED. Die beste Medizin.

In der Reihe UNI-MED SCIENCE werden aktuelle Forschungsergebnisse zur Diagnostik und Therapie wichtiger Erkrankungen "state of the art" dargestellt. Die Publikationen zeichnen sich durch höchste wissenschaftliche Kompetenz und anspruchsvolle Präsentation aus. Die Autoren sind Meinungsbildner auf ihren Fachgebieten.

Vorwort und Danksagung

Zehn Jahre nach der letzten Auflage verdanken wir den Bemühungen des UNI-MED-Verlags eine neue – vierte – Auflage, die nun nicht mehr nur die Mukopolysaccharidosen im Fokus hat, sondern auch eine Reihe ähnlicher Erkrankungen, deren Klinik, Verlauf, Therapie und Schicksale in vielerlei Hinsicht jenen der Betroffenen mit MPS sehr ähnlich sind. Oft werden auch diese Patienten in den MPS-Gruppen aufgenommen, da ihre Zahl noch viel kleiner ist und sie keine Unterstützung durch spezielle Patientenorganisationen haben. In den Kliniken sind es dieselben Stoffwechselspezialisten, die sie betreuen, in den spezialisierten Stoffwechsellabors sind es die gleichen Abläufe die zu einer Diagnose führen. Daher soll der neue überarbeitete Leitfaden auch diesen Betroffenen und deren Familien helfen, für wesentliche Aspekte einiger ausgewählter lysosomaler Speichererkrankungen ein Stück mehr Information zu erhalten.

Wie sagte einst mein Chef zu mir als junger Universitätsassistentin: „Sie setzen aufs falsche Pferd! Sie werden sehen, in einigen Jahren gibt es nichts mehr zu den Mukopolysaccharidosen zu sagen!" Ich schätze mich glücklich miterlebt zu haben, dass diese Prognose falsch war und dass ich die ungeheure Dynamik bei den lysosomalen Erkrankungen, insbesondere bei den Mukopolysaccharidosen, miterleben durfte. Was ist in den letzten Jahrzehnten nicht alles passiert! Die sogenannten seltenen Erkrankungen, die *Orphan Diseases*, sind keineswegs mehr selten, alleine in Europa sind 36 Millionen Einwohner aller Altersstufen von einer der über 6000 seltenen Erkrankungen betroffen. Dazu kommen noch all die vielen Eltern, Partner, Kinder und Verwandten, die direkt oder indirekt ebenso mit betroffen sein können. Expertise-Zentren für den klinischen und diagnostischen Bereich wurden gegründet, Netzwerke auf europäischer und internationaler Ebene sind heute selbstverständlich. Aktionspläne für Seltene Erkrankungen wurden auf politischer Ebene vielerorts implementiert. Die neuen Formen der Kommunikation gestatten es, Patienten über tausende von Kilometern hinweg den Spezialisten vorzustellen und eine Begutachtung durch Experten zu erfahren. Die Diagnostik, insbesondere auf dem Gebiet der Molekulargenetik, ist breiter verfügbar geworden, leichter versendbar, und sie ermöglicht es Diagnosen zu stellen, auch wenn die Klinik nicht ganz eindeutig ist. Parallel dazu ist das Interesse in die Entwicklung neuer Therapien bei den sogenannten *Orphan Diseases* seitens der pharmazeutischen Industrie ungebrochen.

Die großen Hoffnungen in die neuen Therapien haben sich für einige der lysosomalen Erkrankungen erfüllt und erlauben heute ein längeres Leben mit mehr Lebensqualität, neuen Perspektiven für Betroffene, weniger Angst und Unsicherheit. Selbst da, wo die Erkrankung immer noch ihren unbarmherzigen natürlichen Verlauf nimmt, gibt es durch zunehmende Studien endlich Chancen auf zukünftige Therapien.

Patienten sind zu Partnern in der ärztlichen und therapeutischen Versorgung geworden. Es ist ihr unschätzbares Verdienst dass sie immer noch an Studien teilnehmen und aktiv für wissenschaftliche Fragestellungen zur Verfügung stehen. Wir wären heute nicht da wo wir stehen, wenn es nicht diese mutigen und kooperativen Betroffenen und deren Familien gäbe!

Die bisherigen Therapien haben zwar nicht die erhoffte vollständige Heilung gebracht, aber Dank der ärztlichen, pflegerischen, psychischen, sozialen und inklusiven Begleitung ist das Leben für viele Betroffene zu einem Leben mit einer chronischen Erkrankung geworden, das ihnen Platz für eine individuelle Gestaltung erlaubt.

Dieser Wandel auf dem Gebiet der Mukopolysaccharidosen und anderen ähnlichen lysosomalen Erkrankungen wird begleitet von einem Generationenwechsel aller Beteiligten an diesem Buch: Ärzte, Therapeuten und Vertreter der Pflegeberufe machen Platz für neue, jüngere interessierte Kolleginnen und Kollegen. Erwachsen gewordene Betroffene geben nun selbst ihre Erfahrungen an junge Patienten und deren Familien weiter. Das Lernen über diese Erkrankungen ist nach wie vor wichtig, aber es ergänzt nun eine bereits vorhandene Basis an vorhandenem Wissen.

Ich danke allen früheren Mitwirkenden ganz herzlich für das seinerzeitige Vertrauen in den Sinn dieses Leitfadens. Allen voran Herrn Prof. Dr. Michael Beck, der im Jahr 2022 – inmitten zahlreicher weiterer Aktivitäten für die lysosomalen Erkrankungen – unerwartet verstorben ist. Ohne ihn und seine wunderbaren ehemaligen Mitarbeiterinnen Frau Dr. Manal Bajbouj und Frau Dr. Elke Eich wäre das Buch nicht möglich gewesen. Ferner danke ich ganz herzlich allen neuen Koautoren für die Bereitschaft, den Weg zukünftig weiter gehen zu wollen! Mein besonderer Dank gilt auch Frau Dr. Peters vom UNI-MED Verlag für die große Geduld und Unterstützung bei der Entstehung dieser Auflage.

Wien, im Oktober 2023 *Ao. Univ.-Prof. Dr. Dr. Susanne Gerit Kircher*

Autoren

Prof. Dr. med. Dr. phil. Susanne Gerit Kircher, MBA
Zentrum für Pathobiochemie und Genetik
Medizinische Universität Wien
Währingerstraße 10
A-1090 Wien, Österreich

Kap. 1.-7., 11.1., 12., 16.

Prof. Dr. med. Florian B. Lagler
Institut für angeborene Stoffwechselerkrankungen und
Clinical Research Center Salzburg (CRCS) GmbH, Simulationszentrum
Paracelsus Medizinische Privatuniversität Salzburg
Strubergasse 21
A-5020 Salzburg, Österreich

Kap. 8.2., 9.

Dr. med. Christina Lampe, Oberärztin
Zentrum für seltene Erkrankungen Gießen (ZSEGI)
Abteilung Kinderneurologie, Sozialpädiatrie u. Epileptologie
Zentrum Kinderheilkunde u. Jugendmedizin
Univ.-Klinikum Giessen/Marburg; Standort Giessen
Feulgenstr. 12
D-35389 Giessen, Deutschland

Kap. 8.1., 11.2.

Anna Messenböck, Schwester einer Patientin mit MPS IV
Gesellschaft für Mukopolysaccharidosen und ähnliche Erkrankungen
Finklham 90
A-4612 Scharten, Österreich

Kap. 13. (Erfahrungsbericht einer Angehörigen)

Dr. med. Mateja Pfeifer
Institut für Medizinische Genetik
Zentrum für Pathobiochemie und Genetik
Medizinische Universität Wien
Währinger Straße 10
A-1090 Wien, Österreich

Kap. 10.

Michaela Weigl, Mutter einer Patientin mit MPS IV
Gesellschaft für Mukopolysaccharidosen und ähnliche Erkrankungen
Finklham 90
A-4612 Scharten, Österreich

Kap. 14., 15.

Christine Widmer Wiesbauer, Mutter einer Patientin mit MPS IV
Knonauerstrasse 29
CH-6330 Cham, Schweiz

Kap. 13.

Markus Wirsing, Betroffener
Zum Feldkreuz 37
D-91161 Hilpoltstein, Deutschland

Kap. 11., 13. (persönlicher Erfahrungsbericht)

Inhaltsverzeichnis

1. Einleitung

Die lysosomalen Erkrankungen umfassen nach heutigem Wissenstand über 70 verschiedene Krankheitsbilder, die aufgrund von biochemischen Gemeinsamkeiten teilweise in Gruppen zusammengefasst werden. Die größte Gruppe davon bilden die Mukopolysaccharidosen, bei welchen wir heute 12 verschiedene ursächliche Enzymdefekte kennen. Die lysosomalen Enzyme sind für den vollständigen Abbau der Mukopolysaccharide notwendig, sodass kleinste Bausteine wiederverwendet werden können (recycelt) oder ausgeschieden werden (☞ auch Kap. 3., Pathophysiologie).

Die Mukopolysaccharide oder auch Glykosaminoglykane sind große Moleküle (Makromoleküle) aus Zuckern, die in langen Ketten im Bindegewebe vorkommen und für die Zusammensetzung der Grundsubstanz (knöchern, knorpelig oder gelartig) verantwortlich sind. Daneben gibt es eine Reihe von weiteren (komplexen) Zuckern, die ebenfalls an diese Ketten angehängt sind und im Falle genetisch-bedingter Enzymdefekte eine eigene Gruppe bilden, jene der Oligosaccharidosen oder Glykoproteinosen. Zuckeranteile können aber – besonders an den Zelloberflächen – nicht nur mit Proteinen (Glykoproteine), sondern auch mit Fettmolekülen (Glykolipide) gemeinsam vorkommen und auch diese Makromoleküle müssen korrekt verstoffwechselt werden. Fehlen auch hierfür entsprechende lysosomale Enzyme, dann entwickeln sich ebenfalls Krankheitsbilder mit einer klinischen Symptomatik, die in manchen Aspekten, insbesondere in den neurologischen Auswirkungen, Veränderungen der weißen Hirnsubstanz, den Organvergrößerungen durch Speicherung oder Skelettveränderungen einzelnen Mukopolysaccharidosen ähneln können. Dazu zählen einige der Neurolipidosen/Sphingolipidosen. Nicht zuletzt gibt es die Gruppe der Mukolipidosen, welcher gemeinsam ist, dass der Transport der Enzyme zu ihrem Wirkungsort – den Lyosomen – gestört ist, sodass alle Substanzen in einer Zelle gleichermaßen schlecht abgebaut werden. Es handelt sich dabei um Krankheitsbilder, die bisweilen sehr stark an Mukopolysaccharidosen erinnern, sodass man früher von einer Pseudo-Mukopolysaccharidose gesprochen hat (☞ auch Kap. 2., Geschichte, und Tab. 10.2).

Viele dieser Erkrankungen sind sehr selten. Von seltenen Erkrankungen oder auch *Orphan Diseases* spricht man, wenn eine Erkrankung bei weniger als 5 Betroffenen unter 10.000 Menschen auftritt. Viele der genannten Erkrankungen sind bedeutend seltener, unter Umständen nur im Bereich von einem Patienten pro einer Million Menschen, oder überhaupt nur wenigen bekannten Patienten weltweit. Die zunehmend erleichterte Diagnostik ermöglicht es heute weltweit, immer mehr dieser Patienten aufzufinden und damit die Erfahrung zu der betreffenden Erkrankung zu vermehren. Inzwischen gibt es für viele dieser Stoffwechselstörungen spezifische Patientenregister (patients registry), die es erlauben, den natürlichen Verlauf der Erkrankung (natural history) bei vielen einzelnen Patienten zu erfassen und auszuwerten. So kann die wissenschaftliche Community anhand jedes einzelnen Betroffenen lernen, Erfahrungen sammeln und darüber in den Fachjournalen und bei Kongressen berichten.

Es erfordert nach wie vor großes Spezialwissen um diese sehr spezifischen Erkrankungen zu erkennen und Genaues darüber sagen zu können, auch zu den heute bereits möglichen Therapien. Dazu gibt es heute spezialisierte Zentren und Ambulanzen für Angeborene Stoffwechselerkrankungen, aber auch genetische Beratungsstellen. Letztere sind es auch, die heute eine Reihe von Diagnosen stellen, da die zunehmend üblicheren Methoden der genetischen Abklärung immer mehr der Betroffenen auffinden, durchaus auch als Zufallsbefund. Der Trend weg von der Abklärung mittels Urinscreening, Untersuchung einzelner Enzyme oder Einzelgensequenzierung nach Sanger geht bei einer auffallenden Klinik eindeutig in Richtung der breiten Abklärung mittels Genomsequenzierung. Hinzu kommt, dass in immer mehr Ländern die Aufnahme einzelner lysosomaler Erkrankungen in das Neugeborenenscreening stattgefunden hat oder überlegt wird, was dazu beiträgt, dass die meisten Neugeborenen systematisch nach diesen Erkrankungen gescreent werden, um Betroffene frühzeitig zu erfassen und bei Bedarf sehr rasch therapeutisch aktiv sein zu können.

Es ist wichtig, nach einer solchen Diagnose die Betroffenen und deren Familien mit den richtigen

Experten und – wenn möglich – den Patientenorganisationen zu vernetzen. Dass mit einer solchen Diagnose eine Flut an Fragen aufkommt ist vollkommen verständlich. Fragen stellen sich dazu auch die niedergelassenen betreuenden Ärzte, die die Patienten für viele weitere Jahre begleiten und betreuen werden. Auch involvierte Therapeuten, Pädagogen oder Personen aus dem Sozialbereich wollen häufig genauer wissen, was es denn mit einer solchen Erkrankung auf sich hat. Zu Recht, denn sie möchten – ausreichend informiert – die bestmögliche Unterstützung für die Betroffenen anbieten. Es ist vollkommen verständlich, dass die meisten noch nie zuvor von dieser oder jener Erkrankung gehört haben. Daher soll dieser Leitfaden eine Orientierung sein, was man zu diesem Krankheitsbild, z.B. einer Mukopolysaccharidose oder einer Mukolipidose, speziell wissen soll. Der Leitfaden ersetzt nicht Fachinformationen, aber er gibt Hinweise darauf wo man solche finden kann. Er soll einen Eindruck darüber vermitteln, was das Besondere an diesen angeborenen Stoffwechselstörungen ist. Er kann aber auch dazu beitragen besser einzuschätzen, ob eine neue Diagnose oder ein Symptom zur Grunderkrankung passt oder eine ganz andere Ursache hat. Für etliche der hier beschriebenen Erkrankungen existieren bereits Empfehlungen (*recommendations*) für das regelmäßige Monitoring der Betroffenen, sodass neue klinische Symptome oder zunehmende Verschlechterungen einzelner Organe frühzeitig erkannt werden können und man besser gegensteuern kann.

Großes Augenmerk wird in dieser neuen Auflage auf die symptomatischen Therapien, aber auch die neuen medikamentösen und kausalen Therapien gelegt (Kap. 8). In den vergangenen Jahren haben sich viele der neuen Therapieansätze (Enzymersatz, Substratreduktion, Chaperone, Gentherapie) etablieren können oder werden in laufenden Studien erfolgversprechend untersucht, aber es sind noch weitere große Fortschritte in der Behandlung der verschiedenen lysosomalen Erkrankungen zu erwarten. Es hat sich in den letzten Jahren herausgestellt, dass nicht alle Therapien gleichermaßen für alle Patienten geeignet sind, wie z.B. eine Knochenmarktransplantation, die früher bei deutlich mehr Erkrankten mit den unterschiedlichsten MPS-Formen oder anderen lysosomalen Erkrankungen vorgenommen wurde und letztlich nicht das gewünschte Resultat erbracht haben. Der zunehmende Trend für die Zukunft ist, dass alle Therapieangebote individuell auf den jeweiligen Betroffenen zugeschnitten und gegebenenfalls kombiniert werden, ein Schritt in Richtung personalisierter Medizin.

Besonders für Eltern beginnt nach der neu gestellten Diagnose bei ihrem Kind eine wahre Flut an Fragen mit der Suche nach Antworten: was führt zu der Erkrankung, gibt es Heilung? Wer kennt sich aus, wer kann helfen? Ist das beobachtete Symptom in Zukunft immer so, oder ändert sich da etwas? Werden alle meine Kinder krank werden, auch wenn sie jetzt noch gesund aussehen? Kann ich nur kranke Kinder bekommen? Habe ich da Schuld auf mich geladen? Diese und ähnliche Fragen sind genauer im Kap. 10 über die Genetik beschrieben.

Nicht alle Patienten sind bei der Diagnose im Kindesalter. Bei manchen der Erkrankungen schreitet die Speicherung so langsam fort, sodass typische Symptome erst im Erwachsenenalter auffallen. Daher gibt es durchaus erwachsene Betroffene, bei denen die Diagnose erst nach Jahrzehnten gestellt wird, auch bei den Mukopolysaccharidosen, insbesondere wenn Restenzymaktivitäten vorhanden sind. Erwachsene Patienten wären mit Konfrontation der akuten und schweren Symptomatik bei kleinen Patienten überfordert und müssen die für sie relevanten Fragen beantwortet bekommen: jene nach Partnerschaft, eigenen Kindern, Ausbildung, Beruf und Leben mit einer solchen Diagnose. Daher wurden diese Kapitel in diesem Leitfaden neu aufgenommen, die sich mit diesen Aspekten bei der Krankheitsbewältigung auseinander setzen. Es sind Themen, die Familien und Betroffene mit viel eigener Erfahrung beigesteuert haben.

Auch wenn dieser Leitfaden zunächst MPS-Betroffene und deren Familien ansprechen wird, sind viele der geschilderten Erlebnisse auch mit jenen der anderen Krankheitsbilder zu vergleichen. Für die meisten dieser noch selteneren Erkrankungen gibt es keine eigenen Patientenorganisationen, es sei denn, alle sind in einer Schirmorganisation zusammen gefasst. In vielen Ländern sind daher diese „anderen besonderen“ Patienten ebenfalls herzlich willkommene Mitglieder der MPS-Gesellschaften. Keine dieser Patientengruppen ist nur national tätig, sie alle sind international vernetzt und ermöglichen es, immer auf dem neuesten Stand der Wissenschaft und Therapie zu sein. Da die Krankheiten verbinden, die Sprachen oder Herkunftsländer aber eventuell bremsend sein können, sind in diesem Leitfaden die Organisationen weltweit angeführt und die Kontaktmöglichkeiten angegeben. Letztere können nur eine Momentaufnahme sein, denn es werden immer neue Gruppen und Organisationen gebildet, während andere wieder aufgegeben werden. In den meisten Fällen sind es Betroffene oder deren Angehörige, die durch den persönlichen Leidensdruck an der Erforschung ihrer jeweiligen Erkrankung und Verbesserung der Lebensbedingungen mit großer Anstrengung arbeiten. Das bedeutet auch sehr oft, dass nicht nur die Erkrankung zu bewältigen ist, sondern dass man auch Sprachrohr für andere ist, die nicht die notwendige Kraft haben für sich zu kämpfen. Das kostet viel Substanz und muss manchmal nach Jahren wieder aufgegeben werden. Sei es, weil die Indexperson verstorben ist, oder weil man durch neue Therapien einen persönlich gangbaren Weg gefunden hat, ein Leben mit der Erkrankung zu führen und neue Perspektiven für sich zu entwickeln.

In jedem Fall aber sind es die großartigen Persönlichkeiten, Patienten wie Angehörige, die trotz aller Schwierigkeiten im Verlauf der letzten Jahrzehnte mit dazu beigetragen haben, dass sich dieses Gebiet der angeborenen lysosomalen Erkrankungen so dynamisch entwickeln konnte. Sie sind es, die Wissenschaft und Forschung unterstützen und motivieren. Die Ärzten, Therapeuten und Pflegepersonen helfen, den Weg gemeinsam zu gehen. Die unzähligen neu hinzu gekommenen Betroffenen Mut machen und sie in schwierigen Phasen auffangen, gemäß dem Motto „*Gemeinsam ist man stärker*“.

2. Geschichte der Mukopolysaccharidosen und ähnlicher Erkrankungen

Die Mukopolysaccharidosen als Krankheitsbild sind wohl schon sehr lange bekannt, auch wenn sie in den frühen klinischen Fallbeschreibungen nicht als solche bezeichnet wurden. Meist handelte es sich um Menschen die sich in ihrem äußerlichen Erscheinungsbild ("Gestalt") von den anderen Menschen unterschieden haben und daher als "anders", leider auch oft als Außenseiter, betrachtet wurden. Rückblickend zeigte sich jedoch wiederholt, dass die ursprüngliche Diagnose einer MPS revidiert werden musste und eine andere Diagnose gestellt wurde, zum Teil aus dem Spektrum ähnlicher lysosomaler Speichererkrankungen (wie Mannosidosen, Fukosidosen, Sialidosen oder Mukolipidosen), zum Teil handelte es sich jedoch um gänzlich andere genetische Krankheitsbilder. Dies betrifft insbesondere jene frühen Diagnosen einer "Pseudo-Mukopolysaccharidose" oder einer "Mukopolysaccharidose ohne Mukopolysacchariduria".

2.1. Auffallende Merkmale als erster Hinweis

Skelettveränderungen mit Rundbuckel und gekrümmter Wirbelsäule, womöglich noch mit zusätzlichem Kleinwuchs, wurden in vielen Märchen und Sagen beschrieben und wenig respektvoll als Zwerge, Gnome oder Liliputaner bezeichnet, nur selten in ihrer körperlichen Unvollkommenheit als Wundergestalt verehrt. Es stimmt wohl, dass frühere Herrscherhäuser Zwerge als Sklaven und Beweis der Macht bei sich aufgenommen haben, doch viel häufiger wurden Betroffene in Zirkussen und "Side-Shows" hergezeigt, bestaunt und ausgelacht. In Wien (Österreich) gab es um 1900 die sogenannte "Liliputstadt" im Wiener Prater, in welcher zahlreiche Kleinwüchsige lebten und arbeiteten. Es war das neugierige Interesse der Wiener Bevölkerung welches die Menschen an den Wochenenden ins "Venedig in Wien" und ins Liliputaner-Varieté trieb, um diese seltsamen Wesen zu besuchen und zu bestaunen. Ein im Jahr 1932 entstandener Film "Freaks" (Regisseur: Tod Browning) zeigte das Leben einer anderen Gemeinschaft von kleinwüchsigen Schauspielern auf, von welchen wohl die meisten ebenfalls an einer genetisch-bedingten Skeletterkrankung litten. Durchaus denkbar, dass sich darunter auch ein Betroffener mit einer Mukopolysaccharidose befand. Bis in unsere Zeit wird jedenfalls ein dysproportionierter Minderwuchs ("Zwergwuchs") als eines der führenden klinischen Symptome bei den Mukopolysaccharidosen angegeben.

Auffallende Gesichtszüge wurden im vergangenen Jahrhundert bei den Betroffenen mit Wasserspeierköpfen, den "Gargoylen", an den Fassaden gotischer Kirchen verglichen. Es ist nicht klar erwiesen ob es das verschwollene Gesicht war das zu dieser Bezeichnung führte, oder das Gurgeln beim Wasserspeien, das an die schnorchelnde Atmung bei schwer betroffenen Kindern mit Mukopolysaccharidose erinnert. Der Terminus "Gargoylismus" ist teilweise noch heute in Verwendung, um das durchaus auffallende Gesicht – durch Veränderungen der Gesichtsschädelknochen und verdickte Haut durch Speicherung – zu beschreiben. Die Ähnlichkeit vieler Patienten durch die Gesichtszüge ist sehr charakteristisch und häufig ausschlaggebend für eine Blickdiagnose. Selbst Eltern erkrankter Kinder können die Ähnlichkeit der Kinder untereinander bestätigen, die einander oft "wie Geschwister" gleichen. Der Ausdruck "Dysmorphie" bedeutet Gesichtszüge die vom Idealbild abweichen und auch dieser Terminus ist auch heute noch immer wieder in Verwendung, was für Betroffene diskriminierend und herabwürdigend ist. Allerdings gibt es einige weitere Speichererkrankungen, die bei Patienten solch auffallende Gesichtszüge zeigen, wie die Mukolipidosen, Fukosidosen, Sialidosen und anderen mehr. Das kann dazu führen, dass häufig nur die ausschließliche Abklärung einer Mukopolysaccharidose erfolgt und den Betroffenen womöglich keine gesicherte Diagnose ermöglicht, weil eine weiterführende Abklärung ähnlicher Erkrankungen unterbleibt.

Die Tatsache einer sehr großen Ähnlichkeit zwischen nicht verwandten Betroffenen oder der familiären Häufung ließ schon zu Beginn den Verdacht auf ein vererbbares Krankheitsbild aufkommen, wobei neben einzelnen Betroffenen schon sehr früh Beschreibungen von Sippen oder Familien erfolgten.

Fasst man zusammen, so sind es der Minderwuchs, mehrfache Skelettveränderungen mit einem großen Kopf und auffallenden Gesichtszügen, sowie teilweise auffallende Hände (Tatzenhände), die über Jahrhunderte und bis vor wenigen Jahrzehnten als die markanten Merkmale schlechthin beschrieben, dokumentiert wurden und schließlich zur Diagnose einer Mukopolysaccharidose führten.

2.2. Frühe mögliche Spuren von Mukopolysaccharidosen und ähnlichen Erkrankungen

Im alten Ägypten (über 3000 Jahre vor unserer Zeitrechnung) wurden minderwüchsige Menschen verehrt und hatten teilweise göttlichen Status, wie Gott Ptah und Gott Bes (Kozma, 2006). Khnumhotep (2700-2190 vor unserer Zeitrechnung) war beispielsweise Priester und Kleideraufseher und hatte einen höfischen Status. Minderwüchsige Menschen wurden auch als Hausdiener und Betreuer für den Haushalt und Garten eingesetzt. Wie alte Darstellungen erkennen lassen, handelt es sich dabei um Personen mit proportioniertem aber auch unproportioniertem Minderwuchs, mit teils überbeweglichen Gelenken und Fußfehlstellungen. Sowohl aufgefundene Skelette als auch Darstellungen zeigen auf, dass offenbar genetisch bedingte Skeletterkrankungen ursächlich für die abweichende Körperform gewesen sind, wie Achondroplasien, spondylometaphysäre Dysplasien etc.

Ortner und Putschar vermeinten 1985 in zwei aufgefundenen Oberarmknochen eines etwa 14-Jährigen bis jungen Erwachsenen aus einer frühen ägyptischen Dynastie (etwa 3000 Jahre vor unserer Zeitrechnung) aufgrund der Skelettauffälligkeiten in den Röhrenknochen und dabei speziell in den gelenksnahen Enden (Epiphysen) möglicherweise eine Mukopolysaccharidose zu erkennen.

Etwa um 2003 wurden im Rahmen von Ausgrabungen in Saladorf in Niederösterreich 28 Skelette aus der Spätantike (4. Jahrhundert nach unserer Zeitrechnung) gefunden, wobei zwei Schädelknochen eines Säuglings aufgrund der besonderen Verdickung als mögliche Mukopolysaccharidose interpretiert wurden (Pail, 2009).

Weitere Funde von Kinderskeletten aus dem 9. Jahrhundert in Pottenbrunn (Niederösterreich) wurden 2007 von Teschler-Nicola als Funde mit Mukopolysaccharidose Typ I oder Typ IV vorgestellt.

Funde aus dem 9. Jahrhundert in einem Gräberfeld in Pitten (Niederösterreich) wurden 1983 von Szilvássy und Kritscher aufgearbeitet. Dabei wurden bei einem männlichen Skelett eines 18- bis 20-jährigen Mannes Auffälligkeiten erkannt und als Pfaundler-Hurler-Syndrom diagnostiziert.

Kircher konnte 2017 diese Ergebnisse nachbearbeiten und fand an mehreren Stellen des Skeletts die typischen Hinweise auf eine Dysostosis multiplex, wie Platyspondylie, Kahnschädel, verdickte Schädelbasis, langgezogene Sella turcica, Mittelgesichtshypoplasie, abgeflachte Femurköpfe und radiologische Hinweise auf meta-/epiphysäre Knochenveränderungen wie sie später auch von Morquio beschrieben wurden (Harris-Linien). Die Diagnose eines Pfaundler-Hurler-Syndroms mag aufgrund des Alters des Betroffenen nicht korrekt sein, aber eine attenuierte Form einer Mukopolysaccharidose oder einer anderen ähnlichen lysosomalen Erkrankung dürfte wohl vorgelegen haben.

1869 zeichnete Rudolf Virchow (1821-1902) eine Darstellung eines Mädchens mit Kretinismus, in welcher Szilvássy und Kritscher aufgrund der auffallenden Gesichtszüge eine Darstellung eines Mädchens mit einem Hurler-Syndrom vermutet haben.

2.3. Erste gesicherte Hinweise auf Mukopolyssaccharidosen und ähnliche Erkrankungen

Im Folgenden seien die Meilensteine in der Beschreibung der Mukopolysaccharidosen und verwandter lysosomaler Erkrankungen dargestellt. Jene Autoren, die erstmals die einzelnen Unterformen der Mukopolysaccharidosen beschrieben haben, gelten bei den meisten MPS-Typen heute noch als die Namensgeber, wie Morbus Hurler (M. Hurler, MPS Typ I), M. Hunter (MPS Typ II) oder M. Sanfilippo (MPS Typ III) etc. Teilweise wurden diese Krankheiten jedoch bereits Jahrzehnte früher dokumentiert oder publiziert, allerdings nicht unter den heute gebräuchlichen Krankheitsbezeichnungen. Die aktuell gültige zusätzliche Kennzeichnung mit Buchstaben, wie A, B, C etc., lässt erkennen, dass unterschiedliche En-

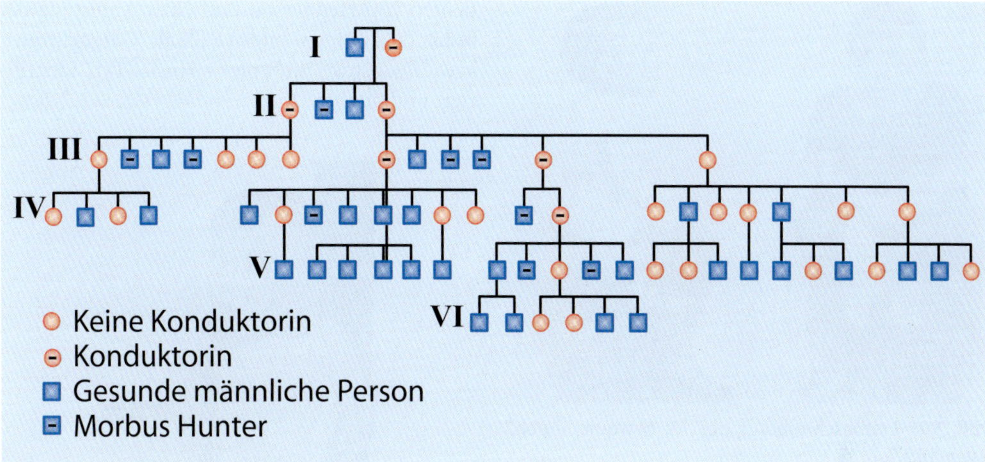

Abb. 2.1: Historischer Stammbaum einer großen Sippe mit M. Hunter, 1954 von Beebe und Formel beschrieben. Eindrucksvolles Beispiel für den X-chromosomalen Erbgang.

zymdefekte für manche der MPS-Typen existieren, die Klinik und dahinterliegende Pathophysiologie ist hingegen bei diesen Patienten außerordentlich ähnlich.

▶ 1835

Der nordamerikanische Schriftsteller, Jurist und Satiriker Washington Irving (1783-1859) beschrieb 1835 in einem seiner literarischen Reiseberichte äußerlich auffallende Menschen ("Gnome") in den Kaatskill-Bergen (Catskill Mountains) bei New York, USA. Es handelte sich dabei um die Familie des Siedlers Rip Van Winkle, die angeblich 250 Jahre zuvor aus Holland eingewandert sein soll. Interessanterweise schrieb auch der Forscher und Entdecker Henry Hudson bereits 1609 über die sogenannten "Catskill Gnomes", die er als Pygmäen bezeichnet, einige durchaus dem Leben zugewandte Männer mit "langen buschigen Bärten, Schweinsaugen und einem sehr großen Kopf".

Irving schildert sehr ausführlich die Männer mit Kleinwuchs und ihrem seltsamen Aussehen, doch wusste Irving natürlich noch nicht, dass es sich dabei um Patienten mit einer Mukopolysaccharidose handeln könnte. Die Tatsache, dass es in mehreren Generationen ausschließlich Männer waren, die körperliche Merkmale zeigten und Familien gründeten, führte zu der Vermutung einer X-chromosomal vererbten Erkrankung, bei der nur männliche Nachkommen betroffen sind, während die weiblichen Nachkommen klinisch ohne Auffälligkeiten sind.

Im Jahre 1954 wurde über diese Sippe durch Beebe und Formel in einer wissenschaftlichen Publikation ausführlich berichtet (☞ Abb. 2.1).

▶ 1897

Erstbeschreibung von auffallenden Skelettveränderungen bei zwei Geschwistern durch Sir William Osler (1857-1936), einem Schüler von Sir Archibald Edward Garrod als Regius Professor of Medicine in Oxford (☞ Abb. 2.2). Letzterer hatte erstmals erkannt, dass es Störungen im Stoffwechsel des menschlichen Körpers geben kann und war Beschreiber der Alkaptonurie, Cystinurie und Pentosurie. Sir William Osler hingegen verdanken wir die Beschreibung eines M. Cushing und der Osler-Knötchen. Osler beschreibt in der zitierten Publikation detailliert mehrere Patienten mit einer "seltenen Form von Kretinismus", die er einer Schilddrüsenstörung zuschreibt. Eine Jodbehandlung erbrachte jedoch teilweise keine klinische Verbesserung. Die klinischen Details der Auffälligkeiten erinnern an jene, wie wir sie sowohl bei Patienten mit M. Hurler als auch mit M. Morquio kennen. Erst dreißig Jahre später erkannte man anhand eines Bildes einige von ihm publizierten Patienten als solche mit M. Morquio.

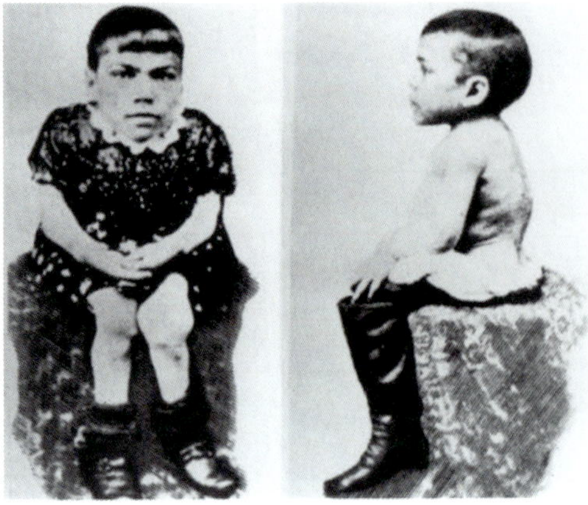

Abb. 2.2: Erstbeschreibung des M. Morquio durch Osler (1897).

▶ 1900

Wie aus einer Publikation von Henderson 1940 zu entnehmen ist, hat der Arzt John Thomson in Edinburgh um 1900 drei Geschwister der Familie McL kennengelernt und 1940 gemeinsam mit Hendersen nachbearbeitet. Mit großer Genauigkeit dokumentierte er auch fotografisch die spezifischen klinischen Symptome bei allen drei Kindern. Diese Auffälligkeiten entsprechen genau jenen charakteristischen Zeichen wie man sie später bei Patienten mit M. Hurler kennenlernen wird: ein großer Kopf, ein sehr kurzer Hals, ein auffallendes Gesicht, eine tiefsitzende Nasenwurzel, schlecht entwickelte Zähne, eine Leber- und Milzvergrößerung, Veränderungen am Türkensattel der Schädelbasis, ein Lendenbuckel, die schnaufende Atmung bei offenem Mund, Nabel- und Leistenbruch. Bei der Geburt waren die kleinen Patienten zunächst sehr groß, sie entwickelten jedoch ein verzögertes Wachstum und boten letztlich eine eingeschränkte mentale Entwicklung. Zunächst lernte Thomson 1900 den zweieinhalbjährigen Jonny kennen. Der Bruder Charles wurde ihm 1908 im Alter von dreieinhalb Jahren vorgestellt (☞ Abb. 2.3). Schließlich erkannte er 1913 dieselben Symptome bei der Schwester Jenny, die ihm im Alter von 2 Jahren und 3 Monaten vorgestellt wurde. Neben den drei erkrankten Kindern hatten die Eltern noch 6 weitere gesunde Kinder. Thomson nannte die noch unbekannte Erkrankung nach dem ersten Patienten "Jonny McL's Erkrankung". Die 3 Kinder der Familie verstarben im Alter von fünf, sechs bzw. sieben Jahren. Erst im Jahre 1940 wurden diese drei Kinder, neben weiteren 2 Patienten von Henderson und einer Auflistung der bisher bekannten wenigen Fälle als "Gargoylismus" bzw. "Dysostosis multiplex – Hurler Typ" identifiziert und publiziert.

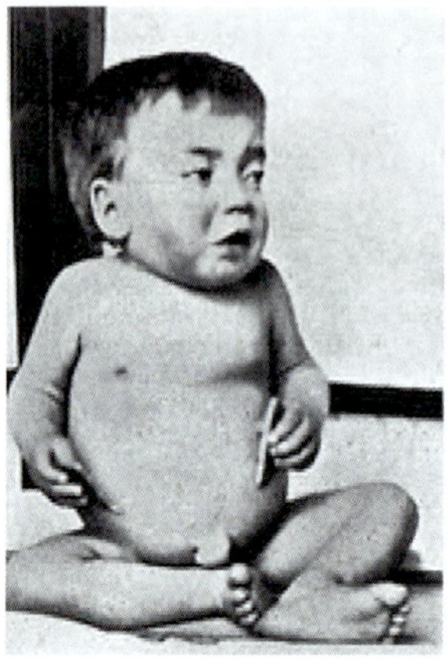

Abb. 2.3: 1908 angefertigte Abbildung von Charles McL, im Alter von 3,5 Jahren.
In: Arch Dis Child 1940; 15(84): Fig.1, Seite 206. Mit Genehmigung der BMJ Publishing Group Ltd., copyright licence #5270710177350.

▶ 1917

Klassische Erstbeschreibung des M. Hunter bei zwei Brüdern durch den schottischen Arzt Charles Hunter in "A rare disease in two brothers". Die acht- und zehnjährigen Knaben waren die einzigen überlebenden Kinder (von insgesamt sechs Schwangerschaften) einer Familie und zeigten die typischen frühen Merkmale einer MPS, wie Vergrößerung der Gaumen- und Rachenmandeln, zunehmende Hörstörungen, Leisten- und Nabelbrüche. Da sie sich intellektuell gut entwickelten, muss es sich dabei um eine milder verlaufende (attenuierte) Form eines M. Hunter gehandelt haben. Dieser Veröffentlichung vor der Royal Society of Medicine in London wurde in den darauf folgenden Jahrzehnten wenig Bedeutung beigemessen, da man annahm diese Publikation beschreibe dasselbe Krankheitsbild wie die nachfolgende Beobachtung von Pfaundler und Hurler.

▶ 1919

Vorstellung von zwei kleinen Jungen durch den österreichischen Arzt Meinhard von Pfaundler (1872-1947) und seiner deutschen Assistentin und Kinderärztin Gertrud Hurler (☞ Abb. 2.4) im Rahmen einer Sitzung der Münchner Gesellschaft für Kinderheilkunde: "Demonstrationen über einen Typus kindlicher Dysostose". Die beiden Kinder Georg, knapp 5 Jahre alt (den Ärzten aber bereits seit seinem zweiten Lebensjahr bekannt), und Paul, ein knapp zweijähriger Junge, zeigten eine Reihe von auffallenden körperlichen Merkmalen an Gesicht, Schädelform, Skelett und Entwicklung. Der ältere der beiden Patienten wurde über längere Zeit hindurch mit Jod behandelt, da man einen Mangel an Schilddrüsenhormon als Krankheitsursache vermutet hatte. Auch eine Rachitis hatte man ausgeschlossen. 1920 publizierte Gertrud Hurler in der Münchner Medizinischen Wochenschrift eine detaillierte Beschreibung dieser beiden nicht miteinander verwandten Patienten unter dem Titel: "Über einen Typus multipler Abartungen, vorwiegend am Skelettsystem". Bereits zu dieser Zeit wurden die multiplen Skelettveränderungen im Sinne einer Dysostosis multiplex ausführlich beschrieben und radiologisch dokumentiert. Eine klare und eindeutige Abgrenzung der beiden von Hunter und Hurler beschriebenen Krankheitsbilder als verschiedene Formen einer MPS wurde jedoch erst 1973 durch Nachweis der zugrunde liegenden Enzymdefekte möglich. Die MPS Typ I wurde zunächst als Pfaundler-Hurler'sche Erkrankung benannt, sie wird heute als M. Hurler, MPS Typ IH oder Iduronidase-Mangel bezeichnet.

Meinhard von Pfaundler studierte zunächst in Innsbruck und Graz und war später in Wien am St. Anna Kinderspital Assistent von Theodor von Escherich, dem wir die Beschreibung der Darmbakterien *Escherichia coli* (kurz *E. coli*) verdanken. Die Schwester Pfaundlers, Margarethe Pfaundler, wurde schließlich die Gattin von Theodor von Escherich. Während Pfaundler nach seiner Tätigkeit am Haunerschen Kinderspital in München die letzten Jahre in Piburg am Piburger See, der ihm gehörte, verbrachte und dort bald nach dem Krieg verstarb, praktizierte Hurler noch fast 40 Jahre als niedergelassene Kinderärztin in Neuhausen, einem Stadtteil von München/Deutschland.

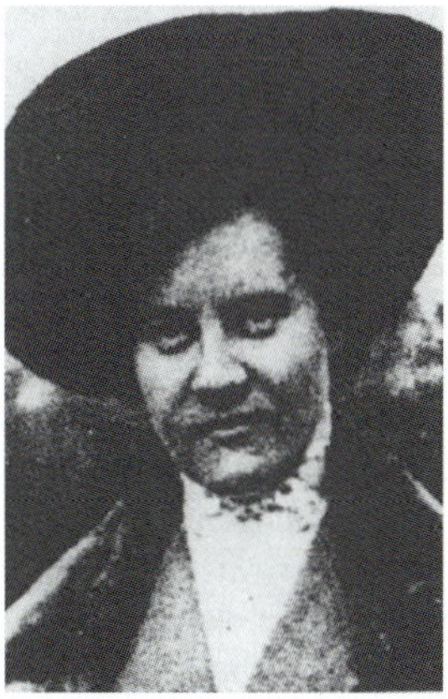

Abb. 2.4: Gertrude Hurler (1889-1965).

▶ 1929

Klassische Erstbeschreibung des späteren M. Morquio in zwei voneinander unabhängigen Publikationen durch James Frederick Brailsford und kurze Zeit später durch Luis Morquio. Die beiden gaben ihren Patienten damals die Krankheitsbezeichnungen "familiäre Knochendystrophie" bzw. "Chondro-Osteo-Dystrophie". Luis Morquio stammte aus Uruguay und studierte eine Zeitlang in Paris bei berühmten Ärzten wie Marfan und Charcot. Wieder zurückgekehrt erwarb er sich große Verdienste um die Verbesserung der medizinischen Versorgung von Kindern und Waisen in Südamerika. Nach einer Phase der Bezeichnung eines M. Brailsford-Morquio wurde schließlich die Bezeichnung des M. Morquio für die MPS Typ IV gewählt. Erst 1978 wurde erkannt, dass es zwei zugrunde liegende Enzymdefekte gibt, die für eine MPS Typ IVA und IVB verantwortlich sind. Die sehr seltene Erkrankung MPS Typ IVB tritt in Österreich auffallend gehäuft in einer Bergregion nahe dem Großglockner, dem höchsten Berg Österreichs, auf. Der Mangel an dem Enzym Beta-Galaktosidase verursacht auch eine weitere lysosomale Erkrankung, die GM1-Gangliosidose. Umfangreiche Forschungen zu diesen beiden Erkrankungen verdanken wir dem Grazer Biochemiker Eduard Paschke (1949-2022).

▶ 1952

Beginn der MPS-Ära mit dem chemischen Nachweis der Speicherung saurer Mukopolysaccharide in der Leber eines Patienten mit M. Hurler durch Brante.

▶ 1955

Christian de Duve (1917-2013) studierte im Rahmen von Störungen des Kohlenhydratstoffwechsels diverse Zellfraktionen aus Rattenlebern und beschrieb erstmals kleine Zellkörnchen (Granula), die offenbar alle reichlich Enzyme enthielten. Es ist dies die Entdeckung der Lysosomen, jener Zellorganellen deren Enzyme bei den MPS und ähnlichen Erkrankungen eine gestörte Zusammensetzung und Funktion haben. De Duve erhielt 1974 gemeinsam mit Albert Claude und George Palade den Nobelpreis in Physiologie und Medizin für die Entdeckung der strukturellen und funktionellen Organisation von Zellen.

▶ 1957

Nachweis der vermehrten Mukopolysaccharid-Ausscheidung zunächst im Urin einer sechsjährigen Hurler-Patientin (= Mukopolysaccharidurie) durch Dorfman und Lorincz. Die Untersuchung bei einem weiteren Patienten bestätigte ebenfalls den Nachweis der gleichen ausgeschiedenen spezifischen Substanzen.

▶ 1958

Meyer und Hoffmann erwähnten erstmals in einer biochemischen Arbeit die später als M. Sanfilippo bezeichnete MPS Typ III.

▶ 1962

Klassische Erstbeschreibung des M. Scheie – lange Zeit als MPS Typ V bezeichnet – durch den amerikanischen Ophthalmologen Harold Glendon Scheie (1909-1990) und Mitarbeitern, die darin eine milde Form eines M. Hurler vermuteten; er bezeichnete sie als eine "forme fruste of Hurler's Disease (Gargoylism)". Erst 1970 wurde durch Elizabeth Neufeld aufgeklärt, dass es sich dabei tatsächlich um die milder verlaufende Form einer MPS Typ I handelte, die Bezeichnung der MPS Typ V wurde schließlich aufgegeben und nicht mehr durch neu hinzugekommene andere Formen einer MPS aufgefüllt. Weiterhin differenziert man zwischen schweren Verlaufsformen einer MPS Typ IH (Hurler) und der milderen Verlaufsform MPS Typ IS (Scheie). Mitunter sind die klinischen Zuordnungen schwierig, man spricht dann von Hurler/Scheie-compound-Formen. Dies zeigt auf, dass es ein sehr breites Spektrum an klinischen Schweregraden des Krankheitsverlaufes gibt, welche man versucht in der Zuordnung zu Hurler und Scheie abzubilden.

▶ 1963

Klassische Erstbeschreibung des M. Sanfilippo anhand von acht vorgestellten Fällen durch Sylvester Sanfilippo. Obwohl klinisch nahezu identisch, hat man erst in den folgenden Jahren erkannt, dass es vier ursächliche Enzymdefekte sind, die dafür verantwortlich gemacht werden müssen. Den letzten der vier Enzymdefekte, jenen für eine MPS Typ IIID, hat Hans Kresse mit Mitarbeitern, darunter Eduard Paschke, erst 1980 gefunden. Der letzte Genort für eine MPS III, nämlich die MPS IIIC, wurde schließlich von einer Arbeitsgruppe in Toronto erst 2006 publiziert.

▶ 1963

Klassische Erstbeschreibung der MPS Typ VI durch die beiden französischen Ärzte und Genetiker Maurice Lamy (1895-1975) und Pierre Maroteaux (1926-2019). Ihre neue Form einer MPS wird seitdem als M. Maroteaux-Lamy bezeichnet. Maroteaux und Lamy haben jedoch zahlreiche weitere Skeletterkrankungen erstmals beschrieben und typisiert, z.B. die als Lamy-Maroteaux-Syndrom bekannt gewordene Pyknodysostosis, der ein völlig anderer Gendefekt zugrunde liegt (Markatos, 2018).

▶ 1966

Christian De Duve forschte gemeinsam mit Jacques Berthet weiterhin an den Lysosomen. Er erkannte in ihnen einen Inhalt an hydrolytischen Enzymen, die eine auflösende Wirkung haben und offenbar imstande sind, in geschädigtem Gewebe Material zu zerstören (Nekrose) oder altes Material zu verdauen (Autolyse). Schon damals erkannte er das Potenzial dieser sackförmigen Zellorganellen, zusätzlich entzündliche Prozesse und immunologische Reaktionen in Gang zu setzen, Phänomene die heute zunehmend mehr in den Fokus der Forschung rücken.

▶ 1966

Maroteaux und Lamy beschrieben einen Patienten, dessen Klinik jener eines M. Hurler ähnelte, der jedoch keine erhöhte Ausscheidung an MPS im Urin zeigte. Sie forschten umfassend an verschiedenen Zelltypen und stellten die Diagnose einer "Hurler's Pseudo-Polydystrophie". Diese Erkrankung wird später als Mukolipidose Typ III bezeichnet werden.

▶ 1967

Leroy und Demars beschrieben erstmals ein Krankheitsbild, das jenem des M. Hurler stark ähnelte ohne eine Mukopolysaccharidurie zu zeigen. Die ersten klinischen Symptome zeigten sich bereits deutlich früher, unter Umständen bereits bei der Geburt. In den Lysosomen von angezüchteten Hautfibroblasten fanden sich in bläschenförmigen Einschlüssen massiv angehäuftes Material aus MPS, Fetten und Oligosacchariden. Leroy und Demars bezeichneten diese Einschlüsse als "inclusion bodies", sie gaben der neu entdeckten Erkrankung kurzerhand den Namen "I-cell disease". Später wird diese Erkrankung die Bezeichnung Mukolipidose Typ II erhalten.

▶ 1967/68

Der schwedische Arzt Per-Arne Öckerman (geb. 1933) beschrieb einen vierjährigen Patienten mit Hurler-ähnlichen Symptomen, bei welchem jedoch keine erhöhte Mukopolysaccharidausscheidung im Urin nachgewiesen wurde. Die Symptome mit gehäuften Infekten, Entwicklungsverzögerung, mit dem auffallenden Gesicht, Hornhauttrübung, Leber- und Milzvergrößerung sowie Skelettauffälligkeiten veranlassten ihn dazu, eine Reihe von lysosomalen Enzymen in den einzelnen Organen zu untersuchen. In den Speicherzellen von Leber und Gehirn fand er hohe Konzentrationen von alpha-Mannose, das Enzym alpha-Mannosidase war erniedrigt. Er erkannte, dass es sich um eine neue Form einer lysosomalen Speichererkrankung handelte.

▶ 1968/69

Elizabeth Neufeld und Mitarbeiter erbrachten den Beweis für das Vorhandensein von "korrigierenden" Faktoren in Gewebekulturen von menschlichen Hautfibroblasten, welche in der Lage waren, den Stoffwechseldefekt der verschiedenen MPS-Zellen gegenseitig zu korrigieren, sie bezeichnete dies als "cross correction" – Kreuzkorrektur. Durch Zufall waren Zellen von Patienten mit MPS I und MPS II in dieselbe Zellkultur gelangt und imstande, die Speicherung gegenseitig zu vermindern. Hierdurch zeigte sich auch, dass den Erkrankungen M. Hurler und M. Scheie derselbe Enzymdefekt zugrunde liegt, während es sich beim M. Hunter um einen anderen Typ von MPS handelt. Die Erkenntnis, dass lysosomale Enzyme aus einer Zelle austreten können und über ein flüssiges Medium in andere Zellen eindringen können um dort wirksam zu werden, war die Grundvoraussetzung zur Entwicklung der heute vielfach eingesetzten Enzymersatztherapie, einer revolutionierenden Methode in der Behandlung von einigen lysosomalen Erkrankungen. Es verwundert daher nicht, dass es Elizabeth Neufeld und ihr Mitarbeiter Emil Kakkis waren, welche diese Pionierleistung zum Wohle der Patienten mit MPS in Form einer Enzymersatztherapie marktfähig machten.

▶ 1969/70

Durch den Nachweis metachromatischer Einschlüsse in kultivierten Fruchtwasserzellen (durch Nadler und Gerbie) wurde die vorgeburtliche (pränatale) Diagnose von schwerwiegenden lysosomalen Erkrankungen, auch von MPS, möglich.

▶ 1969/70

Weitere Untersuchungen der besonderen Zucker (Oligosaccharide, wie Mannose, Fukose, Beta-Galaktose etc.) durch Öckerman an verschiedenen Patienten – auch mit anderen Erkrankungen, wie M. Sandhoff, M. Tay-Sachs oder M. Gaucher und ungeklärten Diagnosen – lieferten Hinweise auf Störungen im Stoffwechsel komplexer Zucker, die wir heute als die Oligosaccharide bezeichnen. Öckerman kam zum Schluss, dass es neben den Mukopolysaccharidosen und den Glykolipidosen auch noch eine weitere Untergruppe lysosomaler Speichererkrankungen gab, die Glykoproteinosen. Diese Bezeichnung für diese Gruppe spezifischer lysosomaler Erkrankungen ist heute noch gültig. Zu ihnen zählen die alpha- und beta-Mannosidosen, Fukosidosen, Sialidosen etc.

▶ 1971/72

Es wurden erste biochemische Arbeiten über die Enzymdefekte der bisher bekannten Typen von MPS veröffentlicht und 1980 mit dem Nachweis des Enzymdefektes bei M. Sanfilippo D durch den deutschen Biochemiker Hans Kresse abgeschlossen.

▶ 1976

Erstmalige Beschreibung eines Patienten mit MPS Typ VII durch den amerikanischen Biochemiker und Molekularbiologen William Shuford Sly (geb. 1932). Erst 1982 gelang es, den ursächlichen Enzymdefekt dieser Form einer MPS zu entdecken. Insgesamt wurden bisher nur etwa 200 Fälle beschrieben, da sich die Erkrankung in den meisten Fällen in Form eines letalen Hydrops fetalis manifestiert. Trotzdem ist es seit wenigen Jahren möglich, auch Patienten mit dieser seltenen Form einer MPS mittels Enzymersatztherapie zu behandeln.

▶ 1981

Varki, Reitman und Kornfeld gelingt es, in den von Leroy beschriebenen auffallenden Hautfibroblasten bei I-Cell Disease einen Mangel eines lysosomalen Enzyms nachzuweisen. Dieses Enzym (UDP-N-acetylglucosamine: lysosomal enzyme N-acetylglucosamine-1-phosphotransferase) ist dafür verantwortlich, dass alle lysosomalen Enzyme, die an anderer Stelle der Zellen gebildet werden, mit Hilfe eines Markers in die Lysosomen gelangen können um dort ihre Wirkung zu entfalten (☞ auch Kap. 3.). Damit wurde die Ursache der sogenannten Mukolipidose Typ II erkannt. Betroffene Patienten haben, obwohl sie hohe Konzentrationen aller lysosomalen Enzyme in der Blutflüssigkeit haben, keinerlei enzymatischen Abbau. Es werden daher von Beginn an sämtliche Produkte in den Lysosomen gespeichert.

▶ 1996

Natowicz und Mitarbeiter beschrieben ein 14 Jahre altes Mädchen, das Weichteilverdickungen aus Hyaluronsäure an den Gelenken und Skelettdeformitäten aufwies. Hyaluronsäure ist ebenfalls Bestandteil der extrazellulären Matrix und baut diese gemeinsam mit den Glykosaminoglykanen auf (☞ Kap. 3.). Die mentale Entwicklung war normal. Als Ursache dieser Störung wurde ein Hyaluronidasedefekt nachgewiesen. Die Erkrankung wurde als MPS Typ IX bezeichnet. Erst 2011 gelang es einer Arbeitsgruppe an der Columbia University erneut, drei Geschwister mit dieser äußerst seltenen Form einer Mukopolysaccharidose zu beschreiben, welche bisher fälschlicherweise mit der Diagnose einer familiären, juvenilen, idiopathischen Arthritis behandelt wurden.

▶ 2008

Thomas Braulke aus Hamburg (Deutschland) und Kollegen bringen Aufklärung in die genetischen Hintergründe der Mukolipidose II und III (ML II und ML III) durch die Identifizierung der Gene *GNPTAB* und *GNPTG*. Dies führt teilweise zu einer Neuordnung der Nomenklatur bei den Mukolipidosen. Es konnte nicht gleich die genaue Spezifizierung der Gamma-Untereinheit geklärt werden, dies gelang erst 2010 durch Sandra Pohl und dieselbe Arbeitsgruppe. Damit wurde die genetische Ursache dieser weiteren Gruppe von Erkrankungen, die klinisch den Mukopolysaccharidosen sehr ähnlich sind, identifiziert. Die Genetik ist Basis für eine korrekte Diagnose, jede Art vorgeburtlicher Diagnostik und weitere Forschung, insbesondere an neuen therapeutischen Methoden.

■ Gibt es noch andere Formen von Mukopolysaccharidosen?

Immer wieder wurden verschiedene Krankheitsbilder als sogenannte Mukopolysaccharidose publiziert. Wenn diese nicht die charakteristische Urinausscheidung der Glykosaminoglykane zeigten, dann wurde kurzerhand eine "Pseudo-Mukopolysaccharidose" als Diagnose gestellt, wie dies z.B. bei einer Erkrankung namens Costello-Syndrom geschehen ist. Gewiss gab es auch dabei klinisch sehr große Ähnlichkeiten mit einer Mukopolysaccharidose, wie Gesichts- und Skelettauffälligkeiten und auffallendes Haar, doch ist diese genetische Erkrankung nun klar als Gendefekt des *HRAS*-Gens bekannt.

Auch die später genauer beschriebene Fukosidose und das Dyggve-Melchior-Clausen-Syndrom zählten zwischenzeitlich zu den Mukopolysaccharidosen, letztere wurde als Morquio-Ullrich's-Erkrankung interpretiert. Die Gendiagnostik hat bei einigen dieser Erkrankungen den ursächlichen Gendefekt und die Pathophysiologie klar aufgezeigt und sie sind heute eigenständige Krankheitsbilder. Auch eine Mukopolysaccharidose Typ VIII wurde 1978 von Di Ferrante als neue Form einer Mukopolysaccharidose vorgestellt und fand vorübergehend Eingang in die Lehrbücher. Der Enzymdefekt konnte jedoch nicht reproduziert werden. Es soll aber nicht unerwähnt bleiben, dass Di Ferrante bereits 1971 über eine therapeutische Wirkung von Plasmainfusionen Gesunder bei drei Kindern mit MPS berichtet hat, einem 15 Monate alten Jungen mit M. Hurler und zwei Brüdern mit 3 bzw. 5 Jahren mit einem M. Hunter.

▶ 2012

2012 gelingt es einer Arbeitsgruppe um Kowalewski und Dierks aus Bielefeld, Deutschland, ein weiteres Enzym zu identifizieren, das imstande ist einen Sauerstoffrest an Position 3 des Glukosamin abzuspalten. Das identifizierte Enzym Arylsulfatase G gehört zur der Familie der Arylsulfatasen von welchen die Typen A und B bei einem genetischbedingten Mangel bereits als krankheitsursächlich erkannt wurden. Die Arylsulfatase B verursacht bei einer Defizienz eine Mukopolysaccharidose Typ VI (Maroteaux-Lamy), die Arylsulfatase A ist mit einer metachromatischen Leukodystrophie assoziiert, welche ebenfalls zur Gruppe der lysosomalen Speichererkankungen zählt. Der wissenschaftlich erbrachte Nachweis eines gestörten Abbaus des Heparansulfat mit Speicherung im zentralen Nervensystem ließ vermuten, dass dies ein Enzym sein könnte das möglicherweise eine weitere Form eines Sanfilippo-Syndroms verursachen könne.

Eine Ursache für eine MukopolysaccharidoseTyp III E (Sanfilippo Typ IIIE) schien gelungen, insbesondere als es dieser Arbeitsgruppe 2015 gelang bei Knock-out-Mäusen mit einer Arylsulfatase G-Defizienz eine Gangstörung (Ataxie) nachzuweisen, welche als markantes klinisches Symptom bei Patienten mit M. Sanfilippo beobachtet wird. Die lysosomale Speicherung nicht abgebauten Heparansulfats führte zu einem Verlust von Nervenzellen im Gehirn der Mäuse mit Ähnlichkeiten, wie sie bei Sanfilippo-Patienten gefunden werden können. Allerdings wurden die meisten Veränderungen im Bereich der Stammganglien und des Kleinhirns gefunden und ein milderer Verlauf vermutet als er bei den Sanfilippo-Formen A bis D zu beobachten ist. Trotzdem war man sich sicher, eine Ursache für eine neue MPS-Form erkannt zu haben, den Sanfilippo Typ III E und kurzfristig fand dieser neue Typ Eingang in die Fachliteratur. Ein Irrtum, wie man heute weiß: der genetisch verursachte Enzymdefekt der Arylsulfatase G wurde bisher bei mehreren Patienten nachgewiesen, die jedoch keine Symptome eines M. Sanfilippo hatten sondern eine seltene Form eine Erkrankung der Netzhaut, ein sogenanntes Usher-Syndrom Typ IV.

▶ 2015

Ein neunjähriges Mädchen wurde von Kircher in Wien, Österreich, mittels Urinscreening als auffallend erkannt, doch keiner der vermuteten Enzymdefekte konnte bestätigt werden. Die kleine Patientin zeigte orthopädisch Hinweise auf eine Dysostosis multiplex (Al-Kaissi), ein auffallendes Gesicht und viel Ähnlichkeit mit einer Mukopolysaccharidose. Die Diagnose blieb unklar, bis eine Jahre später eingeleitete umfassende Genuntersuchung eine homozygote Veränderung in den Genen für die Arylsulfatase K ergab. Zu diesem Zeitpunkt war nicht bekannt ob die Arylsulfatase K im Falle einer Mutation überhaupt mit einer Erkrankung assoziiert ist, doch war diese Entdeckung durch das Involvieren eines Enzyms aus der Gruppe der Arylsulfatasen bemerkenswert. 2020 wurde über GeneMatcher ein weiteres Geschwisterpaar aus Indien mit homozygoten Veränderungen an anderer Stelle im *ARSK*-Gen eingemeldet. Auch beim jüngeren Bruder des ursprünglichen Mädchens wurden bei ähnlichen klinischen Symptomen Genveränderungen im *ARSK*-Gen erkannt, die Eltern waren, dem autosomal-rezessiven Erbgang folgend, heterozygote Träger und gesund.

▶ 2021

Mittels gentechnologischer Methoden konnte schließlich der Effekt eines Mangels an Arylsulfatase K mit einer Speicherung von Dermatansulfat reproduziert werden und ein neuer Typ von Mukopolysaccharidose bestätigt werden (Verheyen). Er wurde als Mukopolysaccharidose Typ X als bislang letzter bekannter MPS-Typ in die Gruppe der Mukopolysaccharidosen aufgenommen. Die Klinik zeigt Ähnlichkeiten einem Morquio-Syndrom und mit einem Maroteaux-Lamy-Syndrom. Inzwischen wurden zwei weitere norwegische Patienten und ein weiterer Patient in den USA mit diesem Enzymdefekt diagnostiziert.

Bis heute sind 12 Enzymdefekte und acht Hauptformen einer Mukopolysaccharidose bekannt: die Mukopolysaccharidosen Typ I, II, III, IV, VI, VII, IX und X.

2.4. Die Mukopolysaccharidosen und ähnliche lysosomale Erkrankungen im Wandel der Zeit

Die intensive Ära des Enzymnachweises begann Anfang der 70er Jahre des vergangenen Jahrhunderts. Nach ungefähr 10 Jahren waren die meisten Enzymdefekte der bekannten Mukopolysaccharidosen nachgewiesen worden. Das Interesse an den Mukopolysaccharidosen erwachte neu, als umfangreiche molekularbiologische Untersuchungen mehr über den Mechanismus in der Störung der lysosomalen Enzyme aufdeckten und Patienten zunehmend von den angebotenen symptomatischen Therapien profitierten und deutlich länger überlebten als zuvor. Ähnliche Fortschritte machten die Forschungen auf dem Gebiet der Glykoproteinosen und Mukolipidosen.

Lysosomale Erkrankungen rücken heute immer mehr in den Fokus von wissenschaftlichem Interesse, gehören sie doch zu den wenigen genetischen Erkrankungen deren Krankheitsverlauf durch spezifische Therapieformen positiv beeinflusst werden kann. Insbesondere neue therapeutische Möglichkeiten wie die Knochenmarktransplantation, hämatopoetische Stammzelltransplantation, Enzymersatztherapie, Substratreduktionstherapie, der Einsatz von Chaperonen und nicht zuletzt die Möglichkeit einer Gentherapie bringen immer wieder neue Erfolge hervor und halten heute Betroffene, Forscher und die pharmazeutische Industrie in Atem. Andererseits bringen die längere Lebenserwartung und besseren Perspektiven für Betroffene neue Herausforderungen mit sich, wie soziale Integration in die Gesellschaft, Inklusion ins Bildungssystem, Familienplanung oder Spätsymptome, die früher nicht erlebt wurden, wie z.B. Parkinsonsymptome.

▶ 1981

Ein einjähriger Junge mit M. Hurler wurde im Westminster Hospital London erstmals mittels Knochenmarktransplantation behandelt, als Spenderin fungierte seine Mutter. Nach drei bis vier Monaten zeigten sich erste sichtbare Erfolge, durch eine Verminderung der Ausscheidung der Glykosaminoglykane im Urin, eine Verringerung der Leber- und Milzgröße und Rückgang der Hornhauttrübung. Die Erkrankung schien zum Stillstand gekommen (Hobbs). Dieser Behandlungserfolg war beispielgebend für den Beginn einer kausalen Therapie und gilt beim M. Hurler noch heute als "Goldstandard".

▶ 1990er Jahre

Die Genorte der einzelnen Mukopolysaccharidosen konnten großteils im Laufe weniger Jahre identifiziert werden. Dadurch war die wissenschaftliche Grundlage für neue therapeutische Möglichkeiten geschaffen (Enzymersatztherapie, Gentherapie).

▶ 2001

Erste Erfolge der Enzymersatztherapie bei Patienten mit Mukopolysaccharidose Typ I, publiziert in einer vom amerikanischen Pädiater Emil Kakkis und seinen Mitarbeitern veröffentlichten klinischen Studie.

▶ 2003

Zulassung des Enzymersatzpräparates für MPS I (Hurler, Scheie) in den USA und Europa.

▶ 2006/2007

Zulassung des Enzymersatzpräparates für MPS II (Hunter) in den USA (im Juli 2006) und in Europa (im Januar 2007).

▶ 2007

Zulassung des Enzymersatzpräparates für MPS VI (Maroteaux-Lamy) in den USA und Europa.

▶ 2014

Zulassung des Enzymersatzpräparates für MPS IVA (Morquio A) in den USA und Europa.

▶ 2018

Zulassung des Enzymersatzpräparates für MPS VII (Sly) in den USA und Europa.

▶ 2018

Zulassung des Enzympräparates für alpha-Mannosidose in Europa.

2.5. Ausblick

Der Abbau der einzelnen Glykosaminoglykane (GAG) der sehr komplexen Moleküle wie z.B. des Heparansulfats oder Dermatansulfats zu den kleinsten Bausteinen bedeutet aus biochemischer Sicht, dass bisher noch nicht alle involvierten Enzyme erkannt wurden. Es existieren noch Abbaustufen ohne dazugehöriges bekanntes Enzym und so wurde über Jahre hindurch vermutet, dass es noch weitere Enzymdefekte geben könnte und daher noch weitere MPS-Formen möglich wären. Es ist daher ratsam, klinisch auffallende Patienten oder Betroffene mit auffallender GAG-, Sialin- oder Oligosaccharid-Ausscheidung im Urin, oder mit radiologischen Zeichen einer Dysostosis multiplex in Evidenz zu halten, um gegebenenfalls bei neuen Erkenntnissen über die seltenen lysosomalen Erkrankungen möglicherweise den Betroffenen letztlich doch irgendwann eine gesicherte Diagnose zu ermöglichen.

Literatur

Beebe RT, Formel PF (1954) Gargoylism: sex-linked transmission in nine males. Trans Am Clin Climatol Assoc 66:199-207.

Beebe RT (1970) Hunter's Syndrome: Gargoyles – Washington Irving – "Rip Van Winkle". Bull Hist Med 44(6):582-585.

Brailsford JF (1929) Chondro-osteo-dystrophy: roentgenographic and clinical features of child with dislocation of vertebrae. Am J Surg 7:404-410.

Brante G (1952) Gargoylism; a mucopolysaccharidosis. Scand J Clin Lab Invest 4(1):43-46.

Braulke T, Pohl S, Storch S (2008) Molecular analysis of the GlcNac-1-phosphotransferase. J Inherit Metab Dis 31(2):253-257.

De Duve C, Pressman BC, Gianetto R, Wattiaux R, Appelmans F (1955) Tissue fractionaction studies. 6. Intracellular distribution patterns of enzymes in rat-liver tissue. Biochem J 60(4):604-17.

De Duve C, Wattiaux R (1966) Functions of lysosomes. Annu Rev Physiol 28:435-92.

Di Ferrante N, Nichols BL, Donnelly PV et al. (1971) Induced degradation of glycosaminoglycans in Hurler's and Hunter's syndromes by plasma infusion. Proc Natl Acad Sci USA 68(2):303-307.

Di Ferrante N, Ginsberg LC, Donnelly PV, Di Ferrante D, Caskey CT (1978) Deficiencies of glucosamine-6-sulphate or galactosamine-6-sulphate sulfatases responsible for different mucopolysaccharidoses. Science 199 (4324):79-81.

Dorfman A, Lorincz AE (1957) Occurrence of urinary acid mucopolysaccharides in the Hurler syndrome. Proc Natl AcadSci USA 43(6):443-446.

El Ghouzzi V, Dagoneau N, Kinning E et al. (2003) Mutations in a novel gene Dymeclin (FLJ20071) are responsible for Dyggve-Melchior-Clausen syndrome. Hum Mol Genet 12(3):357-364.

Fan X, Zhang H, Zhang S et al. (2006) Identification of the gene encoding the enzyme deficient in Mucopolysaccharidosis IIIC (Sanfilippo disease type C). Am J Hum Genet 79(4):738-744.

Fratantoni J, Hall C, Neufeld E (1968) The defect in Hurler's and Hunter's syndromes: Faulty degradation of mucopolysaccharide. Proc Natl Acad Sci USA 60(2):699-706.

Fratantoni J, Hall C, Neufeld E (1968) Hurler and Hunter syndromes: Mutual correction of the defect in cultured fibroblasts. Science 162(3852):570-572.

Gal A, Beck M, Sewell AC, Morris CP, Schwinger E, Hopwood JJ (1992) Gene diagnosis and carrier detection in Hunter syndrome by the iduronate-2-sulphatase cDNA probe. J Inherit Metab Dis 15(3):342-346.

Ginsberg LC, Donnelly PV, Di Ferrante DT, Di Ferrante N, Caskey CT (1978) N-acetylglucosamine-6-sulfate sulfatase in man: deficiency of the enzyme in a new mucopolysaccharidosis. Pediatr Res 12(7):805-809.

Groebe H, Krins M, Schmidberger H et al. (1980) Morquio syndrome (mucopolysaccharidosis IV B) associated with beta-galactosidase deficiency: report of two cases. Am J Hum Genet 32(2):258-272.

Haas LF (2002) Luis Morquio (1867-1935) J Neurol Neurosurg Psychiatry 72(6):787.

Harmatz P, Whitley CB, Wang RY et al. (2018) A novel Blind Start study design to investigate vestronidase alfa for mucopolysaccharidosis VII, an ultra-rare genetic disease. Mol Genet Metab 123(4):488-494.

Henderson JL (1940) Gargoylism – A review of the principal features with a report of five cases. Arch Dis Child 15(84):201-214.

Hendriksz CJ, Burton B, Fleming TR et al. (2014). Efficacy and safety of enzyme replacement therapy with BMN 110 (elosulfase alfa) for Morquio A syndrome (mucopolysaccharidosis IVA): a phase 3 randomised placebo-controlled study. J Inherit Metab Dis 37(6):979-990.

Hobbs JR, Hugh-Jones K, Barrett AJ et al. (1981) Reversal of clinical features of Hurler's disease and biochemical improvement after treatment by bone-marrow transplantation. Lancet 2(8249):709-712.

Hofer D, Paul K, Fantur K et al. (2009) GM1 gangliosidosis and Morquio B disease: expression analysis of missense mutations affecting the catalytic site of acid ß-galactosidase. Hum Mutat 30(8):1214-1221.

Holzgreve W, Groebe H, Von Figura K et al. (1981) Morquio syndrome: clinical findings in 11 patients with MPS IVA and 2 patients with MPS IVB. Hum Genet 57(4):360-365.

Hultberg B, Ockerman PA, Dahlqvist A (1970) Gargoylism: hydrolysis of beta-galactosides and tissure accumulation of galactose- and mannose-containing compounds. J Clin Invest 49(2):216-224.

Hunter CA (1917) A rare disease in two brothers. Proc R Soc Med 10 (Sect Study Dis Child):104-116.

Hurler G (1920) A type of multiple degeneration that mainly affects the skeletal system (Über einen Typ multipler Abartungen vorwiegend am Skelettsystem). Z Kinder-Heilkd (Berlin) 24:220-234.

Imundo L, Leduc CA, Guha S et al. (2011) A complete deficiency of hyaluronoglucosaminidase 1 (HYAL1) presenting as familial juvenile idiopathic arthritis. J Inherit Metab Dis 34(5):1013-1022.

Kakkis ED, Muenzer J, Tiller GE et al. (2001) Enzyme-replacement therapy in mucopolysaccharidosis I. N Engl J Med 344(3):182-188.

Kerr B, Allanson J, Delrue MA et al. (2008) The diagnosis of Costello syndrome: nomenclature in Ras/MAPK pathway disorders. Am J Med Genet Part A 146A(9): 1218-1220.

Kircher SG (2017) Attenuated form of lysosomal storage disease in a medieval skeleton from Austria. JSM Biochem Mol Biol 4(2):1025.

Kowalewski B, Lamanna WC, Lawrence R et al. (2012) Arylsulfatase G inactivation causes loss of heparansulfate 3-O-sulfatase activity and mucopolysaccharidosis in mice. Proc Natl Acad Sci USA 109(26):10310-10315.

Kowalewski B, Heimann P, Ortkras T et al. (2015) Ataxia is the major neuropathological finding in arylsulfatase G-deficient mice: similarities and dissimilarities to Sanfilippo disease (mucopolysacccharidosis type III). Hum Mol Genet 24(7):1856-1868.

Kozma C (2006) Dwarfs in ancient Egypt. Am J Med Genet A 140A(4):303-311.

Kozma C, Sarry El Din AM et al. (2011) The ancient Egyptian dwarfs of the pyramids: the high official and the female worker. Am J Med Genet A155A (8):1817-1824.

Kresse H, Wiesmann U, Cantz M, Hall CW, Neufeld EF (1971). Biochemical heterogeneity of the Sanfilippo syndrome: preliminary characterization of two deficient factors. Biochem Biophys Res Commun 42(5):892-898.

Kresse H, Neufeld EF (1972) The Sanfilippo A corrective factor: purification and mode of action. J Biol Chem 247(7):2164-2170.

Kresse H, Von Figura K, Bartsocas CS (1976) Clinical and biochemical findings in a family with Sanfilippo disease, type C. Clin Genet 10(6):364.

Kresse H, Paschke E, Von Figura K, Gilberg W, Fuchs W (1980) Sanfilippo disease type D: deficiency of N-acetylglucosamine-6-sulfate sulfatase required for heparansulfate degradation. Proc Natl Acad Sci USA 77(11): 6822-6826.

Kudo M, Brem MS, Canfield WM (2006) Mucolipidosis II (I-cell disease) and mucolipidosis IIIA (classical pseudo-hurler-polydystrophy) are caused by mutations in the GlcNAc-phosphotransferase alpha/beta-subunits precursor gene. Am J Hum Genet 78(3):451-463.

Leroy JG, Demars RI (1967) Mutant enzymatic and cytological phenotypes in cultured human fibroblasts. Science 157(3790):804-806.

Markatos K, Mavrogenis AF, Karamanou M, Androutsos G (2018) Pycnodysostosis: the disease of Henri de Toulouse-Lautrec. Eur J Orthop Surg Traumatol 28(8): 1569-1572.

Maroteaux P, Leveque B, Marie J, Lamy M (1963) Une nouvelle dysostose avec elimination urinaire de chondroitine-sulfate B [A new dysostosis with urinary elimination of chondroitin sulfate B]. Presse Med 71:1849-1852.

Maroteaux P, Lamy M (1965). Hurler's disease, Morquio's disease, and related mucopolysaccharidoses. J Pediat 67:312-323.

Maroteaux P, Lamy M (1966) Hurler's pseudo-polydystrophy. Presse Med 74(55):2889-92.

Morquio L (1929) Sur une forme de dystrophie osseuse familiale [On a form of familial osseous dystrophy]. Bull Soc Pediat Paris 27:145-152.

Muenzer J, Wraith JE, Beck M et al. (2006) A phase II/III clinical study of enzyme replacement therapy with idursulfase in mucopolysaccharidosis II (Hunter syndrome). Genet Med 8(8):465-473.

Nadler HL, Gerbie AB (1970) Role of amniocentesis in the intrauterine detection of genetic disorders. N Engl J Med 282(11):596-599.

Natowicz MR, Short MP, Wang Y et al. (1996) Clinical and biochemical manifestations of hyaluronidase deficiency. New Eng J Med 335(14):1029-1033.

Neufeld EF, Cantz MJ (1971) Corrective factors for inborn errors of mucopolysaccharide metabolism. Ann N Y Acad Sci 179:580-586.

Neufeld E, Muenzer J (2001) The mucopolysaccharidoses. In: Scriver C.R., editor. The Metabolic and Molecular Bases of Inherited Disease. McGraw-Hill; New York, NY, USA: 3421-3452.

O'Brien JS (1972) Sanfilippo syndrome: profound deficiency of alpha-acetyl-glucosaminidase activity in organs and skin fibroblasts from type B patients. Proc Natl Acad Sci USA 69(7):1720-1722.

Ockerman PA (1967) A generalised storage disorder resembling Hurler's syndrome. The Lancet 290(7509): 239-241.

Ortner DJ, Putschar WGJ (1985) Identification of pathological conditions in human skeletal remains. Skeletal dysplasias, 334-337. In: Washington DC: Smithsonian Institution Press.

Osler, W (1897) On sporadic cretinism in America. Am J Med Sci 114:377-401.

Pachajoa H, Rodriguez CA (2014) Mucopolysaccharidosis type VI (Maroteaux-Lamy syndrome) in the pre-Columbian culture of Colombia. Colombia Médica 45(2):85-88.

Pail P (2009) Demographie und Paläopathologie einer spätantiken Bevölkerung Pannoniens und Norikums am Beispiel der Gräberfelder Mannersdorf a.d. Leitha und

Saladorf (Niederösterreich). Magisterthesis Universität Wien.

Paschke E, Milos I, Kreimer-Erlacher H et al. (2001) Mutation analyses in 17 patients with deficiency in acid β-galactosidase: three novel point mutations and high correlation of mutation W273L with Morquio disease type B. Hum Genet 109(2):159-166.

Pereira PM, Schneider A, Pannetier S, Heron D, Hanauer A (2010) Coffin-Lowry syndrome. Eur J Hum Genet 18(6):627-633.

Pohl S, Encarnacão M, Castrichini M et al. (2010) Loss of N-acetylglucosamine-1-phosphotransferase gamma subunit due to intronic mutation in GNPTG causes mucolipidosis type III gamma: Implications for molecular and cellular diagnostics. Am J Med Genet A 152A(1): 124-132.

Rohatgi S, Clark D, Kline AD et al. (2010) Facial diagnosis of mild and variant CdLS: insights from a dysmorphologist survey. Am J Med Genet Part A 152A(7):1641-1653.

Sanfilippo SJ, Podosin R, Langer L Jr, Good RA (1963) Mental retardation associated with acid mucopolysacchariduria (heparitin sulfate type). J Pediat 63(4):837-838.

Scheie HG, Hambrick GW Jr, Barness LA (1962) A newly recognized forme fruste of Hurler's disease (gargoylism). Am J Ophthalmol 53:753-769.

Schultz M, Kritscher H, Szilvássy J (1984) Weitere Untersuchungen an einem frühmittelalterlichen Skelett mit Pfaundler-Hurler-Syndrom. Ann Naturhist Mus Wien 86A:73-84.

Sly WS, Quinton BA, McAlister WH, Rimoin DL (1973) Beta-glucuronidase deficiency: report of clinical, radiologic and biochemical features of a new mucopolysaccharidosis. J Pediat 82(2):249-257.

Szilvássy J, Kritscher H (1983) Ein frühmittelalterliches Skelett mit Pfaundler-Hurler-Syndrom. Ann Naturhist Mus Wien 85/A:73-84.

Teschler-Nicola M, Harkins K, Schamall D (2007) Multiple cases of inherited metabolic disorder (Mucopolysaccharidosis) in a Medieval population from Pottenbrunn, Lower Austria. Presented at the 34th Annual Meeting (27.-28.3.2007) of the Paleopathology Association, Philadelphia, Pennsylvania.

Varki AP, Reitman ML, Kornfeld S (1981). Identification of a variant of mucolipidosis III (pseudo-Hurler polydystrophy): a catalytically active N-acetylglucosaminylphosphotransferase that fails to phosphorylate lysosomal enzymes. Proc Natl Acad Sci USA 78(12):7773-7777.

Verheyen S, Blatterer J, Speicher MR et al. (2022) Novel subtype of mucopolysaccharidosis caused by arylsulfatase K (ARSK) deficiency. J Med Genet 59(10):957-964.

Von Figura K, Logering M, Mersmann G, Kresse H (1973) Sanfilippo B disease: serum assays for detection of homozygous and heterozygous individuals in three families. J Pediatr 83(4):607-611.

Wiedemann HR (1992) The pioneers of pediatric medicine: Luis Morquio (1867-1935). Eur J Pediatr 151(8): 549.

Wiesmann U, Neufeld EF (1970). Scheie and Hurler syndromes: apparent identity of the biochemical defect. Science 169(3940):72-74.

3. Physiologie, Biochemie und Pathophysiologie bei Mukopolysaccharidosen und ähnlichen lysosomalen Erkrankungen

3.1. Physiologie der Lysosomen

Die Lysosomen sind kleine bläschenförmige Zellorganellen, die zahlreiche Enzyme enthalten. Sie wurden erstmals von De Duve beschrieben (☞ Kap. 2., Geschichte). Enzyme werden zumeist aus mehreren Aminosäuren aufgebaut und stellen damit sogenannte Proteine dar. Sie sind imstande, andere Moleküle in ihrem Aufbau zu verändern, indem sie z.B. kleine Strukturen (sogenannte Reste) abspalten, anfügen oder chemische Bindungen verändern. Während sich die Molekülstruktur der Zielstoffe der Enzyme (sogenannte Substrate) verändert, bleiben Enzyme unverändert und können diesen Vorgang immer wieder aufs Neue durchführen. Bei korrektem Aufbau und idealen Bedingungen, wie dem richtigen pH-Wert und der Temperatur, können sie über längere Zeit aktiv sein.

In den Lysosomen befinden sich zahlreiche spezialisierte Enzyme, häufig Hydrolasen, die komplex zusammengesetzte Moleküle aus Zuckern, Fetten und Eiweißen verkleinern können. Sie spalten dabei Reste mit Stickstoff, Essigsäure, Schwefel, Phosphor etc. ab, was sich zum Teil in den Namen der Enzyme widerspiegelt: Nukleasen, Proteasen, Mannosidase, Glukuronidase, Aminidasen, Sulfatasen, Phosphatasen, Lipasen etc. Meist findet sich in der Bezeichnung des Enzyms auch noch die chemische Struktur, in welcher das Enzyme diesen spezifischen Schritt durchführt: Beta-Glukuronidase, Iduronat-2-sulfatase, Alpha-Mannosidase, N-Azetylglukosamin-6-Sulfatase etc.

Wenn von komplex zusammengesetzten Molekülen die einzelnen kleinsten Strukturen abgespalten werden, verkleinern sie sich zunehmend, bis sie in die kleinsten Moleküle zerlegt sind. Alle dabei abgespaltenen Teile werden von der Zelle wiederverwertet und in neue ähnliche Strukturen wieder eingesetzt (recycelt), oder ausgeschieden. Vereinfacht gesagt, die Substanzen, die dabei zerlegt und zerkleinert werden, werden „verdaut". Dieser Vorgang ist besonders bei Molekülen sinnvoll und notwendig, die durch Alterung ersetzt werden sollen, oder die von der Zelle als falsch zusammengesetzt erkannt wurden und eliminiert werden sollen. Das können fehlgebildete DNA- oder RNA-Stränge oder Eiweiße sein, aber auch gealterte Mitochondrien, die Energielieferanten der Zellen. Die in Bläschen (Endosomen) zu den Lysosomen herangebrachten Stoffe verschmelzen mit den Lysosomen und ihre Eliminierung /Verdauung kann durchgeführt werden.

Es können jedoch auch Stoffe die „von außen" in eine Zelle hineingebracht wurden, zerlegt werden, seien es festere Stoffe (aufgenommen mittels Phagozytose) oder flüssigere Stoffe (aufgenommen mittels Pinozytose). Sie werden an der Zellmembran erkannt, von ihr umhüllt und schließlich in Form kleiner Bläschen (Phagosome, Pinosome) abgeschnürt, sodass sie im Zellinneren mit den Lysosomen fusionieren können und der Abbau beginnen kann, wobei diese Stoffe zerlegt werden, oder im Falle von Viren und Bakterien unschädlich gemacht werden. Dabei handelt es sich um Material das durch schädliche Einflüsse zugrunde gegangen ist (Nekrose) oder das durch den natürlichen Zelltod (Apoptose) entstanden ist.

Lysosomen sind imstande, beschädigte Zellmembranen zu reparieren, oder im Zellkern die Transkription (Genaktivierung) mitzusteuern. Bei den für den Organismus schädlichen (toxischen) Stoffen (Antigenen) können sie diese den T-Lymphozyten präsentieren und diese zu immunologischen Reaktionen stimulieren. Damit haben Lysosomen einen Einfluss auf die Bildung der natürlichen Immunität (Unterschied körpereigen und fremd) und der antigengesteuerten Immunabwehr. Die proteolytischen Vorgänge in den Lysosomen einer Zelle können die Zytokinproduktion anregen und in weiterer Folge die Aktivierung der Toll-like-Rezeptoren und der TNFα-Proteine/Interleukine.

3.2. Bildung (Synthese) der lysosomalen Enzyme

Alle Informationen über die Aktivitäten in einer Zelle sind in den Chromosomen des Zellkerns genetisch determiniert (☞ Kap. 10.), so auch die Information für jedes Enzym, das diese Zelle produzieren soll. Wenn die entsprechende DNA-Information aus dem Kern zur Bildung von Eiweißmolekülen vorliegt, werden die Vorstufen der lysosomalen Enzyme in den Ribosomen im Zellleib gebildet. Es handelt sich dabei um kleine körnige Gebilde, die an einem Netzwerk von Kanälen, dem endoplasmatischen Retikulum, lokalisiert sind und den Ort der Eiweißsynthese darstellen. Die Reihenfolge von drei Basen aus der Information des Kerns bestimmt die Wahl einer Aminosäure. Die bestimmte Sequenz vieler Basen der DNA im Zellkern wird mittels RNA abgelesen und als Boten-RNA aus dem Kern zu den Ribosomen gebracht. Dort wird mit Hilfe der ribosomalen RNA eine lange Kette von Aminosäuren gebildet, welche damit ein Eiweiß, d.h. ein Protein, aufbauen kann.

Die Vorstufen der Enzyme, die aus einem solchen Eiweiß bestehen, werden in den Golgi-Apparat transportiert, einem lamellenartigen Gebilde in der Zelle, welcher wesentliche Aufgaben für die Bildung von Stoffen, die eine Zelle produzieren soll, erfüllt. Die noch nicht fertig hergestellten Enzyme werden dort glykolysiert, das heißt mit Zuckerresten versehen, und schließlich mit Mannose und Phosphat markiert. Dieser Mannose-6-Phosphat-Marker (M-6-P) zeigt an, dass ein Enzym für den Transport in die Lysosomen vorgesehen ist. Teile des Golgi-Apparates schnüren sich ab (frühe und späte Endosomen) und bringen das M-6-P-markierte Enzym zu den Lysosomen, die über einen entsprechenden Mannose-6-Phosphat-Rezeptor verfügen. Dort verliert das für die Lysosomen bestimmte Enzym seinen Phosphatrest und wird in seine endgültige wirksame Form gebracht wird, so dass es Substanzen, wie zum Beispiel die Mukopolysaccharide (auch saure Glykosaminoglykane), komplexe Zucker (Oligosaccharide) und viele andere Substanzen abbauen kann.

Mit Mannose-6-Phosphat markierte Enzyme können neben dem direkten Weg durch das Zellinnere auch aus der Zelle hinaus in das zellumgebende Gewebswasser (Lymphe) gelangen und über zusätzliche Mechanismen (Kationen-unabhängige Membranrezeptoren) wieder in eine Zelle hineingelangen und ebenfalls das Lysosom erreichen, ein Prinzip das bei der Enzymersatztherapie oder einer Stammzelltransplantation angewendet wird.

Neben den Rezeptoren für M-6-P verfügen die lysosomalen Umhüllungen (Membranen), die anders als die Zellmembranen nur aus einer Schicht bestehen, über weitere Mechanismen, um Stoffe in und aus den Lysosomen zu transportieren, z.B. die Lysosomen-assoziierten Membranproteine (LAMPs).

Die Enzyme sind dann optimal aktiv, wenn sie aus korrekt aufgebauten Aminosäureketten aufgebaut sind, durch die Glykosylierungen bestimmte Ladungen aufweisen, sodass es möglich ist eine bestimmte Faltung (Quartärstruktur) einzunehmen. Diese Faltung ist notwendig, damit sich die Enzyme eng um das Substrat legen und den chemischen Vorgang vornehmen können (Schlüssel-Schloss-Prinzip). Die Enzyme müssen auch dem sauren Milieu in den Lysosomen standhalten können und dürfen nicht durch andere lysosomale Enzyme beeinträchtigt werden.

3.3. Pathophysiologie lysosomaler Enzyme

Die beschriebenen Vorgänge sind sehr komplex und vielen möglichen Fehlsteuerungen ausgesetzt. Zunächst kann es sein, dass die DNA im Zellkern eine Genveränderung (Mutation) aufweist: es werden dadurch falsche Aminosäuren zusammengesetzt, oder es fehlen solche. Es kann auch irrtümlich vorzeitig ein Stoppcodon eingebaut, sodass die Proteinkette gar nicht vervollständigt werden kann und früh als fehlerhaft verdaut wird. Es kann sein, dass die Glykolysierungsvorgänge im Golgi-Apparat fehlerhaft sind, oder dass die Kopplung an das Mannose-6-Phosphat nicht stattfindet. Es können auch weitere Rezeptoren an der lysosomalen Membran fehlerhaft sein, oder in den Lysosomen fehlen Schutzproteine bzw. werden durch Speichermaterial die Aktivitäten anderer korrekter Enzyme erheblich gestört.

Das Resultat ist immer, dass das Material mangelhaft zerlegt wird und in den Lysosomen bzw. den Zellen gespeichert wird. Nimmt diese Speicherung immer weiter zu, gehen schließlich die Zellen zugrunde und die Organe büßen ihre Funktion ein. Sichtbares Zeichen dafür sind Speicherzellen, die mittels Mikroskop oder Elektronenmikroskop nachgewiesen werden können, bzw. eine Vergrößerung von Organen.

Je nach Art der vorliegenden lysosomalen Erkrankung können die Speicherzellen in bestimmten

Zellen und Geweben nachgewiesen werden: bei den Mukopolysaccharidosen, Glykoproteinosen oder Sialinspeichererkrankungen können dies Leukozyten (weiße Blutkörperchen) oder angezüchtete Hautfibroblasten sein, die solche Speicherbläschen aufweisen (☞ Abb. 3.1). So stützten sich früher manche Diagnosen auf die sogenannten Alder´schen Granulationen in bestimmten weißen Blutkörperchen (Granulozyten), oder Zebra-Bodies in Fibroblasten. Bei anderen lysosomalen Erkrankungen, wie dem M. Gaucher oder M. Niemann-Pick, sind es sehr große Schaumzellen, die im Knochenmark gefunden werden können. Die Diagnose ist jedoch heute einfacher durch Enzymaktivitätsmessungen oder molekulargenetische Untersuchungen zu stellen.

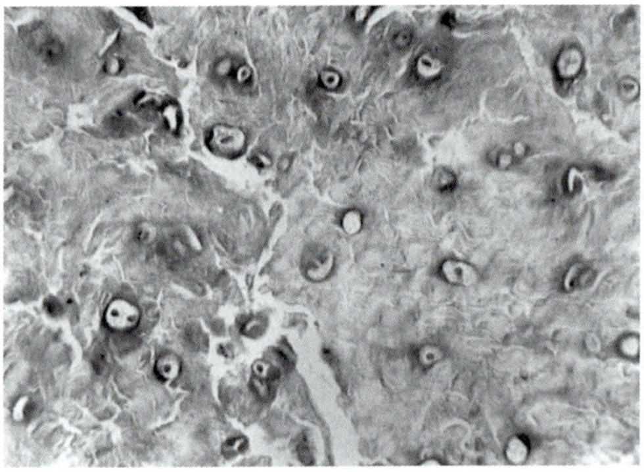

Abb. 3.1: Speicherzellen im Bindegewebe eines Patienten mit Morbus Maroteaux-Lamy.

Zytokine/Interleukine spielen bei Entzündungsreaktionen eine große Rolle. Die Zytokinprodution kann auch durch Glykosaminoglykanfragmente ausgelöst werden, weshalb bei den MPS neben den morphologischen Skelettveränderungen vermehrt entzündliche Reaktionen beobachtet werden. Die Schaumzellen bei M. Gaucher, die reichlich Glukocerebroside enthalten, können die Lysosomen an den regulären Prozessen hindern und neben anti-inflammatorischen Interleukinen auch die Regulation von tumorbeeinflussenden Faktoren stören, sodass es vermehrt zur Bildung von Tumoren, vor allem einem Multiplen Myelom und anderen hämatologischen Malignitäten kommen kann. Wenn schädliches Material außerhalb der Zellen nicht genügend abgebaut wird und „liegen" bleibt, kann dies im Nervensystem zu Veränderungen des neuronalen Netzwerkes führen und Alzheimer-ähnliche Symptome und M. Parkinson hervorrufen.

3.4. Die Messung der Aktivität lysosomaler Enzyme

In vielen Fällen handelt es sich bei den lysosomalen Speichererkankungen um autosomal-rezessive Erkrankungen. Das bedeutet, dass von den verantwortlichen Genen zwei Genkopien vorliegen und beide eine genetische Veränderung tragen müssen, sodass es zu einer Enzymmangelsituation und damit Erkrankung kommt (☞ Kap. 10. Genetik).

Geht man davon aus, dass die korrekten Enzyme gemeinsam zu hundert Prozent aktiv sind, würde das Vorhandensein einer korrekten Genkopie und einer fehlerhaften Genkopie nur die Hälfte der Aktivität hervorbringen. Dies trifft im Wesentlichen auf die Überträger, wie die Eltern oder einzelne Geschwister, von den Indexpatienten zu.

Zieht man in Betracht, dass es nicht immer die vollen 100 oder 50 Prozent sind, die im Vergleich mit Kontrollgruppen nachgewiesen werden, so sind es durchaus auch 35 Prozent bei Überträgern oder 70 Prozent bei Nichtüberträgern, die ausreichend sicher bewertet werden können. Bei Werten darunter ist es mitunter schwierig zu entscheiden, ob jemand Überträger ist oder nicht.

Bei den X-chromosomalen lysosomalen Erkrankungen, wie der MPS II (M. Hunter) oder M. Fabry, ist die Situation anders, da bei Frauen/Müttern/Schwestern eines Indexpatienten nur jeweils ein X-Chromosom pro Zelle aktiv ist und das zweite X-Chromosom mit der zweiten Genkopie schon in der Embryonalperiode inaktiviert wurde. In diesen Fällen ist es enzymatisch nicht immer ausreichend sicher möglich, eine Überträgerin für diese Erkrankungen klar zu identifizieren, sodass molekulargenetische Untersuchungen vorgenommen werden müssen.

Die Patienten mit einer lysosomalen Erkrankung haben bei den Messungen der Enzymaktivitäten eine sehr niedrige Restenzymaktivität (insgesamt unterhalb 5 Prozent) oder keinerlei nachweisbare Aktivität.

Vor einer enzymatischen Untersuchung ist mit dem auswertenden Speziallabor zu klären, in welchem Material und unter welchen Bedingungen eine solche enzymatische Aktivitätsmessung vorgenommen werden kann. Es ist dabei zu berücksichtigen, dass häufig auch Kontrollmaterial von gesunden Vergleichspersonen mitgesandt werden soll, um Transportbedingungen und deren Einfluss auf die Enzymaktivität besser beurteilen zu können.

Zunehmend häufiger ist es möglich, mittels aufgebrachter Blutstropfen auf einer Filterpapierkarte (ähnlich den Filterpapierkarten beim Neugeborenenscreening) eine Probe postalisch zu versenden. Die Trocknung auf dem Filterpapier erlaubt es, die Enzyme derart zu konservieren, sodass unterwegs nicht allzu viel Aktivitätsverlust stattfindet. Trotzdem kann es vorkommen, dass Enzymaktivitäten dann falsch niedrig gemessen werden. Positiv ist jedoch, dass bei dieser Methode auch mehrere Enzyme gemessen werden können, da nur kleinste Stanzen aus der Filterkarte pro Enzym benötigt werden. Außerdem wäre gegebenenfalls damit auch eine genetische Untersuchung möglich, sollte es nötig sein eine auffällige Enzymmessung genetisch zu bestätigen.

3.5. Biochemie

Mukopolysaccharidosen sind durch eine vermehrte Speicherung von sauren Glykosaminoglykanen (AGAG oder GAG) charakterisiert. Die Zucker basieren auf den Grundbausteinen Glukose und Galaktose und werden wegen der zahlreichen Sulfatgruppen als „sauer“ bezeichnet. Die Zuckermoleküle sind durch Aminogruppen, Essigsäuregruppen, Oxidationen etc. modifiziert und immer zwei der jeweiligen Zucker werden – sich wiederholend – zu langen Ketten zusammengefügt. Man spricht von den Disaccharideinheiten, die die Basis dieser Ketten bilden. Je nach Zusammensetzung unterscheiden wir Chondroitinsulfat, Dermatansulfat, Heparansulfat, Keratansulfat und Hyaluronsäure. Diese Ketten ordnen sich – ähnlich einer Bürste – um einen Eiweißfaden zu sogenannten Proteoglykanen oder Glykoproteinen, je nach Menge des jeweiligen Anteils.

Während die sehr großen Proteoglykane in den Geweben um die Zellen herum vorkommen (extrazelluläre Matrix) und deren Festigkeit, Elastizität und Wassergehalt bestimmen, bilden die wesentlich kleineren Glykoproteine– gemeinsam mit anderen lipidhaltigen Strukturen, den Glykolipiden, - einen Saum an den Zelloberflächen, die sogenannte Glykokalix (☞ Abb 3.2 und Abb. 3.3). Diese ermöglichen die Interaktion der Zellen untereinander und deren Wechselspiel mit dem umgebenden Gewebswasser. Ganz wesentlich sind diese Strukturen für die Funktion der Zellen des Nervensystems. In engem Zusammenspiel stehen hier Heparansulfat, Sphingolipide, Phospholipide, Cholesterin und weitere Fettsäuren.

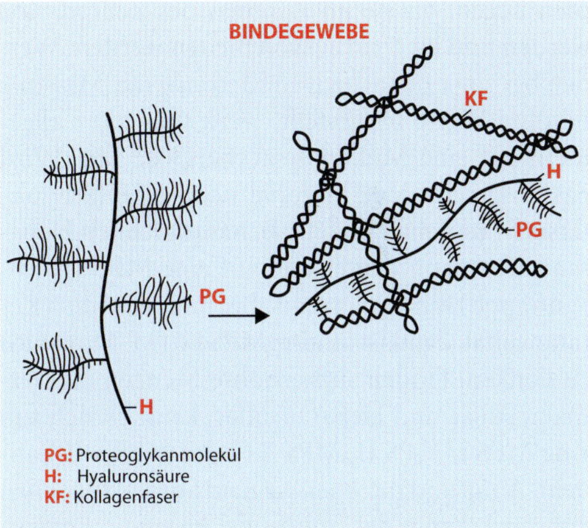

Abb. 3.2: Proteoglykanmoleküle in der extrazellulären Matrix des Bindegewebes, zwischen den Zellen und Fasern, z.B. Knorpel.

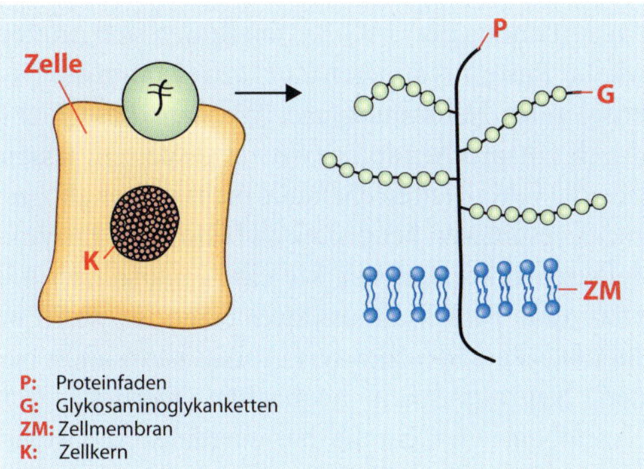

Abb. 3.3: An den Oberflächen der Zellen finden sich als Bestandteile der Zellmembran Strukturen mit Zucker und Fettmolekülen, die sogenannte Glykokalix (vereinfacht).

Die sauren Glykosaminoglykane (AGAG oder GAG) sind in den Geweben unterschiedlich stark vertreten: Chondroitinsulfat ist ubiquitär (überall) vorkommend, Dermatansufalt findet sich überwiegend in der Haut, den Herzklappen, inneren Organen und Bronchien, Heparansulfat befindet sich an den Zelloberflächen und im Nervensystem, Keratansulfat in Knorpel und Knochen, Hyaluronsäure in der Gelenksflüssigkeit oder Glaskörper des Auges.

Die GAG-Ketten werden in den Lysosomen in die kleinsten Bausteine zerlegt. Fehlt jedoch durch eine genetische Veränderung ein dazu notwendiges Enzym, dann werden die Ketten nur bis zu diesem Schritt abgebaut und bleiben in den Lysosomen liegen, bis sie im Rahmen des Zelltods frei werden und im Urin ausgeschieden werden. Werden bei einer quantitativen Methode der Messung erhöhte Werte festgestellt, weist dies ganz allgemein auf eine Mukopolysaccharidose hin. Wird das ausgeschiedene Material noch qualitativ untersucht und man findet z.B. hauptsächlich Heparansulfat, dann deutet dies auf eine MPS III (M. Sanfilippo) hin, findet man aber hauptsächlich Keratansulfat, dann ist an eine MPS IV (M. Morquio) zu denken. Finden sich erhöhte Mengen an Dermatansulfat und Heparansulfat, kann es sich um eine MPS I, MPS II, MPS VI oder MPS VII handeln. Aufgrund der überwiegend ausgeschiedenen Substanz kann der zugrunde liegende Enzymdefekt gut eingegrenzt werden und mittels Messung der Enzymaktivität und/oder molekulargenetischer Untersuchungen bestätigt werden (Abb. 3.4).

An den Enden der GAG-Ketten finden sich immer wieder Reste aus anderen Zuckern (Mannose, Fukose) oder Neuraminsäure. Werden diese nicht durch entsprechende Enzyme abgespalten, lassen sich die GAG-Ketten ebenfalls nicht weiter abbauen: es resultieren bei genetisch bedingten Enzymdefekten Erkrankungen wie eine Fukosidose, Alpha- und Beta-Mannosidose, Sialidose etc. Ein ebenfalls kaskadenförmiger Abbau kann auch bei den Neurolipidosen beobachtet werden. Der Grundbaustein Ceramid hat ebenfalls eine Reihe von Zuckern und Essigsäureresten angefügt. Im Rahmen von genetisch-bedingten Enzymdefekten lassen sich pro Abbauschritt ebenfalls spezifische Krankheitsbilder zuordnen: ein Mangel an einer Galaktosylceramid-β-Galaktosidase führt zum M. Krabbe, ein Mangel an GM1-Beta-Galaktosidase bedingt eine GM1-Gangliosidose. Ist die Glukosylceramid-β-Glukosidase vermindert, kommt es zum M. Gaucher, bei einem Defekt der Alpha-Galaktosidase A entwickelt sich M. Fabry. Verminderte Aktivitäten des Enzyms Laktosyl-Ceramid-β-Galaktosidase rufen eine Globoidzellige Leukodystrophie hervor, etc.

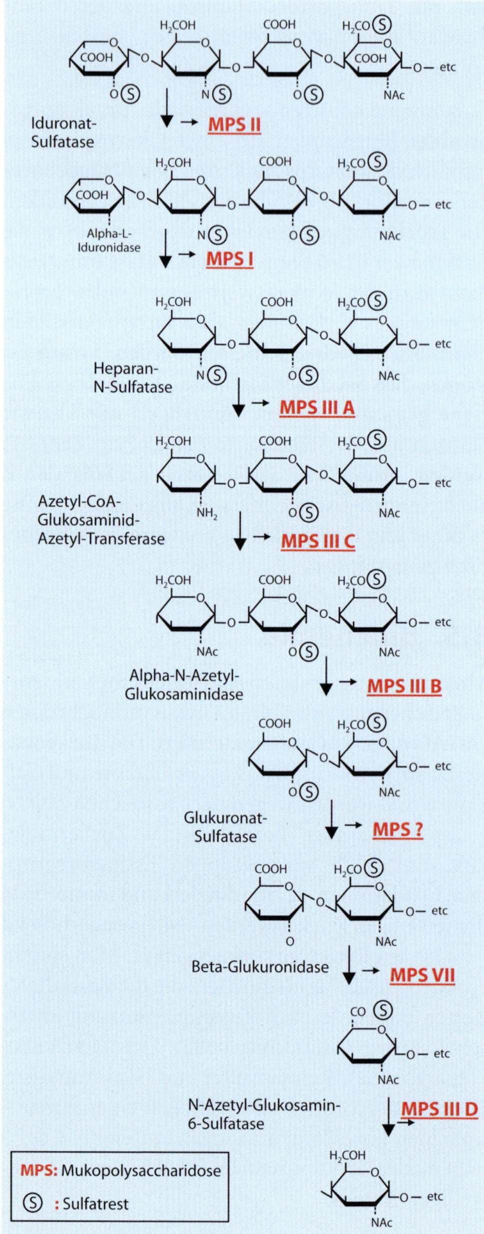

Abb. 3.4: Kaskadenförmiger enzymatischer Abbau von Heparansulfat. Für jeden Abbauschritt ist ein anderes lysosomales Enzym verantwortlich.

3.6. Biochemischer Nachweis und Diagnostik

In den letzten Jahrzehnten wurde häufig eine Untersuchung im Urin an den Anfang aller Untersuchungen gestellt. Bereits in der Mitte des vergangenen Jahrhunderts wurde zunächst der sehr einfache, orientierende Berry-Spot-Test eingesetzt, der eine Mukopolysaccharidose nachwies oder ausschloss. Er zeigt vermehrten Gehalt an Zuckern durch eine Toluidinblaufärbung an. Dabei konnte es zu falsch negativen (Patienten mit MPS III und MPS IV), oder falsch positiven (stärker konzentrierter Urin) Ergebnissen kommen, weshalb dieser Test heute nur mehr wenig gebräuchlich ist.

Bestimmt man die Gesamtmenge der GAGs im Urin (in Einzelportionen oder Sammelurin), spricht man von einer quantitativen Methode. Erhöhte Werte sind suspekt auf das Vorliegen einer Mukopolysaccharidose, wenn auch bei manchen MPS-Formen nicht immer aussagekräftig, z.B. bei Patienten mit M. Morquio oder milden (attenuierten) Verlaufsformen einer MPS. Quantitative Methoden werden heute mehr zur Orientierung oder zur Verlaufskontrolle des Erfolgs einer kausalen Therapie eingesetzt, bei welcher die Werte im erfolgreichen Fall deutlich absinken, z.B. im Rahmen einer Enzymersatztherapie.

Qualitative Methoden werden in den Speziallabors häufig verwendet, um eine Mukopolysaccharidose besser einzugrenzen. Sie erlauben es, die einzelnen Untergruppen der GAGs zu trennen und lassen aufgrund des Ausscheidungsmusters eine grobe Zuordnung zum jeweiligen MPS-Typ zu. Dazu werden heute, je nach Verfügbarkeit, verschiedenste Methoden eingesetzt, herkömmliche biochemische mittels Elektrophorese oder Dünnschichtchromatographie, oder hochspezialisierte Labormethoden, wie Tandem-Massenspektrometrie (MS/MS), Gaschromatographie (LC), Proteomics, Metabolomics, etc.

3.7. Weitere Biomarker bei lysosomalen Erkrankungen

Während die Mukopolysaccharidosen durch eine erhöhte Ausscheidung von sauren Glykosaminoglykanen im Urin charakterisiert sind, stellt sich die Frage nach weiteren Optionen, falls diese Untersuchung unauffällig ist. Bei den klinisch ähnlichen Oligosaccharidosen sind es die Oligosaccharide, die mittels Spezialuntersuchung nachgewiesen werden können. Mittels einer spezifischen Oligosaccharid-Dünnschichtchromatographie kann im Urin des Patienten z.B. eine Alpha-Mannosidose, Fukosidose, Aspartylglukosaminurie, GM2-Gangliosidose (z.B. M. Sandhoff) oder GM1-Gangliosidose erkannt werden. Die Untersuchung erlaubt es sogar zu differenzieren, ob ein vorher nachgewiesenes erhöhtes Keratansulfat aufgrund einer Morquio Typ B-Erkrankung vorliegt, denn dann würde sie auch eine Oligosaccharidauffälligkeit aufzeigen (Abb. 3.5). Mittels Auftrennung und einer Spezialfärbung zur Sichtbarmachung von Sialinsäuren (Neuraminsäuren) können Störungen im Stoffwechsel der Sialinsäuren erkannt werden.

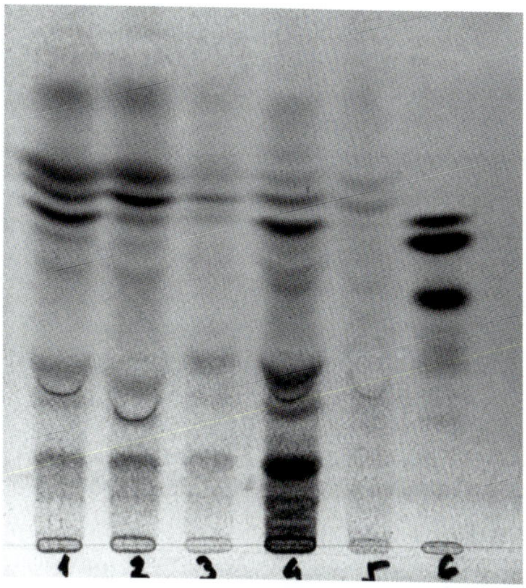

Abb. 3.5: Dünnschichtchromatographie von Oligosacchariden im Urin. Banden 1,2,3: M. Morquio Typ B, 4: GM1-Gangliosidose, 5 und 6: Normale Kontrollen.

Immer komplexere Spezialmethoden zur Untersuchung des Urin oder Blutes von fraglichen Patienten mit lysosomalen Erkrankungen, wie eine MS/MS oder UHPLC-MS/MS etc., lösen die älteren biochemischen Methode ab und ermöglichen es zunehmend mehr Erkrankungen im Rahmen einer Screening-Untersuchung zu erkennen. Teilweise werden diese Methoden bereits in den Neugeborenenscreenings verschiedener Länder angewendet, wo neben den herkömmlichen Erkrankungen wie einer Phenylketonurie, Hypothyreose, Tyrosinämie Typ 1 oder einer zystischen Fibrose auch zahlreiche andere angeborene Stoffwechselstörungen erfasst werden, wie Störungen der Aminosäuren, organischen Säuren, der Fettsäureoxidation oder eben lysosomale Erkrankungen.

In einer Reihe von Ländern wird oder wurde das Neugeborenenscreening erweitert zur Diagnostik eines M. Gaucher, M. Fabry, M. Pompe, M. Tay-Sachs, Adrenoleukodystrophie oder von einzelnen Typen einer Mukopolysaccharidose. Dies unter dem Aspekt einer bereits verfügbaren Enzymersatztherapie oder anderer Therapieoptionen, die bei früher Anwendung den Outcome der Patienten verbessern. Dabei stützt sich ein solches Screening auf verschiedene Parameter, die zur Abklärung aus dem Urin, Plasma oder Blut auf einer Trockenblutkarte entnommen werden können. Entweder sind es pathologische Zuckermolekülfragmente, die einen Hinweis auf eine Mukopolysaccharidose liefern könnten, oder es handelt sich um sogenannte Biomarker, die einen Hinweis auf den Zustand der Lysosomen und gestörter Enzymaktivitäten darin geben. Hier seien beispielsweise das Globotriaosylceramid (auch GL-3 oder GB-3) bei M. Fabry, das Glykosylsphingosin (Lyso-GL1 oder Lyso-GB1) bei M. Gaucher, oder Cholesterolmetabolite oder das Lysosphingomyelin (und -509) zur Identifizierung eines M. Niemann-Pick Typ A/B und C zu nennen.

Literatur

Adhikari AN, Gallagher RC, Wang Y et al. (2020) The role of exome sequencing in newborn screening for inborn errors of metabolism. Nat Med 26(9):1392-1397.

Balakrishnan U (2021) Inborn Errors of Metabolism-Approach to Diagnosis and Management in Neonates. Indian J Pediatr 88(7):679-689.

Kakkis E, Marsden D (2020) Urinary glycosaminoglycans as a potential biomarker for evaluating treatment efficacy in subjects with mucopolysaccharidoses. Mol Genet Metab 130(1):7-15.

Kolter T, Sandhoff K (2006) Sphingolipid metabolism diseases. Biochim Biophys Acta (BBA) - Biomembranes 1758 (12): 2057-2079.

Kuchar L, Sikora J, Gulinello ME et al. (2017) Quantitation of plasmatic lysosphingomyelin and lysosphingomyelin-509 for differential screening of Niemann-Pick A/B and C diseases. Anal Biochem 525:73-77.

Maekawa M, Iwahori A, Mano N (2020) Biomarker analysis of Niemann-Pick disease type C using chromatography and mass spectrometry. J Pharm Biomed Anal 191:113622.

Martin-Rivada A, Palomino Pérez L, Ruiz-Sala P et al. (2022) Diagnosis of inborn errors of metabolism within the expanded newborn screening in the Madrid region. JIMD Rep 63(2):146-161.

Mechtler TP, Stary S, Metz TF et al. (2012) Neonatal screening for lysosomal storage disorders: feasibility and incidence from a nationwide study in Austria. Lancet 379(9813):335-41.

Mukherjee S, Ray SK (2022) Inborn errors of metabolism screening in neonates: current perspective with diagnosis and therapy. Curr Pediatr Rev. 2022 Apr 4.

Seger C, Salzmann L (2020) After another decade: LC-MS/MS became routine in clinical diagnostics. Clin Biochem 82:2-11.

Semeraro M, Sacchetti E, Deodato F et al. (2021) A new UHPLC-MS/MS method for the screening of urinary oligosaccharides expands the detection of storage disorders. Orphanet J Rare Dis 16(1):24.

Sewell AC (1980) Urinary oligosaccharide excretion in disorders of glycolipid, glycoprotein and glycogen metabolism. A review of screening for differential diagnosis. Eur J Pediatr 134(3):183-94.

Watts C (2022) Lysosomes and lysosome-related organelles in immune responses. FEBS Open Bio 12: 678-693.

Zhang Z, Yue P, Lu T, Wang Y, Wei Y, Wei X (2021) Role of lysosomes in physiological activities, diseases, and therapy. J Hematol Oncol 14:79 (1-39).

4. Allgemeine Aspekte der Mukopolysaccharidosen und ähnlicher lysosomaler Erkrankungen

4.1. Nomenklatur und Synonyme

Zu den lysosomalen Erkrankungen (LSDs) zählen heute mehr als 70 verschiedene Krankheitsbilder, doch lassen sich diese im klinischen Alltag vereinfacht zu einigen Gruppen zusammenfassen:

- die Mukopolysaccharidosen (MPS)
- die Mukolipidosen (ML)
- die Glykoproteinosen oder Oligosaccharidosen (OS), sowie
- die Neurolipidosen, unter welchen man die Gruppe der Sphingolipidosen und Neuronalen Ceroidlipofuszinosen (NCL) zusammenfasst.

Auch wenn sich diese klinisch sehr heterogen darstellen, soll im Folgenden überblicksmäßig versucht werden auf das Wesen dieser Erkrankungen, die allesamt auf einer Störung der lysosomalen Funktion beruhen, näher einzugehen.

Manche der Krankheitsbilder können keiner dieser Gruppen zugeordnet werden. So gehört der Morbus (M.) Pompe zu den Glykogenosen (Glykogenspeichererkrankungen), er ist jedoch aus dieser Gruppe von Stoffwechselstörungen die einzige Form mit Defizienz eines lysosomalen Enzyms (Alpha-1,4-Glukosidase). Eine Salla-Disease bzw. die infantile Form der Sialinsäurespeicherung (ISSD) wird nicht durch Mangel eines lysosomalen Enzyms verursacht, sondern durch eine Transportstörung der lysosomalen Membran. Trotzdem gibt es zahlreiche klinische Symptome die auch anderen Erkrankungen mit lysosomalen Enzymdefekten ähneln.

Nach den klinischen Symptomen, oft aber auch nach den biochemischen und genetischen Ursachen, gliedern sich die Gruppen jeweils in einzelne Untergruppen und Typen. Dabei verwendet man als häufige Bezeichnung den Erstbeschreiber oder den bekanntesten Autor der Fachpublikation (Beispiele M. Hurler, Hunter, Scheie, Sanfilippo, Morquio, Fabry, Sandhoff, Pompe etc.). Oder man unterteilt wiederum die Gruppen nach der dominierenden Speichersubstanz: Mannose, Fukose, Sialidose, GM1- oder GM2-Gangliosidose etc. Gibt es mehrere klinisch sehr ähnliche Erkrankungen mit verschiedenen zugrunde liegenden Pathomechanismen, dann greift man auf eine Bezeichnung nach Zahlen (Typ 1,2,3, oder Typ I, II, III etc., z.B. MPS I, II, III…) oder Ziffern zurück (Typ A,B,C etc., z.B. Sanfilippo A,B,C,D oder Niemann-Pick A/B, C…). Zu den Erstbeschreibungen wird auf das Kap. 2. (Geschichte) verwiesen.

Internationale Klassifikationen lysosomaler Erkrankungen

Obwohl alle genannten Erkrankungen letztlich ihre Ursachen in gestörten Stoffwechselvorgängen der Lysosomen haben, ist die Kategorisierung in international gültigen Nomenklatur-Registern nach dem Pathomechanismus unterteilt, welcher durchaus unterschiedliche Ansätze haben kann:

In der aktuellen **ICD-11-Klassifikation der SSIEM** (*Society for the Study of Inborn Errors of Metabolism*) findet sich die lysosomal bedingte Glykogenose Typ II (M. Pompe) unter den Glykogenspeichererkrankungen als Punkt 2.8.3.

Punkt 10 umfasst die lysosomalen Erkrankungen: 10.1. Mukopolysaccharidosen; 10.2. Oligosaccharidosen; 10.3. Sphingolipidosen; 10.4. Neuronale Ceroidlipofuszinosen; 10.5. Lysosomale Exportstörungen (dabei Salla-Disease und ISSD); 10.6. Andere lysosomale Erkrankungen (Mukolipidosen, Sialurie, Galaktosialidose, Multiple Sulfatase-Defizienz) (*Ramoser et al, 2021*).

In der aktuellen Version der **ICIMD (International Classification of Inherited Metabolic Disorders)**, wird die Zuordnung der einzelnen Krankheitsbilder nach dem biochemischen Stoffwechselweg und dessen möglichen genetisch-bedingten Störungen vorgenommen (*Ferreira et al, 2022*). Dabei finden sich sämtliche hier angeführten lysosomalen Störungen unter Punkt 20: Erkrankungen des Abbaus komplexer Moleküle: 20.1 Störungen des Sphingolipidabbaus (z.B. M. Gaucher, M. Fabry, M. Sandhoff, M. Tay-Sachs, M. Niemann-Pick A/B); 20.2 Störungen des Abbaus von Glykosaminoglykanen (MPS); 20.3 Störungen im Abbau der Glykoproteine (Mannosidosen, Fukosidosen etc.); 20.4 Neuronale Lipofuszinosen; 20.5. Störungen der Autophagie (keine in diesem Leitfaden erwähnte Erkrankung); 20.5. Andere Erkrankungen des Abbaus komplexer Moleküle (mit M. Pompe, M. Niemann-Pick Typ C, den Mukolipidosen Typ 2, 3 und 4).

4.2. Häufigkeit lysosomaler Erkrankungen

Lysosomale Erkrankungen sind insgesamt seltene Erkrankungen (*Orphan diseases*). Je nach Erkrankung und Region der Untersuchungen kann die Häufigkeit der LSDs jedoch stark variieren. So werden Patienten mit Salla-Disease in Finnland deutlich häufiger diagnostiziert als im Rest der Welt, hingegen werden Patienten mit M. Gaucher wesentlich häufiger in der jüdischen Bevölkerung beobachtet. In Mitteleuropa sind Patienten mit MPS Typ III (M. Sanfilippo) die größte Gruppe unter den verschiedenen MPS-Typen, während in einer Bergregion in Kärnten (Österreich) mehrere der sonst sehr seltenen Patienten mit MPS Typ IVB diagnostiziert wurden. Obwohl Patienten mit MPS Typ VI (Maroteaux-Lamy) insgesamt selten diagnostiziert werden, ist deren Häufigkeit in Brasilien zehnmal so groß.

Diese Unterschiede können zum einen mit einer Sensibilisierung für das Krankheitsbild in bestimmten Regionen zu tun haben, zum anderen aber auch mit flächendeckenden spezifischen Screeningmethoden, die in manchen Staaten durchgeführt werden. Manche Erkrankungen unter den LSDs können auch in Ländern mit gesellschaftlich üblicher Konsanguinität der Paare häufiger vorkommen, da es sich bei fast allen LSDs um autosomal-rezessive Erkrankungen handelt (☞ Kap. 10, Genetik). Es spielt sicherlich auch die Verfügbarkeit von spezialisierten Zentren oder genetischen Beratungsstellen eine Rolle, da dort häufiger an das Vorliegen einer LSD gedacht wird. Das kann dazu führen, dass gerade jene MPS und LSDs besonders häufig diagnostiziert werden, für welche eine kausale Therapieform und ein gezieltes Screening angeboten wird.

Nicht zuletzt ist der erleichterte Zugang zu einer Diagnostik - oft im Rahmen eines (Neugeborenen-) Screenings - maßgeblich dafür verantwortlich, dass die Häufigkeit von sämtlichen LSDs insgesamt innerhalb der letzten zwei Jahrzehnte von 1 Betroffenen unter 7000 gesunden Neugeborenen auf 1 Betroffenen unter 1500 Neugeborenen revidiert wurde. Die letzten Angaben stammen aus einem international tätigen Labor mit hochspezialisierten Methoden, das auch in mehrere Neugeborenenscreenings in verschiedenen Regionen weltweit eingebunden ist. Es ist zu erwarten, dass auch diese Zahlen noch revidiert werden müssen und dass sämtliche zu den LSDs zählenden Erkrankungen insgesamt häufiger aufgefunden werden als 1 von weniger als 1000 Neugeborenen in der Bevölkerung. Für das jeweilige definierte Krankheitsbild kann dies jedoch bedeuten, dass nur ein Betroffener auf zehn- oder hunderttausend Gesunder bekannt ist oder gar nur einige Fälle weltweit diagnostiziert wurden.

Diese Diskrepanz erklärt sich auch durch die zunehmende Zahl an Krankheitsbildern, die zu den LSDs gezählt werden, bekannte wie auch neue Erkrankungen. Während früher zumeist die klassischen schweren Verlaufsformen klinisch erkannt wurden, decken biochemische und molekulargenetische Untersuchungen das Vorhandensein einer LSD auch bei klinisch nur mild betroffenen Jugendlichen oder gar Erwachsenen (als attenuierte Formen bezeichnet) auf. Dabei kann sich das typische Spektrum klinischer Symptome von den schweren kindlichen Formen deutlich unterscheiden, wie z.B. isolierte Kardiomyopathien (M. Pompe, M. Fabry), bipolare Krankheit und Psychosen bei M. Niemann-Pick Typ C, oder ein demenzielles Syndrom und M. Parkinson z.B. bei MPS III - Sanfilippo.

4.3. Multisystemische Erkrankungen

Lysosomale Erkrankungen (LSDs) sind chronisch fortschreitende Erkrankungen, die auf die Lebenserwartung Einfluss nehmen. Ihnen gemeinsam ist, dass es immer eine Involvierung mehrerer Organsysteme gibt. Nachdem Glykosaminoglykane, Oligosaccharide, Sphingolipide etc. in komplexen Strukturen verschiedenster Zellen und Organe eingebaut sind, ist eine Störung der Verstoffwechselung, des Abbaus und einer Speicherung daher in mehreren Organen/Organsystemen wirksam. Sind die inneren Organe, wie Leber, Milz oder das Herz vergrößert, denkt man primär an eine Speichererkrankung. Noch offensichtlicher ist dies, wenn auch die Zunge (Makroglossie) oder der Kopfumfang (Makrozephalie) zu groß sind. Speicherungen in den Nervenzellen (Neurolipidosen) oder Nierenkörperchen (M. Fabry) hingegen führen nicht unbedingt zur Organvergrößerung, sodass nicht primär an eine Speichererkrankung gedacht wird. Handelt es sich um Stoffwechselstörungen im Bindegewebe, sind häufig Skelettveränderungen zu finden. Besonders typisch ist eine Dysostosis multiplex mit Veränderung in nahezu allen Knochen ähnlich einer spondylometaphysären Dysplasie. Es kann jedoch eine besondere Brüchigkeit von Knochen auffallen (z.B. Pyknodysostosis) oder es können Knochenzysten auftreten (M. Gaucher). Radiologische Abklärungen können unter Umständen für die Diagnosefindung bedeutsam sein.

Es handelt sich bei den LSDs um angeborene Stoffwechselstörungen in den Lysosomen, was manchmal im peripheren Blutausstrich oder in Zellen des blutbildenden Knochenmarks in Form von Vakuolen und Einschlüssen erkannt werden kann. Eine Knochenmarkpunktion oder Muskelbiopsie zur diagnostischen Abklärung ist aufgrund anderer Abklärungsmöglichkeiten (Molekulargenetik, Biomarker) in den allermeisten Fällen nicht mehr indiziert.

LSDs gehen nicht zwangsläufig immer mit neurologischen Veränderungen einher. Heparansulfat, Ganglioside und Sphingolipide sind jedoch wichtige Bestandteile der Zellmembranen (auch Nervenzellen) und so ist nachvollziehbar, dass Störungen im Stoffwechsel dieser Moleküle häufig mit (früh einsetzenden) neurologischen Symptomen assoziiert sind (GM2-Gangliosidosen, wie M. Tay-Sachs, M. Sandhoff, Sialidosen, Multipler Sulfatasemangel, MPS Typ III – Sanfilippo etc.). Charakteristisch ist, dass es zunächst Anzeichen einer scheinbar normalen psychomotorischen Entwicklung gibt, die nach einem Entwicklungsstopp Rückschritte und Verlust bereits erworbener Fähigkeiten erkennen lässt.

4.4. Genotyp-Phänotyp-Korrelation, Sonderformen

Bei den meisten LSDs gibt es keine gesichert vorhersagbare Korrelation zwischen der familiär bekannt gewordenen Genveränderung (Genotyp) und dem klinischen Erscheinungsbild/Schweregrad (Phänotyp). Nur bei wenigen krankheitsverursachenden Genvarianten kann man mit großer Wahrscheinlichkeit einen eher milderen oder schwereren Verlauf vorhersagen. Es ist jedoch zu berücksichtigen, dass bei den meisten LSDs immer zwei Genvarianten zusammentreffen, was die Vielfalt klinischer Schweregrade zusätzlich vermehrt. Selbst Patienten mit denselben Genveränderungen können unterschiedlich stark betroffen sein (interfamiliäre Variabilität), auch innerhalb derselben Familie (intrafamiliäre Variabilität). Dies mag bei den an sich monogenen Erkrankungen verwundern, kann jedoch mit möglichen weiteren zusätzlichen beeinflussenden Genen oder epigenetischen Faktoren zu tun haben, oder mit Organproblemen die nicht in gleichem Ausmaß bei den Familienangehörigen beobachtet werden (unterschiedlich schwere Herzklappenveränderungen, Hüftgelenksprobleme, Rückenmarkskompression, Hirndruck etc.). Das macht die Vorhersage über den zukünftigen Verlauf einer LSD schwierig, insbesondere wenn eine Diagnose im Rahmen eines Neugeborenenscreenings oder noch sehr früh im Kindesalter gestellt wird.

Bei einigen der lysosomalen Erkrankungen beobachtet man Unterformen mit weitgehend unauffälliger intellektueller Entwicklung und gleichzeitig solche mit einer zunehmenden neurologischen Symptomatik, z.B. bei manchen MPS-Typen oder beim M. Gaucher. Sie sind Ausdruck einer schwerer verlaufenden Grunderkrankung, man spricht von neuronopathischen Verlaufsformen. Bei anderen Erkrankungen können die typischen klinischen Symptome ausbleiben und nur einzelne Organsysteme besonders betroffen sein, z.B. kardiologische Formen bei M. Fabry oder M. Pompe.

4.5. Lysosomale Erkrankungen und Ko-Morbiditäten

Die Diagnose einer LSD schützt nicht vor dem Auftreten anderer genetisch-bedingter Erkrankungen beim selben Indexpatienten. Die Anlage zu einer lysosomalen Stoffwechselstörung kann in einer Familie/bei einem Patienten auch mit weiteren Krankheitsbildern gemeinsam vorkommen. Es können diese zusätzlichen Erkrankungen (akut lebensbedrohliche Stoffwechselerkrankungen, wie eine Mitochondriopathie, eine Bluterkrankheit, Down-Syndrom, Muskelschwäche etc.) gemeinsam mit der jeweiligen LSD vorkommen und bei der Diagnostik dermaßen im Vordergrund stehen, sodass eine weitere Untersuchung möglicherweise unterbleibt. Bekannt geworden sind auch Patienten mit der Anlage zu zwei unterschiedlichen MPS-Formen in derselben Familie, oder mit M. Fabry und M. Gaucher beim selben Patienten. Die Diagnose einer LSD ist jedenfalls kein Grund, bei ungeklärten Symptomen nicht auch an weitere andere (genetisch-bedingte) Erkrankungen zu denken.

4.6. Frühsymptome bei MPS und ähnlichen lysosomalen Erkrankungen

Nachdem in den meisten Fällen eine Schwangere als obligatorische Überträgerin mit ihrer reduzierten Enzymaktivität immer noch ausreichend Enzym hat, um auch ein Kind in der Schwangerschaft zu schützen, sind die Kinder bei der Geburt meist unauffällig und erscheinen gesund.

Den LSDs gemeinsam ist jedoch, dass es immer ein breites Spektrum an Schweregraden geben kann, von sehr schweren Krankheitsverläufen bis hin zu mit nur milden Symptomen. Je nach zugrunde liegender Stoffwechselstörung können dann Symptome innerhalb von Wochen bis Monaten auffallen (**infantile Formen**), oder erst im Kindes- oder Jugendlichenalter (**spätinfantil, juvenil**) manifest werden. Immer häufiger werden Betroffene erst im Erwachsenenalter (**adulte Formen**) symptomatisch und erst dann diagnostiziert. Bei diesen attenuierten Formen kann eine Diagnose dadurch erschwert sein, weil die typischen bekannten Symptome zum Zeitpunkt der Abklärung (noch) nicht vorhanden sind (z.B. Nierenprobleme bei M. Fabry, mentale Retardierung bei der MPS Typ III - M. Sanfilippo). Nur selten ist bereits intrauterin eine Auffälligkeit zu beobachten oder gleich nach der Geburt (Mukolipidose II, ISSD, neuronopathische Form eines M. Gaucher etc.).

Häufig ist ein angeborener Hydrops fetalis nicht immunologisch bedingt, bei einem Viertel davon liegt eine LSD vor. Am häufigsten beobachtet man ihn bei Neugeborenen mit M. Gaucher, MPS VII – M. Sly, Störungen im Stoffwechsel der Sialinsäuren, seltener bei GM1-Gangliosidosen, Niemann-Pick Typ C oder Mukolipidosen Typ II/III.

Gehen LSDs mit neurologischen Veränderungen einher, so kann dies teilweise schon sehr früh erkannt werden, durch eine Muskelhypotonie, fehlende oder verzögerte Entwicklung früher Meilensteine. Auch äußerliche Zeichen einer Organomegalie (Leber, Milz, Herz) und eine Makroglossie sind bereits sehr früh zu erkennen und verdächtig.

Zahlreiche Patienten haben in ihrer frühen Krankengeschichte Hinweise auf Hüftgelenksveränderungen, insbesondere wenn eine zusätzliche Skelettbeteiligung im Rahmen einer Dysostosis multiplex besteht (MPS, ML, OS). Nabelbrüche und Leistenbrüche kommen insbesondere bei Vergrößerung der inneren Organe vor. Herzgeräusche können auf veränderte Herzklappen hinweisen. Gerade bei den MPS, ML und OS führt die Speicherung in den Schleimhäuten der oberen Atemwege zu immer wiederkehrenden Schnupfen und Entzündung der Gaumen- und Rachenmandeln, was durch eine meist kleine Nase mit flacher Nasenwurzel erschwert wird. Die Atmung ist behindert, röchelnd, die Nase voll Sekret, der Mund meist offen. Dazu kommen immer wiederkehrende Flüssigkeitsansammlungen im Ohr, sodass Paukenröhrchen eingesetzt werden müssen. An eine LSD sollte immer dann gedacht werden, wenn Auffälligkeiten in mehreren Organsystemen gleichzeitig beobachtet werden, z.B. Entwicklungsverzögerung und Skelettveränderungen, Infektneigung und verdickte Herzklappen, Hepatomegalie und Augenveränderungen, Gelenkskontrakturen ohne Entzündungszeichen, ein kindliches Karpaltunnelsyndrom und Fußfehlstellungen.

4.7. Klinische Verdachtsmomente bei lysosomalen Speichererkrankungen

Geburt

Vielen der Erkrankungen gemeinsam ist, dass die betroffenen Kinder bei der Geburt unauffällig und gesund erscheinen. In seltenen Fällen erkennt man jedoch bereits bei der Geburt auffallende Gesichtszüge und eine Vergrößerung der Zunge und Bauchorgane als erste Zeichen einer Speicherung. Es kann eventuell auch schon sehr früh eine Vergrößerung des Herzens (Kardiomyopathie) oder eine Muskelhypotonie auffallen. Eines der frühesten Merkmale ist, dass die meisten Kinder mit einer Mukopolysaccharidose bei der Geburt eher schwer und groß sind, dass es jedoch im weiteren Verlauf eine Wachstumsverzögerung gibt die letztlich zu einem Minderwuchs führen kann.

Skelett

Typisch für viele der lysosomalen Speicherkrankungen ist die Involvierung des Skeletts, häufig im Sinne einer Dysostosis multiplex. Dies bedingt Knochenveränderungen an vielen Stellen des Skeletts, sowohl in den Knochen als auch im Knorpelgewebe. Durch die schlecht ausgebildeten Hüftgelenkspfannen haben fast alle Kinder die Diagnose einer (angeborenen) Hüftgelenksdysplasie und müssen orthopädisch behandelt werden. Die Verdickungen der Enden der langen Röhrenknochen lassen die Gelenke etwas verdickt erscheinen, besonders die Unterarmknochen nahe der Handwurzel. Die Oberarme können eventuell verkürzt wirken. Der Kopfumfang ist häufig im Bereich der oberen Perzentilen. Die Nasenwurzel ist flach, die Stirn eher vorgewölbt, mit einer vorzeitigen Verknöcherung einzelner Schädelnähte. Während das Längenwachstum langsam stagniert und häufig ein Minderwuchs resultiert, bleibt die Kopfgröße unverändert und eher überdurchschnittlich groß (Makrozephalie).

Die radiologisch bereits sehr bald erkennbaren Veränderungen der Wirbelkörper können dazu führen, dass bereits früh beim Sitzen ein „Lendenbuckel" (Gibbus) am Übergang der Brust- zur Lendenwirbelsäule auffällt. Die Wirbelsäule kann jedoch auch seitliche Verbiegungen zeigen (Skoliose). Manche LSDs haben eine Abflachung der Wirbelkörper, die den Rumpf im Verhältnis zur Körperlänge verkürzt erscheinen lasst (vor allem MPS IV). Bei der MPS IV kann man zudem X-Beine und einen watschelnden Gang beobachten, während bei vielen anderen MPS-Formen häufig ein Zehengang durch Verkürzung der Achillessehnen auffällt.

Sehr häufig – aber keineswegs ausschließlich – beobachtet man bei Patienten mit M. Morquio eine Fehlbildung des Zahns des zweiten Halswirbelkörpers (Dens axis), der am Übergang des Schädels zur Wirbelsäule eine gefährliche Instabilität hervorrufen kann. Sind Operationen mit Intubation geplant, ist unbedingt vorher die Situation im kraniozervikalen Bereich radiologisch abzuklären, unabhängig vom Alter des Patienten.

Involvierung des Bindegewebes

Erste Zeichen für Bindegewebsveränderungen sind Leistenbrüche (oft beidseitig), ein Nabelbruch, eine weiche Haut, leicht überstreckbare Gelenke und Fußfehlstellungen. Manche der Gelenke (Hüften, Knie, Schultern oder Ellbogen) können aber auch schon früh weniger beweglich sein und nicht richtig durchgestreckt werden (Gelenkskontrakturen). Die wenig beweglichen Finger können dabei als juvenile rheumatoide Arthritis fehlinterpretiert werden, spezifische Entzündungszeichen fehlen, der Nachweis von Rheumafaktoren bleibt negativ.

Sinnesorgane

Die veränderte Anatomie an der Schädelbasis im Rahmen einer Dysostosis multiplex und die Verdickung der Schleimhäute durch gespeichertes Material bewirken immer wiederkehrende Infekte der oberen Luftwege und Flüssigkeit in den Ohren. Nahezu alle Eltern berichten über chronische Bronchitiden, immer wiederkehrenden Schnupfen mit rinnender Nase und häufige Mittelohrentzündungen. Die Rachenpolypen und Gaumenmandeln sind vergrößert, die Atmung ist laut, schnorchelnd, der Mund meist offen. Dies begünstigt vermehrte Lungenentzündungen.

Die häufigen Mittelohrentzündungen mit nachfolgenden Hörstörungen bedingen oft eine dadurch hervorgerufene mangelhafte Sprachentwicklung. Viele der Kinder müssen Paukenröhrchen eingesetzt bekommen. Besonders auffallend ist die Hörminderung bei den Mannosidosen. Oft ist es zunächst eine Schallleitungsschwerhörigkeit, zu der sich im weiteren Verlauf eine Innenohrschwerhörigkeit entwickelt.

Augenbeteiligungen sind bei lysosomalen Erkrankungen häufig zu beobachten. Einige der MPS und lysosomalen Speichererkrankungen zeigen bereits im Kindesalter eine Trübung der Hornhaut oder Augenlinsen (Katarakt). Das bewirkt, dass die sonst schwarz glänzenden Pupillen leicht grau und matt wirken. Das betrifft insbesondere Kleinkinder mit MPS I (M. Hurler) oder MPS VI (M. Maroteaux-Lamy), nicht aber MPS II (M. Hunter). Hornhauttrübungen und Katarakte werden jedoch auch bei anderen LSDs beobachtet, wie bei den Alpha-Mannosidosen, teilweise beim M. Fabry und Erkrankungen im Stoffwechsel der Sialinsäuren. Die Einlagerung von Speichermaterial in Linse oder Hornhaut kann ein Glaukom begünstigen. Eine Hornhaut mit auffallender Musterung (Cornea verticillata) ist typisch für einen M. Fabry. Zudem können auch an der Netzhaut krankhafte

Veränderungen und Abblassungen oder Abflachungen der Augenpapille und Opticusatrophie beobachtet werden. Ein sogenannter kirschroter Makulafleck ist bei einer Reihe von LSDs vor allem aus der Gruppe der Neurolipidosen anzutreffen: GM1- und GM2-Gangliosidosen, M. Farber, Sialidosen, Niemann-Pick Typ A/B oder Metachromatische Leukodystrophie. LSDs können aber auch durch Augenbewegungsstörungen auffallen, wobei es beim M. Gaucher Typ III die horizontalen, beim M. Niemann-Pick C die vertikalen Augenbewegungen betrifft. Eine Lidschwäche im Sinne einer Ptose beobachtet man beim M. Pompe.

Bei manchen Patienten kann bereits sehr früh eine Vergrößerung der Zunge (Makroglossie) auffallen. Die manchmal durch gespeichertes Material sehr stark vergrößerte Zunge verhindert eine verständliche Sprache, normale Schmeck- und Kaufunktion. Betroffene zeigen eine Vorliebe für bestimmte Speisen, scharfe oder trockene bröselige Speisen werden eher abgelehnt, Flüssigkeiten können leichter in die Luftröhre gelangen.

Neurologische Symptome

Eine neurologische Symptomatik ist vor allem bei den Erkrankungen aus dem Bereich der Neurolipidosen/Sphingolipidosen zu beobachten und kann sich in vielfältiger Weise manifestieren. Bei den Mukopolysaccharidosen zeigen vor allem jene MPS-Formen mit pathologischem Stoffwechsel von Heparansulfat eine neurologische Beteiligung. Heparansulfat befindet sich in großer Zahl an der Oberfläche von Zellen im Nervensystem, die durch die zunehmende Speicherung das neuronale Netzwerk einbüßen und zugrunde gehen. Das betrifft in erster Linie die Patienten mit MPS III – M. Sanfilippo. Aber auch manche der Patienten mit MPS I und MPS II können vermehrt Heparansulfat speichern und neurologische Defizite entwickeln. Da die Speicherung erst mit dem zunehmenden Lebensalter manifest wird, sind Störungen der intellektuellen Entwicklung erst nach einiger Zeit offensichtlich. Zunächst ist bei vielen der LSDs eine durchaus altersadäquate psychomotorische Entwicklung möglich, bis es immer mehr zu einer Verlangsamung der Entwicklung (Retardation) mit Verlust der bereits erlernten Fähigkeiten kommt. Der Rückschritt oder der „Knick in der Entwicklung" ist ein alarmierendes Zeichen für die chronisch fortschreitenden lysosomalen Erkrankungen.

Manche der LSDs können sehr unterschiedliche Phasen von neurologischen Störungen zeigen, wie z.B. anfangs Verhaltensauffälligkeiten, Hyperaktivität oder Schlafstörungen, die häufig als psychische Störungen fehlinterpretiert werden und Eltern eines betroffenen Kindes zunächst eine neuropädiatrische oder heilpädagogische Ambulanz aufsuchen lassen. Auch eine ungewöhnliche Schreckhaftigkeit, aggressives Verhalten, fehlendes Erlernen einer Sprache oder der Verlust von bereits gelernten Worten kann ein auffallender Hinweis sein. Der zunehmende Verlust von Nervenzellen kann jedoch in einer Demenz enden, mit der Unfähigkeit sich zu bewegen und dem Bedarf einer künstlichen Ernährung und Absaugen von Sekret. Parkinsonsymptome können sich mit zunehmender Erkrankungsdauer entwickeln, sowohl bei LSDs mit aber auch ohne kognitive Beeinträchtigung (z.B. M. Gaucher). Eine Reihe der LSDs kann mit epileptischen Anfällen einhergehen, vor allem jene mit starker neurologischer Symptomatik.

Neurologische Probleme können durch die Speicherung und Einengung nervaler Strukturen in den örtlichen anatomischen Strukturen eventuell auch an ganz anderen Stellen auftreten: zum einen haben viele kindliche MPS-Betroffene ein (meist beidseitiges) Karpaltunnelsyndrom, zum anderen können Speichersubstanzen in den das Rückenmark umgebenden Hüllen (Hirn-Rückenmarkshäute) einen Druck (Kompression) ausüben, mit bevorzugter Stelle am Beginn der Halswirbelsäule am kraniozervikalen Übergang. Eine zunehmende Schwäche der Handmuskulatur kann auch durch eine Schädigung des Rückenmarks an dieser Schwachstelle bedingt sein und sollte differenzialdiagnostisch in Betracht gezogen werden.

Einengungen des Rückenmarks am thorakolumbalen Übergang durch stark fehlgeformte Wirbelkörper können womöglich eine Beinschwäche oder Blasenentleerungsstörungen auslösen. Dies kann unter Umständen im Rahmen einer fortgeschrittenen Schwangerschaft akut werden, kann jedoch auch bei älteren Betroffenen mit zunehmend ausgeprägteren Wirbelsäulenverformungen beobachtet werden. Die gestörte Zirkulation des

Hirn-Rückenmarkswassers kann zu krankhaften Druckverhältnissen im Liquorsystem führen, bis hin zur Entwicklung eines Hydrozephalus.

Nicht unerwähnt bleiben sollen Veränderungen der weißen Hirnsubstanz bei vielen der lysosomalen Erkrankungen. Bei Betroffenen mit M. Fabry können sie aufgrund ihrer großen Ähnlichkeit mit Veränderungen wie bei Multipler Sklerose zu Fehldiagnosen führen. Patienten mit M. Fabry und M. Pompe können unter Umständen Ausweitungen der Hirngefäße entwickeln (Hirnarterienaneurysmen).

Schmerzen

Nur wenig beachtet berichten zahlreiche Patienten mit einer LSD über Schmerzen. Dabei handelt es sich um ganz unterschiedliche Schmerzen und Ursachen. LSDs mit einer Dysostosis multiplex und Gelenkskontrakturen (z.B. Mukopolysaccharidosen und Mukolipidosen) gehen mit rheumaähnlichen Schmerzen einher, zumal die Gelenke (Hüfte, Knie, Schulter, Ellbogen) oft beschädigte Gelenksknorpel und Arthrosezeichen haben. Ausgeprägte Knochenschmerzen und Spontanfrakturen beobachtet man beim M. Gaucher im Rahmen der Spongiosaverdünnung und Knochenzysten. Nicht unerwähnt bleiben soll auch dass einige der LSDs mit auffallenden neuro-(no-)pathischen Schmerzen einhergehen können. Dies wird häufig in Form von Akroparästhesien beim M. Fabry im Kindesalter beobachtet. Schmerzhafte Gefäßspasmen mit Verfärbung der Akren zeigen auch Patienten mit MPS III -Sanfilippo. Auch ungeklärte Koliken und Durchfälle können ein Hinweis auf LSDs sein. Bei Betroffenen mit M. Gaucher können überdies die stark vergrößerte Leber und Milz Oberbauchschmerzen hervorrufen.

Bauchregion (Abdomen)

Nicht alle Betroffenen mit einer lysosomalen Speichererkrankung haben von Beginn an eine meist vergrößerte Leber oder Milz. Ein vorgewölbtes Abdomen – oft mit einem Nabelbruch - ist verdächtig, aber nicht jede lysosomale Speichererkrankung fällt primär dadurch auf. Eine besonders große Milz wird beim M. Gaucher beobachtet, die Milzkapsel ist stark vulnerabel.

Haare, Augenbrauen, Haut

Lysosomale Speichererkrankungen können auffallende Haare haben: sie sind besonders dicht, manchmal auch steif. Bei dunkelhaarigen Kindern sind die Haare eventuell nicht schwarz wie in der übrigen Familie, sondern durch eingelagertes Speichermaterial eher dunkelblond. Die Augenbrauen sind oft stark betont, manchmal in der Mitte vorne zusammen gewachsen. Bei einigen der LSDs kann eine vermehrte Körperbehaarung auffallen.

Nicht alle Betroffenen haben auffallende (vergröberte) Gesichtszüge, manche Kinder sind besonders hübsch, wie jene mit M. Sanfilippo.

Bei manchen der LSDs kommt es zur Entwicklung von kleinen, leicht erhabenen rötlich-violetten Hautläsionen (Angiokeratome). Diese sind rund um den Nabel, in der Leistengegend, aber auch an anderen Körperstellen oder der Mundschleimhaut möglich. Obwohl diese besonders beim M. Fabry charakteristisch sind, beobachtet man sie auch bei einer Reihe anderer LSDs, wie einer Fukosidose, Beta-Mannosidose, Sialidose, GM1-Gangliosidose, Galaktosialidose oder Aspartylglukosaminurie. Bei manchen LSDs wird ein verändertes Schwitzverhalten beobachtet.

Mundregion, Zähne

Viele der LSDs mit einer Dysostosis multiplex zeigen Zahnveränderungen: Zähne können unregelmäßig geformt oder zu klein, eventuell nicht richtig ausgebildet oder als Dauergebisszähne nicht sichtbar sein. Da es sich teilweise um Erkrankungen mit veränderten Strukturen der extrazellulären Matrix handelt, kann der Zahnschmelz fehlerhaft sein und Karies begünstigen. Einige LSDs (vor allem die Mukolipidosen) zeigen eine auffallende Zahnfleischverdickung (Gingivahyperplasie), die den Zahndurchbruch erschwert. Auch Angiokeratome an der Lippe oder in der Mundschleimhaut können auf eine LSD hinweisend sein.

4.8. Die diagnostische Odyssee

Immer wieder berichten Eltern von einem jahrelangen Leidensweg bis zur Diagnose, der sie durch 10 und mehr Arztpraxen führte, ohne dass eine definitive Diagnose gestellt wurde. Es ist für einen Arzt, der das Kind nur kurz sieht, unter Umständen sehr schwierig, den Zustand des Kindes richtig einzuschätzen. Eltern haben oft lange den Verdacht, dass etwas nicht stimmt – vor allem im Vergleich mit gleichaltrigen gesunden Kindern in der Familie - aber die Veränderungen sind im Zeitverlauf nur gering oder die Symptome unterscheiden sich nicht wesentlich von jenen gesunder Kinder, wie die HNO-Probleme, Paukenröhrchen, Fußfehlstellungen oder Hüftgelenksveränderungen. Verdächtig ist das Zusammentreffen von mehreren betroffenen Organgruppen und Krankheiten, die immer wieder auftreten, sowie eine psychomotorische Entwicklungsverzögerung oder der Verlust bereits erworbener Fähigkeiten. Dies kann ein wichtiger Hinweis auf eine angeborene Stoffwechselerkrankung sein.

Es ist für einen Kinderarzt, Neuropädiater, HNO-Arzt oder Orthopäden meist nicht möglich, so seltene Erkrankungen wie es die lysosomalen Speichererkrankungen sind, zu erkennen, zumal das Spektrum sehr breit ist und die Schweregrade stark variieren können. Daher sollte eine Vorstellung bei der nächstgelegenen Stoffwechselambulanz oder einer genetischen Beratungsstelle angestrebt werden, oder nach Rücksprache mit einer solchen, die entsprechenden Proben und Befunde dorthin gesandt werden. Keine der notwendigen Untersuchungen in Blut/Blutzellen, Urin oder Genen sind in einem Routinelabor verfügbar. Zunehmend erleichtert wird die Diagnostik durch das Übersenden von Filterpapierkarten, auf welchen Blutstropfen aufgebracht, getrocknet und dann versandt werden können. Darin können Enzymaktivitäten oder Biomarker untersucht werden. Allerdings kann es dabei zunächst zu falsch-positiven Ergebnissen führen, sodass im Anschluss daran eine bestätigende enzymatische Abklärung und Gentestung erfolgen soll. Bei manchen der LSDs ist nach wie vor die Abklärung in angezüchteten Hautfibroblasten nötig, was eine Hautstanze erfordert.

Da für etliche der LSDs heute eine kausale Therapie verfügbar ist, ist eine möglichst frühzeitige Diagnose anzustreben, auch wenn es sich dabei zunächst nur um einen Anfangsverdacht handelt und es zu einer kurzzeitigen Verunsicherung der Betroffenen und Familien kommt. Bestätigt sich der Verdacht, kann den Familien sehr früh eine Therapie und/oder genetische Beratung angeboten werden. Bestätigt sich der Verdacht hingegen nicht, ist der Ausschluss LSDs für die weitere Betreuung der Betroffenen hilfreich, da nach anderen Krankheitsursachen gesucht werden muss und nicht immer wieder ein vager Verdacht im Raum steht. Wird eine MPS oder andere LSD abgeklärt, so ist es wichtig zu wissen, welche Erkrankungen/Enzyme/Gene genau untersucht wurden. Da unter Umständen Filterpapierkarten und Panels mit nur einigen der MPS-Formen oder ausgesuchten LSDs angeboten werden, sind bei einem negativen Befundergebnis nur diese spezifischen Krankheitsbilder ausgeschlossen worden. Es könnten jedoch durchaus weitere andere - klinisch ähnliche - Erkrankungen aus dieser großen Gruppe lysosomaler Erkrankungen vorliegen. Es ist daher nötig, die molekulargenetischen Befunde mit den Angaben untersuchter Enzyme und Gene und damit ausgeschlossener Erkrankungen zu erfahren.

4.9. Neugeborenenscreening

Manche Länder haben entschieden, dass jene lysosomalen Erkrankungen, die ein therapeutisches Potenzial mit Enzymersatztherapie (ERT), Substratreduktion oder hämatopoetischer Stammzelltransplantation haben, in das Neugeborenenscreening (NGS) aufgenommen werden und bereits bei der Geburt abgeklärt werden, um frühestmöglich therapeutisch intervenieren zu können. Dies betrifft einzelne Formen einer Mukopolysaccharidose genauso wie einen M. Fabry, M. Gaucher, M. Pompe etc. Gerade bei einer MPS I ist der Goldstandard der wirksamen Therapie eine frühzeitige hämatopoetische Stammzelltransplantation (innerhalb der ersten 24, maximal 30 Lebensmonate), was ein Auffinden von Betroffenen noch vor Entwicklung erster stark verdächtiger Symptome erfordert.

Nicht immer ist es jedoch möglich, den zukünftigen Verlauf der Erkrankung im Neugeborenenalter vorherzusagen. Selbst idente Gendefekte innerhalb einer Familie können einen voneinander abweichenden Krankheitsverlauf haben. Werden Genveränderungen erkannt, die bei einem milden (attenuierten) Krankheitsverlauf beobachtet wurden, stellt sich die Frage, ob es gerechtfertigt ist, dass Betroffene und deren Eltern von einer chronischen Erkrankung prädiktiv erfahren sollen und ihnen unbeschwerte Kindheits- und Jugendjahre genommen werden durch das Wissen von einer Erkrankung, die erst nach Jahren ihr Leben dominieren wird. Ergebnisse im NGS können auch falsch positiv sein und bis zur definitiven Bestätigung innerhalb von einigen Wochen eine Familie unnötig belasten. Ein Enzymmangel durch Pseudoenzyme muss ausgeschlossen werden, bei einer

Defizienz einer Sulfatase ist unbedingt ein multipler Sulfatasedefekt auszuschließen. Trotzdem scheint es immer wahrscheinlicher, dass sämtliche LSDs – vor allem jene mit einer adäquaten Therapieoption – zukünftig in einem solchen NGS inkludiert werden.

4.10. Patientenregister

Die Seltenheit der einzelnen Krankheitsbilder aus der großen Gruppe der LSDs führte früher zu publizierten Einzelbeobachtungen, sie reflektierten lediglich den damals aktuellen Status quo bei einem bestimmten Patienten. Deutlich mehr Wissen über den natürlichen Verlauf eines konkreten Krankheitsbildes hat sich im Verlauf der letzten Jahre durch das systematische Anlegen von Patientenregistern ergeben. In diesen wird eine zunehmende Zahl von Patienten mit einem bestimmten Krankheitsbild weltweit erfasst und laufend die weitere Entwicklung klinischer Symptome eingetragen. Oftmals werden diese Beobachtungen im Rahmen der Jahresuntersuchungen gewonnen und in das Register eingegeben. Bei manchen Registern ist die Zahl der Patienten inzwischen auf mehrere Hundert angewachsen. Das führte zum einen dazu, unterschiedliche Typen und chronologische Entwicklung von Erkrankungen weitaus besser zu definieren als es durch Beobachtungen lediglich einzelner Patienten möglich war. Zum anderen sind seltenere Symptome als Teil der Erkrankung leichter erkennbar. Diese gesammelten Beobachtungen sind jedoch nötig um konkrete therapeutische Interventionen besser abwägen zu können, oder den Therapieeffekt verschiedener neuer Therapien besser einschätzen zu können. Dies kann und soll den Weg zu einer personalisierten Medizin für den einzelnen Betroffenen begünstigen.

Literatur

Al-Kouatly HB, Felder L, Makhamreh MM et al. (2020) Lysosomal storage disease spectrum in nonimmune hydrops fetalis: a retrospective case control study. Prenat-Diagn 40(6):738-745.

Blumenreich S, Jenkins BJ, Barav OB et al. (2020) The lysosome and nonmotor symptoms: linking Parkinson´s disease and lysosomal storage disorders. Mov Disord 35(12):2150-2155.

Clarke LA, Hollak CEM (2015) The clinical spectrum and pathophysiology of skeletal complications in lysosomal storage disorders. Best Pract Res Clin Endocrinol-Metab 29(2):219-35.

Congedi S, Orzalesi M, Di Pede C, Benini F (2018) Pain in Mucopolysaccharidoses: analysis of the problem and possible treatments. Int J MolSci 19(10):3063.

Davison JE (2020) Eye involvement in inherited metabolic disorders. Ther Adv Ophthalmol. Dec 29;12: 2515841420979109.

D´Arco F, Hanagandi P, Ganau M, Krishnan P, Taranath A (2018) Neuroimaging findings in lysosomal disorders: 2018 update. Top Magn Reson Imaging 27(4):259-274.

De Bode CJ, Dogterom EJ, Rozeboom AVJ et al. (2022) Orofacial abnormalities in Mucopolysaccharidosis and Mucolipidosis type II and III: a systematic review. JIMD Rep 63(6):621-629.

Ferreira CR, Rahman S, Keller M, Zschocke J, ICIMD Advisory Group (2021) An international classification of inherited metabolic disorders (ICIMD). J Inherit Metab Dis 44(1): 164-177.

Galimberti C, Madeo A, Di Rocco M, Fiumara A (2018) Mucopolysaccharidoses: early diagnostic signs in infants and children. Ital J Pediatr44(Suppl 2):133.

Harzer K, Beck-Wödl S, Haack TB (2022) Angiokeratoma corporis diffusum with severe acroparesthesias, an endothelial abnormality, and inconspicuous genetic findings. J CutanPathol 49(3):293-298.

Hughes D, Mikosch P, Belmatoug N et al. (2019) Gaucher disease in bone: from pathophysiology to practice. J Bone Miner Res 34(6):996-1013.

Ivanova MM, Dao J, Kasaci N, Friedman A, Noll L, Goker-Alpan O (2022) Wnt-signaling pathway inhibitors, sclerostin and DKK-1, correlate with pain and bone pathology in patients with Gaucher disease. Front Endocrinol (Lausanne) 13:1029130.

Langeveld M, Hollak CEM (2018) Bone health in patients with inborn errors of metabolism. Rev Endocr Metab Disord 19(1):81-92.

Oussoren E, Wagenmakers MAEM, Link B et al. (2021) Hip disease in Mucopolysaccharidoses and Mucolipidoses: a review of mechanisms, interventions and future perspectives. Bone 143:115729.

Ramoser G, Caferri F, Radlinger B et al., Austrian IMD Registry Group (2022)100 years of inherited metabolic disorders in Austria - A national registry of minimal birth prevalence, diagnosis, and clinical outcome of inborn errors of metabolism in Austria between 1921 and 2021. J Inherit Metab Dis. 45(2):144-156.

Rigoldi M, Verrecchia E, Manna R, Mascia MT (2018) Clinical hints to diagnosis of attenuated forms of Mucopolysaccharidoses. Ital J Pediatr 44(Suppl 2):132.

Smolders S, Van Broeckhoven C (2020) Genetic perspective on the synergistic connection between vesicular transport, lysosomal and mitochondrial pathways associated with Parkinson´s disease pathogenesis. Acta Neuropathol Commun 8(1):63.

Tylki-Szymańska A, Almássy Z, Christophidou-Anastasiadou V et al. (2022) The landscape of Mucopolysaccharidosis in Southern and Eastern European countries: a survey from 19 specialistic centers. Orphanet J Rare Dis 17(1):136.

Weissmann C, Albanese AA, Contreras NE et al. (2021) Ion channels and pain in Fabry disease. Mol Pain 17: 17448069211033172.

Wolfberg J, Chintalapati K, Tomatsu S, Nagao K (2020) Hearing loss in Mucopolysaccharidoses: current knowledge and future directions. Diagnostics (Basel) 10(8):554.

5. Klinik der Mukopolysaccharidosen

5.1. Allgemeine Aspekte zur Klinik

Mukopolysaccharidosen (MPS) werden durch einen gestörten Abbau der Glykosaminoglykane (GAGs) verursacht. Dabei handelt es sich um große, komplex zusammen gesetzte Stoffe in der Grundsubstanz des Bindegewebes und an Zelloberflächen. Für den schrittweisen Abbau dieser Moleküle ist eine größere Zahl an lysosomalen Enzymen nötig, bis heute wurden 12 als maßgeblich erkannt. Die genetisch-bedingte verminderte oder fehlende Wirkung der Enzyme führt zur übermäßigen Speicherung von Chondroitin-, Heparan-, Dermatan-, Keratansulfat und Hyaluronsäure.

Bei den MPS ist typisch, dass diese Substanzen im Falle der Erkrankung vermehrt in Urin und/oder Körperflüssigkeiten nachgewiesen werden können, sie fungieren dabei als Biomarker für diese spezielle Krankheitsgruppe. Während die vermehrte Ausscheidung von Keratansulfat (und Chondroitinsulfat) auf eine MPS IV – M. Morquio hinweist, spricht die vermehrte Ausscheidung von Heparansulfat für eine MPS III – M. Sanfilippo. Pathologische Mengen von Heparansulfat und Dermatansulfat im Urin sind bei den MPS-Typen I, II, VI (eventuell VII und X) ähnlich, sodass ein solcher Befund keine definitive Diagnose erlaubt. Zu einer Urinabklärung muss daher immer die entsprechende Enzymverminderung nachgewiesen werden und mit den dazu gehörigen Genveränderungen im betroffenen Gen zusammenpassen, wobei die Reihenfolge der Abklärung, insbesondere bei nicht ganz eindeutigen Genvarianten in einem Screening, auch individuell in umgekehrter Reihenfolge erfolgen kann.

Man kennt heute 8 verschiedene Typen von Mukopolysaccharidosen: die MPS I bis MPS X, unter Aussparung der MPS V (dieser Typ wurde später als attenuierte Form der MPS I erkannt) und die MPS VIII (☞ Kapitel Geschichte). Aktuell besteht die Gruppe der MPS aus bisher 12 verschiedenen genetisch verursachten lysosomalen Enzymdefekten (Tab. 5.1). Bis auf die MPS II (M. Hunter) werden alle autosomal rezessiv vererbt, nur die MPS II (M. Hunter) wird X-chromosomal gebunden vererbt(☞ Kapitel Genetik). Zur Bezeichnung mit dem MPS-Typ oder Erstbeschreiber kommt es in manchen Fällen zur Bezeichnung nach dem fehlerhaften Genprodukt (Defizienz der Iduronidase oder Hyaluronidase oder Arylsulfatase K). Zusätzlich sei an dieser Stelle noch eine weitere klinisch ähnliche Erkrankung, das MPS-Plus-Syndrom angeführt, bei welchem neben den typischen klinischen Symptomen einer früh einsetzenden Mukopolysaccharidose auch noch Herz-, Nieren und hämatologische Auffälligkeiten beobachtet werden.

Charakteristisch ist – wie bereits im Kap. 4. ausgeführt - eine große Variabilität im Schweregrad der klinischen Symptome, von klassischen schwer betroffenen Patienten mit rascher Progredienz der Symptomatik, bis hin zu nicht-klassischen attenuierten Formen mit geringeren Symptomen, bei welchen eine MPS-Diagnose unter Umständen erst im Erwachsenenalter gestellt wird. Obwohl dies bei allen MPS-Formen beobachtet werden kann, ist nur bei der Mukopolysaccharidose Typ I diese Unterscheidung mit unterschiedlichen Krankheitsbezeichnungen üblich: der M. Hurler repräsentiert die klassische schwere Form, der M. Scheie die nicht-klassische attenuierte Verlaufsform. Dies ist durch die historischen Beschreibungen der beiden unterschiedlichen Patientengruppen erklärbar, die – wie man erst später erkannte – auf demselben Enzymmangel und demselben verantwortlichen Gen basieren (☞ Geschichte) (Abb. 5.1 und Abb. 5.2).

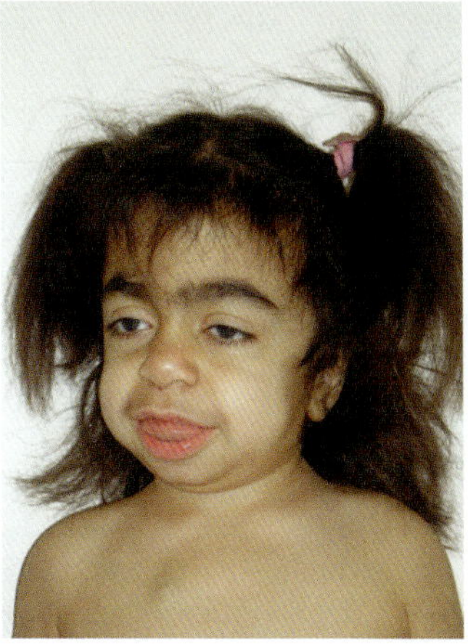

Abb. 5.1: Klassischer M. Hurler. Typisches Gesicht im Kindesalter.

Krankheitsname/ Vererbung	Eponym	Genname/ Genlokus	Enzymdefekt	Patholgisches Speichermaterial	Beginn/ Schweregrad
Mukopolysaccharidose Typ I-Hurler-Phänotyp	MPS I H, M. Hurler	*IDUA*/ 4p16.3	α-L-Iduronidase	DS, HS	Infantil, schwer
Mukopolysaccharidose Typ I – Scheie-Phänotyp	MPS I S, M. Scheie	*IDUA*/ 4p16.3	α-L-Iduronidase	DS, HS	Juvenil, attenuiert
Mukopolysaccharidose Typ II	MPS II, M. Hunter	*IDS*/ Xq28	Iduronat-2-Sulfatase	HS, DS	Infantil akut (= neuronopathisch), juvenil = attenuiert
Mukopolysaccharidose Typ III A	MPS III A, M. Sanfilippo Typ A	*SGSH*/ 17q25.3	Heparan-N-Sulfatase	HS	Spätinfantil, variabel
Mukopolysaccharidose Typ III B	MPS III B, M. Sanfilippo Typ B	*NAGLU*/ 17q21.2	N-Azetyl-α-D-Glukosaminidase	HS	Juvenil, variabel
Mukopolysaccharidose Typ III C	MPS III C, M. Sanfilippo Typ C	*HGSNAT*/ 8p11.21-p11.1	Azetyl-CoA α-Glukosaminid-Azetyltransferase	HS	Juvenil, variabel
Mukopolysaccharidose Typ III D	MPS III D, M. Sanfilippo Typ D	*GNS*/ 12q14.3	N-Azetylglukosamin-6-sulfatase	HS	Juvenil, variabel
Mukopolysaccharidose Typ IV A	MPS IV A, M. Morquio Typ A	*GALNS*/ 16q24.3	N-Azetylgalaktosamin-6-Sulfatase	KS, C6S	Spätinfantil, variabel
Mukopolysaccharidose Typ IV B	MPS IV B, M. Morquio Typ B	*GLB1*/ 3p22.3	β-Galaktosidase	KS	Spätinfantil und juvenil, variabel
Mukopolysaccharidose Typ VI	MPS VI, M. Maroteaux-Lamy	*ARSB*/ 5q14.1	N-Azetylgalaktosamin-4-Sulfatase (Arylsulfatase B)	DS, C4S	Spätinfantil und juvenil, variabel
Mukopolysaccharidose Typ VII	MPS VII, M. Sly	*GUSB*/ 7q11.21	β-Glukuronidase	DS, HS, C6S	Infantil und spätinfantil, variabel
Mukopolysaccharidose Typ IX	MPS IX	*HYAL1*/ 3p21.31	Hyaluronidase	Hyaluronsäure (gelenknahe), zielführend: Genanalytik	Juvenil
Mukopolysaccharidose Typ X	MPS X	*ARSK*/ 5q15	Arylsulfatase K (Glukuronat-2-Sulfatase	DS, HS	Infantil
Mukopolysaccharidose-Plus-Syndrom	MPSPS	*VPS33A* 12q24.31	Vacuolar protein sorting-associated protein 33A	DS im Urin, HS im Plasma, evtl. Glykolipide und Sulfatide im Urin; zielführend: Genetik	Früh- bis spätinfatil

Tab. 5.1: Übersicht über die Mukopolysaccharidosen (MPS). M. = Morbus, C4S = Chondroitin-4-Sulfat, C6S = Chondroitin-6-sulfat, DS = Dermatansulfat, HS = Heparansulfat, KS = Keratansulfat, HY = Hyaluronsäure, α = Alpha, β = Beta.

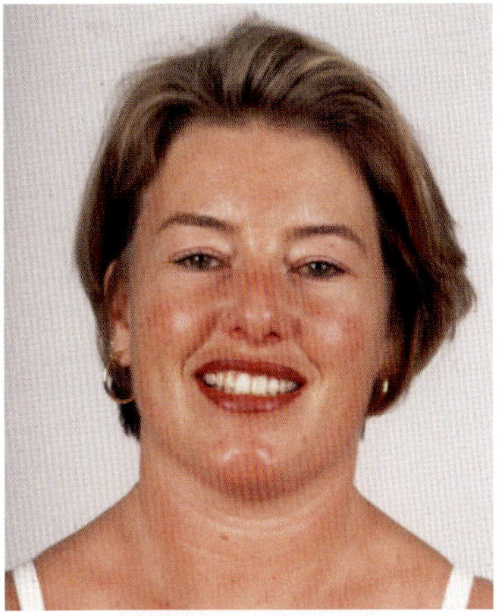

Abb. 5.2: M. Scheie: Porträt einer erwachsenen Patientin.

Eine Genotyp-Phänotyp-Korrelation kann in den meisten Fällen nicht beobachtet werden. Daher ist eine Prognose bei einer Diagnosestellung im frühen Kindesalter nicht oder nur sehr eingeschränkt möglich. Selbst innerhalb von betroffenen Geschwistern einer Familie kann klinisch ein unterschiedlich schwerer Verlauf beobachtet werden. Nachdem aktuell zahlreichen Patienten neue Therapieoptionen angeboten werden, wie eine Enzymersatztherapie (ERT) oder hämatopoetische Stammzelltransplantation (HSZT), wird der Krankheitsverlauf zusätzlich (zumeist positiv) beeinflusst und eine Vorhersage über die zukünftig zu erwartenden klinischen Probleme noch weniger möglich.

Mukopolysaccharidosen kommen weltweit in allen Ethnien vor. Die MPS III – M. Sanfilippo tritt in Europa am häufigsten auf, wobei in Zentraleuropa der Typ A überwiegt, hingegen im Mittelmeerraum Typ B, in der Türkei auch Typ C. Die nächsthäufigsten MPS-Formen sind die MPS Typen I und II. Die MPS IV – M. Morquio ist seltener, vermutlich werden aber einige milder verlaufende Fälle nie diagnostiziert oder unter der unspezifischen Diagnose einer (spondyloepiphysären) Skelettdysplasie geführt. Durch die hohe Lebenserwartung stellen diese Patienten jedoch durchaus eine größere Gruppe innerhalb aller MPS-Betroffenen dar. Weltweit überwiegt dabei die MPS IVA – M. Morquio A, in Österreich sind jedoch in einem Gebiet von Oberkärnten mehrere Patienten mit MPS IVB – M. Morquio B diagnostiziert worden.

Obwohl die MPS zu den *´Orphan diseases´* zählen, haben die weltweiten Bemühungen im Rahmen sogenannter Patientenregister dazu geführt nahezu jeden einzelnen Betroffenen zu erfassen. Bei manchen MPS-Typen sind heute sogar tausend und mehr Patienten bekannt, insbesondere bei jenen Formen für die bereits seit längerem eine Enzymersatztherapie angeboten wird (MPS Typen I, II, IVA und VI). Alle MPS-Typen gemeinsam stellen die größte Gruppe innerhalb der lysosomalen Erkrankungen (LSDs) dar, sie sind zudem durch ihre Behandlungsoptionen in den Fokus wissenschaftlichen Interesses und therapeutischer Bemühungen gerückt. Es ist heute möglich Betroffene mit MPS sehr individuell zu begleiten und eine deutlich längere Lebenserwartung bei mehr Lebensqualität zu verschaffen, als dies noch vor wenigen Jahrzehnten war (☞ Kap. 8.). Möglich wurden diese an sich positiven Entwicklungen mit großer Unterstützung der Betroffenen und ihrer Familien selbst. Die Patientenorganisationen für MPS und ähnlichen lysosomalen Erkrankungen zählen national und international meist zu den größten Patientengruppen auf dem Gebiet der LSD (☞ Kap. 14. und 15.). Die Bemühungen dieser Patientenorganisationen sorgen gemeinsam mit zahlreichen engagierten Ärzten und Therapeuten dafür, dass neue Erkenntnisse aus Forschung und Therapie immer in aktualisierter Form für alle Betroffenen und Interessierten zugänglich sind. Eine wichtige Informationsquelle stellen dabei die laufend aktualisierten Internetseiten der diversen Patientengruppen dar.

5.1.1. Dysostosis multiplex und typische radiologische Befunde

Die bei allen MPS-Typen nachweisbaren Skelettveränderungen wurden zu Beginn als „Dysostosis multiplex“ bezeichnet, noch lange bevor die Bezeichnung einer MPS üblich wurde. Es handelt sich dabei um ganz charakteristische Veränderungen am Schädel, den Wirbelkörpern, den Rippen, Schlüsselbeinen, Brustbein, Beckenknochen, den langen und kurzen Knochen, sowie den Gelenken. Je nach Schweregrad können diese allerdings unterschiedlich stark ausgeprägt sein. Der radiologische Nachweis der typischen Skelettveränderungen kann auf eine MPS hinweisen, wird jedoch auch bei einer Reihe anderer LSDs beobachtet (☞ Kap. 6.1).

Schädel

Typisch sind radiologische Veränderungen im Sinne einer verdickten Schädelkalotte vor allem basal, mit ausgeweitetem Türkensattel (j-förmige Sella turcica). Die vorzeitige Verknöcherung einzelner Schädelnähte kann die Kopfform verändern (z.B. Kahnschädel) (Abb. 5.3).

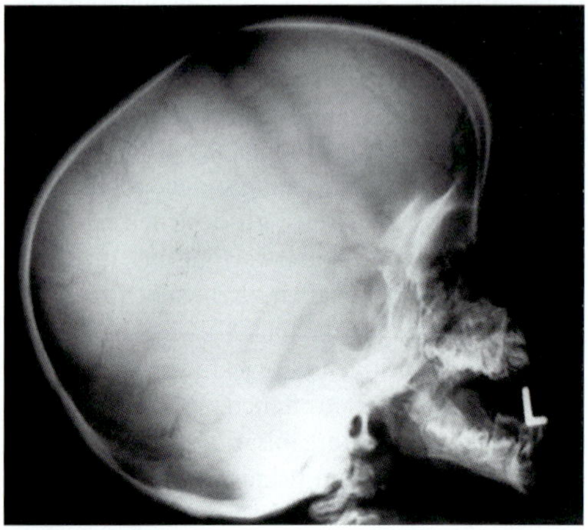

Abb. 5.3: M. Hurler: Verdickte Schädelkalotte, ausgeweitete Sella turcica.

Wirbelkörper

Die Wirbelkörper sind unregelmäßig geformt und können ovoid, hakenförmig, eingedellt oder abgeflacht sein (Abb. 5.4). Vor allem am thorakolumbalen Übergang (dem Bereich des Übergangs der Brust- zur Lendenwirbelsäule) sind sie für die Ausbildung eines Gibbus (Sitzbuckel) verantwortlich (Abb. 5.5 und Abb. 5.6). Bei deutlicher Abflachung (Platyspondylie) der Wirbelkörper erscheint der Rumpf gegenüber den Gliedmaßen verkürzt (Abb 5.7 und 5.8). Die mangelhafte oder fehlende Ausbildung des Zahns des zweiten Halswirbelkörpers (Dens axis) ist für eine atlanto-axiale Instabilität verantwortlich und kann zu schwerwiegenden Komplikationen (Lähmungen, Atemstillstand) führen.

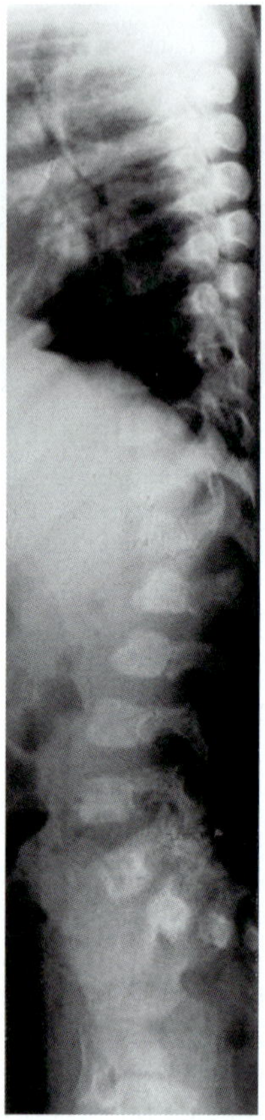

Abb. 5.4: M. Hurler: Keilförmige Abflachung der Wirbelkörper, Hakenform am thorakolumbalen Übergang.

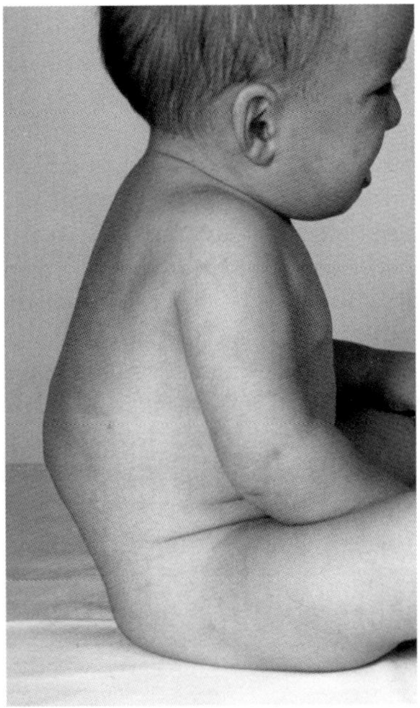

Abb. 5.5: M. Morquio Typ A: 1 Jahr altes Kind.

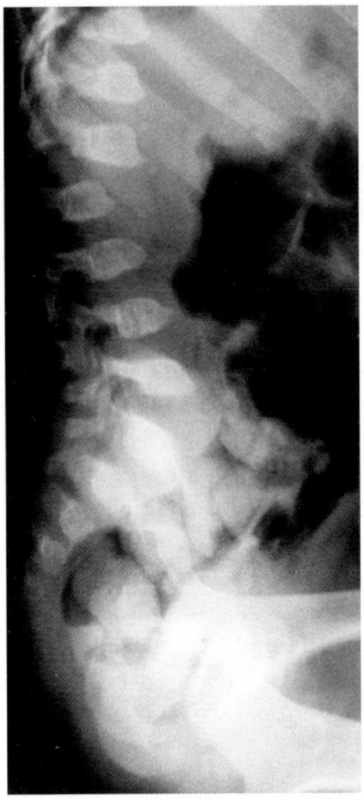

Abb. 5.6: M. Morquio Typ A (1 Jahr altes Kind): Ovoide Verformung der Wirbelsäule, dorsale Verlagerung im thorakolumbalen Übergang.

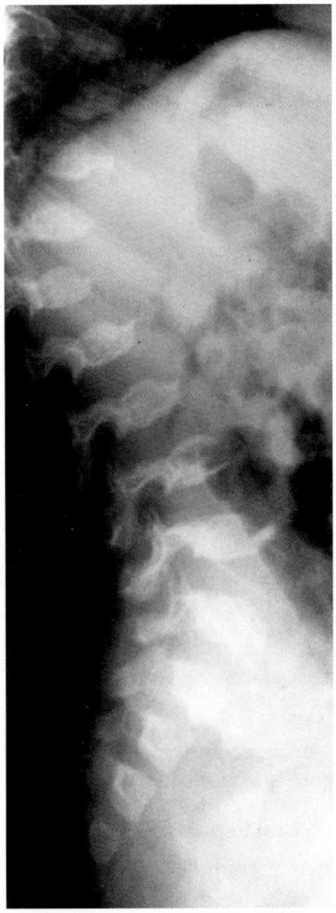

Abb. 5.7: M. Morquio Typ A (4 Jahre altes Kind): Abflachung der Wirbelkörper.

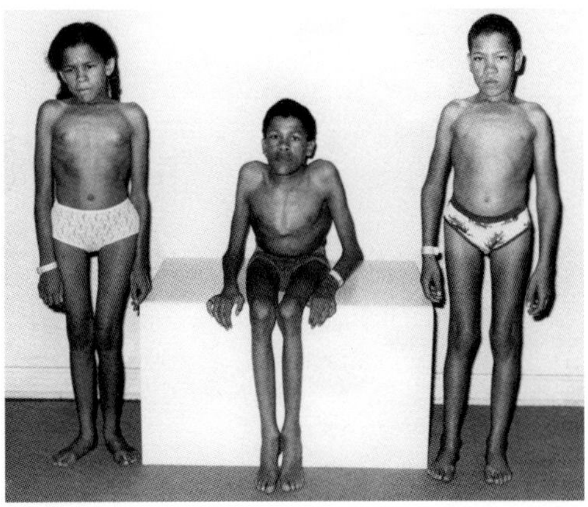

Abb. 5.8: 3 Geschwister (12, 13 und 15 Jahre) mit M. Morquio Typ B (aus Beck et al. 1987). Der Rumpf erscheint bei allen verkürzt, die Gliedmaßen wirken lang.

Brustbein

Das Brustbein kann eingezogen (Trichterbrust) oder vorgewölbt (Hühnerbrust) sein (Abb. 5.9).

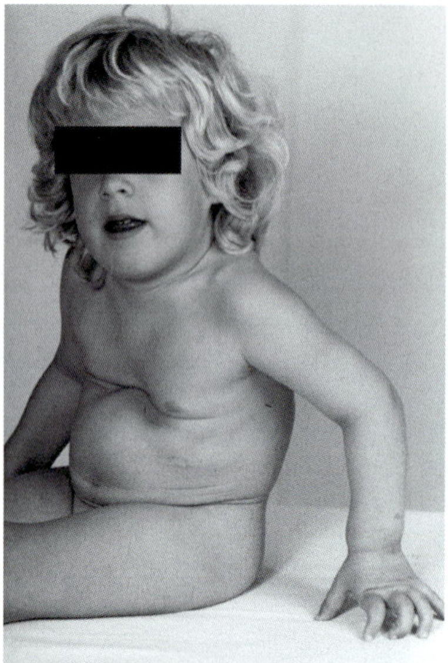

Abb. 5.9: Ausgeprägte Trichterbrust bei M. Morquio Typ A (4 Jahre altes Mädchen).

Rippen und Schlüsselbeine

Sie verlaufen quer und können deutlich verbeitert sein (Ruderblattrippen)(Abb. 5.10). Die Schlüsselbeine sind verkürzt, verdickt und irregulär geformt.

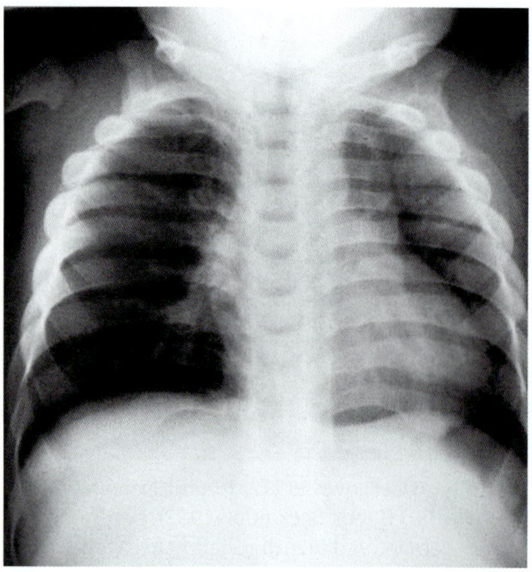

Abb. 5.10: M. Hurler: Deutliche Verbreiterung der Rippen.

Hüftgelenke

Bei den meisten Patienten ist das Pfannendach der Hüfte nicht vollständig ausgebildet, die Gelenksköpfe der Oberschenkelknochen sind abgeflacht, sie werden gelegentlich als (beidseitiger) M. Perthes fehlinterpretiert. Die Beckenschaufeln können abgerundet oder ausladend sein (Abb. 5.11). Selbst bei den erst im Erwachsenenalter diagnostizierten Patienten mit einem stark verzögerten Krankheitsverlauf ist häufig bereits im Jugendlichenalter eine Umstellungsosteotomie vorgenommen worden, bzw. im jungen Erwachsenenalter eine Hüftendoprothese eingesetzt worden, ohne dass an eine genetisch-bedingte Grunderkrankung (LSD) gedacht wurde.

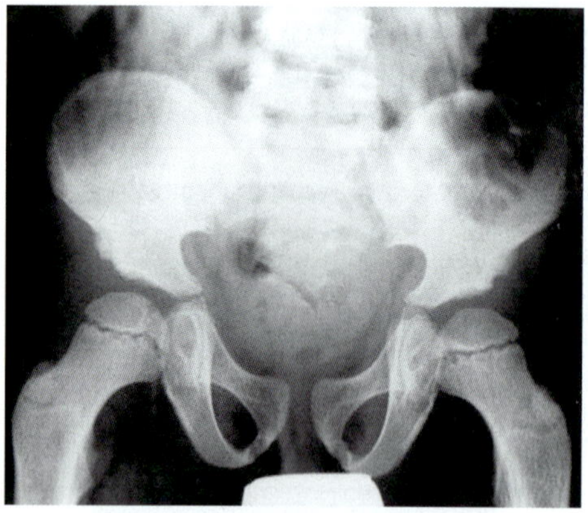

Abb. 5.11: M. Hunter: Kleine Beckenschaufeln mit hypoplastischen Pfannendächern. Steilstellung der Schenkelhälse.

Lange Röhrenknochen

Sie sind teilweise verkürzt, verbreitert, die Struktur kann strähnig erscheinen. Teilweise wachsen die distalen Gelenksanteile ungleichmäßig rasch (Madelung-Deformität an den Handgelenken, X- oder O-Bein-Stellung in den Kniegelenken). Der Winkel im Bereich des Oberschenkelhalses ist verändert, was eine Beinfehlstellung zusätzlich begünstigt (Abb. 5.11 und 5.13). Bei manchen Betroffenen zeigt sich eine Drehung der Achsen der beiden Unterarmknochen (Elle und Speiche).

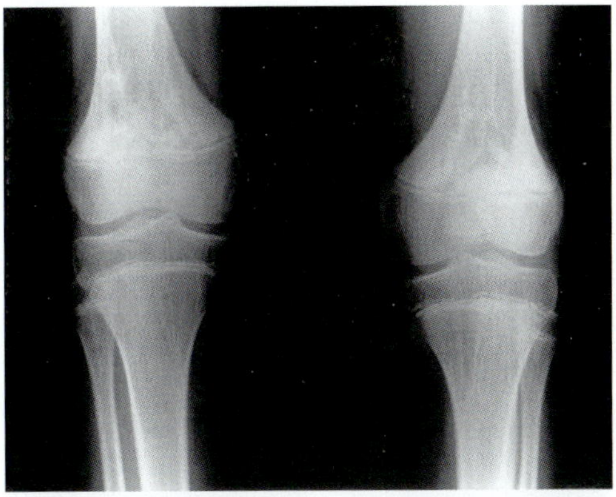

Abb. 5.12: M. Sly: Strähnig-zystische Knochenstruktur von Femur und Tibia.

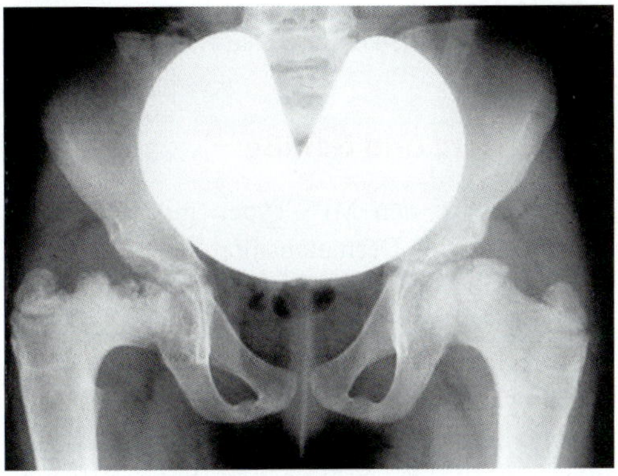

Abb. 5.13: M. Scheie: Varusstellung der Femora; Destruktion der Femurköpfe, besonders rechts.

Kurze Knochen (z.B. Handknochen)

Wie bei allen Knochen können unregelmäßige Formen und Begrenzungen auffallen. Bereits im frühen Kindesalter fällt eine proximale Zuspitzung der Mittelhandknochen auf, die Fingerendglieder sind spitz ausgezogen (Zuckerhutphalangen). Äußerlich ergibt sich, verstärkt durch Fingerkontrakturen, ein charakteristisches Bild der Hände, welche früher auch als „Tatzenhände" bezeichnet wurden und teilweise in den Logos der MPS-Gruppen dargestellt sind (Abb. 5.14 und 5.15).

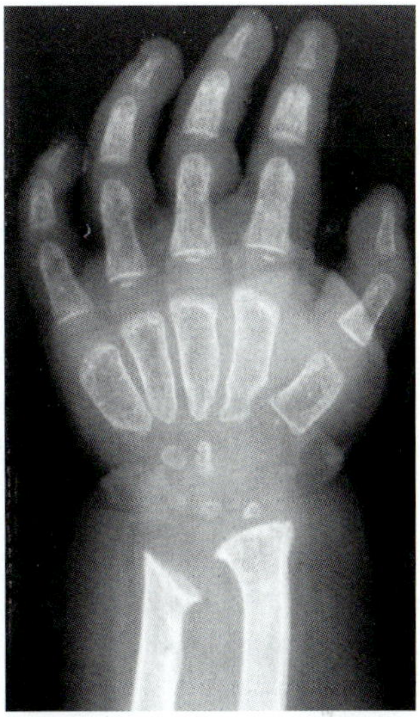

Abb. 5.14: M. Hurler: Proximale Zuspitzung der Mittelhandknochen, vergröberte Knochenstruktur, V-förmige Deformierung der distalen Unterarmenden.

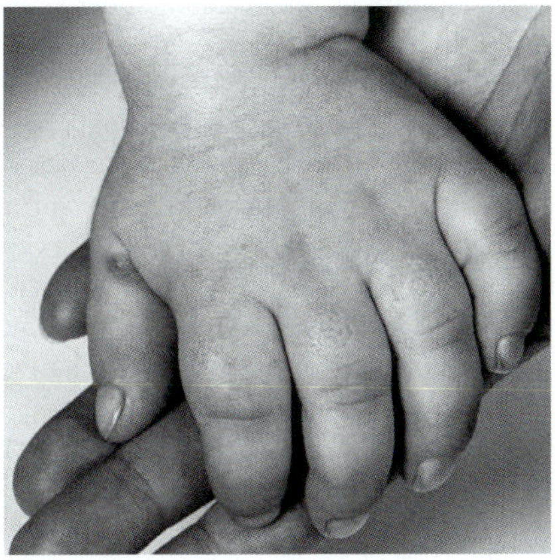

Abb. 5.15: M. Hurler: Verdickung der Hände, Fingerkontrakturen.

5.1.2. Bildgebende Befunde in Hirn und Rückenmark

Bei Patienten mit einer MPS beobachtet man eine Reihe von Veränderungen, selbst in geringem Ausmaß bei jenen Betroffenen, die klinisch keine wesentliche Entwicklungsbeeinträchtigung oder neurologische Symptomatik erkennen lassen. Dazu gehören Veränderungen der weißen Substanz, eine Atrophie der Hirnrinde, eine Ausweitung der Räume um die Blutgefäße, eventuell ein Hydrozephalus und eine Einengung des Rückenmarkskanals, vor allem am kraniozervikalen Übergang. Ein Hydrozephalus kann nicht nur durch die behinderte Zirkulation des Hirn-Rückenmarkswassers an den Engstellen entstehen, er wird auch durch eine verminderte Rückresorption in den Hirnhäuten begünstigt deren Funktion durch die Speicherung eingeschränkt ist. Gegebenenfalls kann/muss ein operativ angelegter Shunt Entlastung verschaffen.

Das Kleinhirn kann verkleinert oder vergrößert sein, der Hirnstamm kann Veränderungen aufweisen. Es wurden auch Arachnoidalzysten oder Ausweitungen der Seitenventrikel und weiterer Liquorräume beobachtet (vergrößerte Zisterna magna und Chiari-Malformation). Häufig werden Veränderungen in der hinteren Schädelgrube erkannt („umgekehrt J-förmig"). Der Rückenmarkskanal kann nicht nur am kraniozervikalen Übergang eingeengt sein und eine Zerstörung von Nervengewebe verursachen (Myelopathie), eine weitere typische Engstelle kann im Bereich des thorakolumbalen Übergangs zu einer Rückenmarkskompression führen. Die Instabilität der Halswirbelsäule durch den zu kleinen oder nicht ausgebildeten Zahn des 2. Halswirbelkörpers (Hypoplasie oder Aplasie des Dens axis) kann bereits bei vergleichsweise geringen Traumen, z.B. bei einer Überstreckung, einem Sturz oder einer abrupten Bremsung in einem Fahrzeug, zu schwerwiegenden Komplikationen wie einer Querschnittslähmung oder Atemstillstand führen, insbesondere weil der Kopf der betroffenen Kinder relativ groß und schwer ist. Vorbeugende Operationen im Sinne einer Versteifung der Halswirbelsäule und Entfernung der Hirnrückenmarkshäute (Laminektomie) im Bereich des großen Hinterhauptloches bei übermäßiger Speicherung können dieses Risiko minimieren (Abb. 5.16).

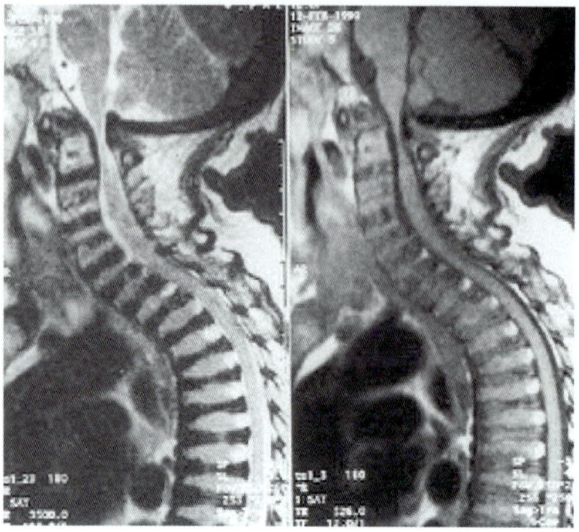

Abb. 5.16: Kernspintomographie der Halswirbelsäule bei M. Morquio Typ A: Sanduhr-förmige Kompression des Rückenmarkes durch die atlantoaxiale Instabilität.

5.1.3. Herz und Gefäße

Vor allem bei den MPS-Typen mit vermehrter Speicherung von Dermatansulfat (MPS Typen I, II und VI) sind häufig Herzprobleme im Sinne von Klappenverdickungen und verdickter Herzmuskulatur (Pseudohypertrophie) zu finden. Die Speicherung kann auch die Herzkranzarterien betreffen und bereits früh zu Angina pectoris und Herzinfarkten führen. Schwer betroffene Patienten können eine Verdickung der Herzinnenhaut (Fibroelastose) zeigen. Die herznahe Hauptschlagader (Aorta ascendens) kann eine reduzierte Elastizität aufweisen und ausgeweitet sein. Bei Routineuntersuchungen können neben Herzgeräuschen auch Herzrhythmusstörungen, wie z.B. ein atrioventrikular-Block (AV-Block), auffallen.

5.1.4. Atemwege und Anästhesieprobleme

Grundsätzlich sind alle Patienten mit einer MPS als Risikopatienten im Rahmen einer Narkose zu betrachten (☞ Kap. 9.). Hierfür gibt es mehrere Ursachen die man durch Planung und gegebenenfalls durch Voruntersuchungen einzugrenzen versuchen soll. Die Instabilität des atlanto-axialen Gelenks kann bei Überstreckung ein deutliches Risiko für eine Querschnittslähmung darstellen, weshalb die anatomische Abklärung des Dens axis zuvor durchgeführt werden soll. Die verkürzte Halswirbelsäule und flache Schädelbasis vermindert zudem eine sonst übliche Überstreckbarkeit des Kopfes. In vielen Fällen erschwert eine vergrößerte Zunge (Makroglossie) den Einblick und Zugang zum Kehlkopf, die Mundöffnung kann durch das veränderte Kiefergelenk beeinträchtigt sein, oft ist der Unterkiefer zu klein (Mikrognathie). Vergrößerte Gaumen- und Rachenmandeln, sowie die Verdickung der Schleimhäute verengen zusätzlich den Eingang in den Kehlkopfbereich und lassen die Stimmbänder nicht immer gut erkennen. Die verdickten Schleimhäute sind zudem vermehrt vulnerabel und es besteht eine Neigung zu Blutungen. Die Nasenwurzel vieler MPS-Patienten ist eingesunken, die Nase klein, was einen Zugang über die Nase deutlich erschwert. Das schleimige Sekret in Nase und den Atemwegen ist bei MPS zäher und vermehrt.

Die Verkürzung des Rumpfes (bei zu flachen Wirbelkörpern - Platyspondylie) führt nicht zwangsläufig zu einer Verkürzung der Luftröhre, sodass diese gewunden, gedreht und geknickt sein kann. Die Knorpelspangen der Luftröhre können weicher sein und die Öffnung nicht immer ausreichend gewährleisten. Der Brustkorb ist durch die verbreiterten Rippen weniger beweglich. Die Lungenfunktion kann durch gespeichertes Material mit vermindertem Sauerstoffaustausch eingeschränkt sein. Die durch die Speicherung von Substanzen meist eingeschränkte Leberfunktion kann eine reguläre Metabolisierung von Narkosemedikamenten verhindern, sodass es nach Verabreichung von Muskelrelaxanzien zu Atemstillständen kommen kann. Schwierigkeiten können nicht nur am Beginn einer Intubation auftreten, auch nach einer Extubation können die Atemwege durch Kollaps der Strukturen oder durch einen Atemstillstand eine neuerliche Intubation oder einen akuten Luftröhrenschnitt erforderlich machen.

5.2. Die Klinik der Mukopolysaccharidosen

5.2.1. Mukopolysaccharidose Typ I – Iduronidasemangel

Die Mukopolysaccharidose Typ I (MPS I) mit dem Überbegriff eines Iduronidasemangels weist eine große klinische Variabilität auf: die schwerste Verlaufsform stellt die MPS IH - M. Hurler (OMIM #607014) dar, mit den klassischen Symptomen einer MPS, wie groben Gesichtszügen, dysproportioniertem Minderwuchs und schwerer psychomotorischer Retardierung (Abb. 5.17).

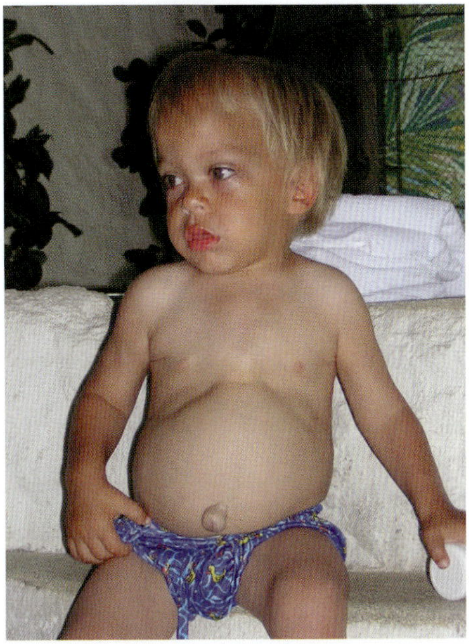

Abb. 5.17: M. Hurler, 3 Jahre altes Kind. Vorgewölbter Bauch bei Leber- und Milzvergrößerung und Nabelhernie. Der Kopf erscheint groß, der Hals kurz.

Am anderen Ende des möglichen klinischen Spektrums steht die MPS IS - M. Scheie (OMIM #607016) mit vorwiegender Manifestation am Skelettsystem, am Herzen und am Auge (Abb. 5.18). Zwischen diesen beiden Verlaufsformen existieren alle Übergänge mit unterschiedlicher Ausprägung der Symptome an den verschiedenen Organsystemen, überdies durch Behandlungseffekte zusätzlich verändert: MPS IH/S – Hurler-Scheie-Syndrom (OMIM #607015), früher auch als Hurler-Scheie-Compound bezeichnet.

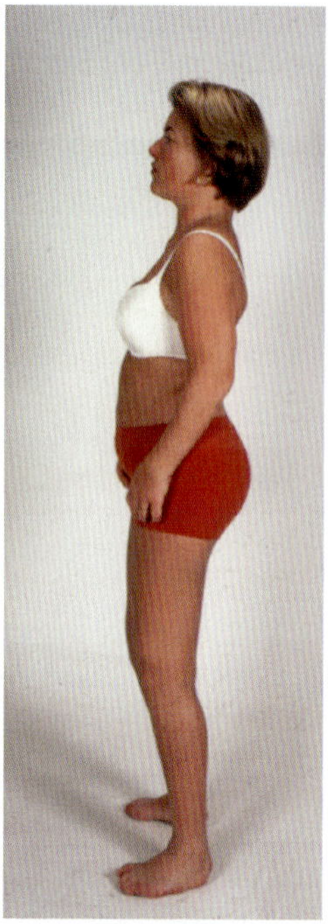

Abb. 5.18: Erwachsene Patientin mit M. Scheie.

Eine MPS I wird durch einen Mangel des lysosomalen Enzyms Alpha-Iduronidase hervorgerufen. Das dafür verantwortliche Gen ist das *IDUA*-Gen (Tab. 5.1). In den Organen der Betroffenen wird Dermatansulfat (weniger Heparansulfat) gespeichert und im Urin vermehrt ausgeschieden. Wie bei den meisten Patienten mit attenuierten MPS-Formen kann die GAG- Ausscheidung quantitativ unauffällig sein, nur die Auftrennung in die einzelnen Fraktionen kann ein pathologischen Muster zeigen, wie in diesem Fall das Dermatansulfat.

Dass mehr Patienten mit einem M. Hurler bekannt sind, mag daher kommen, dass diese Patienten in der Pädiatrie stark auffallen. Patienten mit einem M. Scheie werden möglicherweise nicht als solche erkannt, weil in der Erwachsenenmedizin die Beteiligung anderer Organsysteme, betreut von jeweils unterschiedlichen Spezialisten, nicht immer zusammengeführt werden und daher nicht als Symptome eines multisystemischen Krankheitsbildes erkannt werden (z.B. Patienten mit anamnestischer Kataraktoperation, Hüftgelenksendoprothese, Herzklappenersatz und Karpaltunnelsyndrom).

Mukopolysaccharidose Typ IH – MPS IH

Die MPS IH - M. Hurler stellt den klassischen Prototyp einer Mukopolysaccharidose dar und wird ganz allgemein am ehesten mit Patienten mit einer MPS assoziiert. Die Erkrankung verläuft rasch progredient und betrifft fast alle Organsysteme.

Geburt und Frühsymptome

Bei Geburt sind die Kinder zunächst unauffällig, oft sind sie besonders groß und schwer. In den ersten Lebensmonaten treten Leisten- und Nabelhernien auf. Häufig wird wegen einer Abduktionshemmung im Hüftgelenk eine orthopädische Untersuchung veranlasst. Weitere Frühsymptome sind chronische Infekte der oberen Luftwege, eine immer rinnende Nase, ein offener Mund, vermehrter Speichelfluss und eine laute schnarchende Atmung. Etwa vom 2. Lebenshalbjahr an bleiben die Kinder im Wachstum zurück, es entwickelt sich der charakteristische Phänotyp mit gedrungenem Körperbau, ausgeprägter Kyphose, großem Kopf und Beugekontrakturen der Extremitäten.

Gesicht und Schädel

Hervorstechende Merkmale sind ein Makrozephalus (= großer Kopf), eine eingesunkene Nasenwurzel, dicke wulstige Lippen mit großer Zunge und eine Verdickung des Zahnfleisches. Die Stirn ist nach vorn und oben gewölbt, die oberen Orbitalränder (= oberer Rand des Augendaches) sind flach, weshalb die Augen hervorstehend erscheinen. Die Haare sind steif, die buschigen Augenbrauen sind oft zusammengewachsen. Die Ohren sind groß und besitzen lange fleischige Ohrläppchen. Die Zähne erscheinen im verdickten Zahnfleisch klein und stehen in ausgeprägter Fehlstellung. Die Zahnveränderungen können ein ausreichendes Kauen verhindern, die große Zunge kann das Schlucken erschweren.

Rumpf und Extremitäten

Der zunehmende Minderwuchs der Patienten resultiert aus der Verkürzung des Rumpfes mit deutlicher Kyphosierung im thorakolumbalen Übergang (Gibbusbildung). Bereits im Kleinkindalter fällt dies durch einen „Sitzbuckel“ auf. Der Hals ist kurz und gedrungen, der Brustkorb zeigt eine Hühner- oder Trichterbrust. Die Schulter-, Ellbogen-, Hüft- und Kniegelenke werden zunehmend steifer, die Kontrakturen der Finger zusammen mit der allgemeinen Hautverdickung führen zur

Bildung sogenannter Tatzenhände. Die Kinder können ihre Hände durch die Unbeweglichkeit der Finger nur eingeschränkt gebrauchen. Durch die allgemeinen Gelenksversteifungen und die Kyphose nehmen die Patienten eine charakteristische gebeugte Haltung ein. Die Beine erscheinen oft dünn, im Kniegelenk besteht eine Valgusstellung (X-Beine).

Herz und Lunge

Durch die adenoiden Wucherungen haben die Kinder ständig katarrhalische Infekte der oberen und unteren Luftwege, bis hin zu vermehrten Lungenentzündungen. Die Atmung ist durch die Verdickung der Schleimhäute des Rachenraums und Kehlkopfes stark behindert (Atemwegsobstruktion). Dadurch kommt es zu Atempausen im Schlaf (Apnoen) mit einer mangelnden Sauerstoffsättigung im Blut.

Die Herzklappen sind durch die Einlagerungen gespeicherter GAGs verdickt und steifer, sie zeigen Stenosen und/oder Insuffizienzen. Besonders häufig sind die Aorten- und Mitralklappe beteiligt, schon sehr früh können Herzgeräusche erkannt werden. Auch Einengungen in den Koronararterien werden beobachtet. Die Herzmuskulatur ist verdickt (Kardiomyopathie), die Herzmuskulatur weniger kontraktil.

Bauchorgane

Das Abdomen ist durch die Leber- und Milzvergrößerung weit vorgewölbt. Nabel- und Leistenhernien und eventuell auch eine Rektusdiastase sind im frühen Säuglingsalter zu beobachten.

Nervensystem

Die körperliche und mentale Entwicklung der betroffenen Kinder ist verzögert: Sie lernen erst spät sitzen und häufig gar nicht stehen oder laufen. Das Sprachvermögen beschränkt sich auf wenige Worte. Dies ist nicht nur durch die zerebrale Funktionsstörung, sondern auch durch die Makroglossie und das verminderte Hörvermögen eingeschränkt. Besonders markant ist ein Entwicklungsstopp bzw. der zunehmende Verlust bereits erworbener Fähigkeiten. Die Patienten sind eher ruhig und bewegungsarm, sie besitzen ein anhängliches und scheues Wesen.

Die Hirn-Rückenmarkshäute sind durch die GAG-Einlagerung verdickt und können das Hirn-Rückenmarkswasser nur vermindert resorbieren. Zudem ist die Zirkulation durch die knöchernen Strukturen im Bereich des großen Hinterhauptloches und den eingeengten Spinalkanal behindert, sodass eine Ausweitung der Ventrikel und Entwicklung eines Hydrozephalus die Folge ist. Auch Patienten mit einer MPS I können eine ungenügende Ausformung des Dens axis haben, mit der schwerwiegenden Folge einer Instabilität am kraniozervikalen Übergang.

Sinnesorgane

Die durch GAG-Einlagerung bedingte Hornhauttrübung ist häufig bereits mit bloßem Auge deutlich sichtbar. Weitere mögliche Symptome sind ein Glaukom, eine Pigmentdegeneration der Retina und eine Optikusatrophie.

Die Schwerhörigkeit der Kinder hat verschiedene Ursachen: Zum einen besteht eine Mittelohrschwerhörigkeit, die durch die vergrößerten Adenoide mit häufigen Infekten begünstigt wird. Zum anderen liegt jedoch auch eine Innenohrschwerhörigkeit vor, die auf eine Speicherung von GAGs in den Sinneszellen zurückzuführen ist.

Muskulatur

Die Muskulatur ist allgemein schwach ausgeprägt (hypoton).

Haut

Gesicht und Rumpf weisen eine vermehrte Körperbehaarung auf, typischerweise sind auch die Außenseiten der Oberarme vermehrt behaart.

Skelett und radiologische Befunde

Radiologisch zeigt das Skelett die spezifischen Merkmale der Dysostosis multiplex (☞ Kap 5.1.1.).

Mukopolysaccharidose Typ IS – MPS IS

Die MPS IS - M. Scheie wurde zunächst als „forme fruste“ eines M. Hurler bezeichnet, sie manifestiert sich besonders an den Gelenken, am Auge und am Herzen. Sie zeigt eine geringere Progredienz bei der Entwicklung der Symptome, man spricht vom nicht-klassischen oder attenuierten Verlauf.

Geburt und Frühsymptome

Erste klinische Zeichen entwickeln sich in den ersten fünf Lebensjahren. Oft werden als erstes Symptom im Kleinkindesalter Kontrakturen der Finger bemerkt. Auch eine Leisten- oder Nabelhernie können Hinweise auf diese Erkrankung sein.

Gesicht und Schädel

Bis zur Pubertät entwickeln sich weitere MPS-spezifische Symptome. Die Gesichtszüge können sich zunehmend vergröbern, sie können jedoch auch unauffällig bleiben (Abb. 5.2).

Rumpf und Extremitäten

Betroffene haben zunächst eine fast normale Körpergröße, erst nach der Pubertät liegt die Körpergröße meist im unteren Normbereich. Der Körperbau ist gedrungen mit kurzem Hals und leicht verkürzten Extremitäten. Häufig beobachtet man bereits früh ein Karpaltunnel-Syndrom durch die Einlagerung von GAGs im Ligamentum carpi transversum, mit Atrophie der Handmuskulatur und Parästhesien und eingeschränkter Feinmotorik. Die Gelenke, vor allem jene der Schulter und Ellbogen, weniger in den unteren Extremitäten, entwickeln zunehmend Kontrakturen und sind stark bewegungseingeschränkt, die Knie stehen in Valgusstellung (X-Beine). Die Hände sind breit und kurz, die Finger wenig beweglich. An den Füßen imponieren Zehenkontrakturen, eventuell auch ein Hallux valgus oder eine Spitzfußstellung.

Herz und Lunge

Die GAG-Ablagerungen am Herzen führen zu Störungen der Klappenfunktion, wobei am häufigsten die Aortenklappe beteiligt ist, meist in Form einer Aorteninsuffizienz.

Bauchorgane

Leber und Milz sind – wenn überhaupt – nur wenig vergrößert.

Nervensystem

Eine gefürchtete Komplikation des Morbus Scheie ist die Einengung des Wirbelkanals, besonders in Höhe der Halswirbelsäule, wodurch das Rückenmark geschädigt werden kann und was zu einer Querschnittslähmung führen kann.

Sinnesorgane

Es entwickelt sich eine Hornhauttrübung die unterschiedlich stark ausgebildet sein kann. Als weitere Komplikationen am Auge sind eine Retinadegeneration oder ein Glaukom bekannt.

Häufig besteht eine leichte kombinierte Schwerhörigkeit.

Muskulatur

Kontrakturen der großen Gelenke und Fußfehlstellungen erschweren die ansonsten uneingeschränkte Muskelfunktion.

Haut

Die bei M. Hurler typische Hypertrichose ist weniger ausgeprägt.

Skelett und radiologische Befunde

Die Skelettveränderungen sind nicht so schwer ausgeprägt wie beim M. Hurler. Die Wirbelsäule kann eine Kyphose oder Hyperlordose zeigen, der Brustkorb zeigt eine leichte Trichterbrust (Pectus excavatum) oder Hühnerbrust (Pectus carinatum). Bereits in der Pubertät entwickeln sich degenerative Veränderungen im Bereich der Hüftgelenke (Dysplasie), die oft große Beschwerden verursachen.

5.2.2. Mukopolysaccharidose Typ II – Hunter

Die MPS II – M. Hunter (OMIM #309900) ähnelt in vielerlei Hinsicht dem M. Hurler, es gibt jedoch einige grundlegende Unterschiede: Die Vererbung folgt dem X-chromosomalen Erbgang, was bedeutet, dass – bis auf wenige Ausnahmen bei besonderen genetischen Konstellationen – nur männliche Personen betroffen sind (☞ Kapitel Genetik). Auch beim M. Hunter findet man ein breites klinisches Spektrum mit allen Übergängen: neben Patienten, die aufgrund einer schweren neurologischen- und Herzbeteiligung kaum das Teenageralter erreichen, sind auch Erwachsene mit einer abgeschwächten langsam verlaufenden Form der Krankheit bekannt, die eine uneingeschränkte intellektuelle Entwicklung zeigen, studieren und/oder einen Beruf ausüben können.

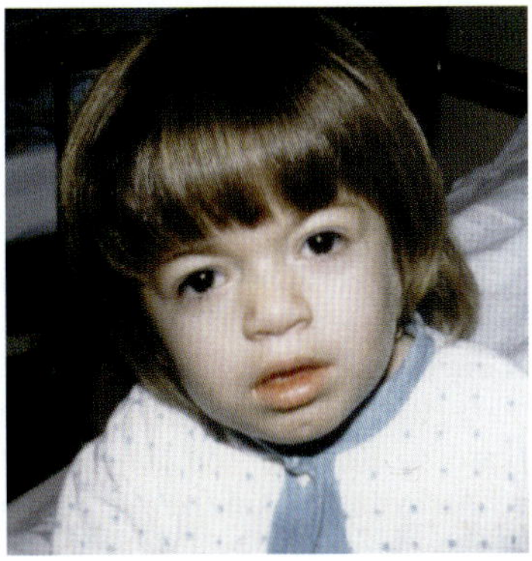

Abb. 5.19: Patientin mit M. Hunter, hervorgerufen durch eine besondere genetische Konstellation.

Es sind primär die neurologischen Beeinträchtigungen entscheidend, ob Patienten der schweren (neuronopathischen) oder attenuierten (nicht-neuronopathischen) Verlaufsform zugerechnet werden, ungeachtet der körperlichen Symptome. So können Betroffene viele physische Veränderungen und Organprobleme zeigen und trotzdem eine uneingeschränkte neurologische Entwicklung durchmachen. Daher ist es nicht einfach, in den ersten Lebensmonaten und Jahren bereits eine genaue Vorhersage darüber treffen zu können. Eine Entwicklungsverzögerung mit spätem Erreichen von Meilensteinen und späterer Verlust vielleicht bereits erworbener Fähigkeiten macht offenkundig, ob es sich um eine neuronopathische (schwere) Krankheitsform handelt.

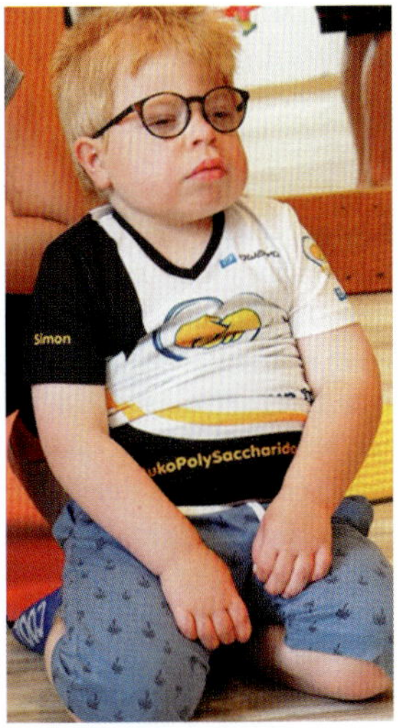

Abb. 5.20: Kleiner Patient mit neuronopathischer Form von MPS II.

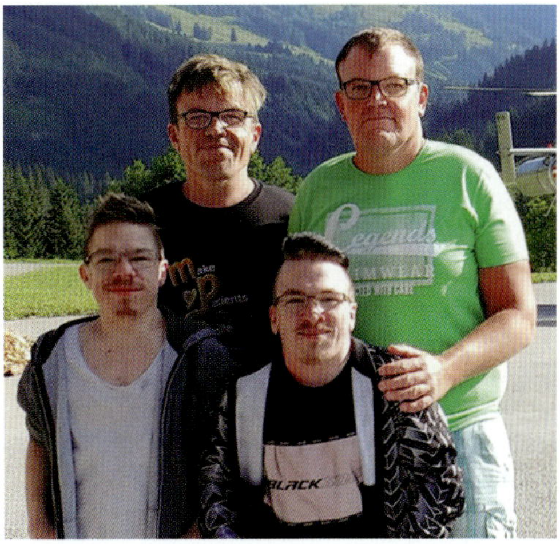

Abb. 5.21: Erwachsene Betroffene mit attenuierter Form von MPS II.

Eine MPS II – M. Hunter wird durch einen Mangel des Enzyms Iduronat-2-Sulfatase verursacht. Die Urinausscheidung zeigt vermehrt Heparan- und Dermatansulfat an, was eine Abgrenzung zu einer MPS vom Typ I, VI, VII oder X schwierig macht, weil alle ein ähnliches Ausscheidungsmuster haben können. Die Messung der Enzymaktivität kann Betroffene identifizieren, nicht aber weibliche Überträgerinnen (Konduktorin) für eine MPS II in der Familie. Die Enzymbestimmung alleine kann nicht vorhersagen, ob eine schwere (neuronopathische) oder eine abgeschwächte (attenuierte) Form des M. Hunter vorliegt. Auch Genanalysen haben nur eine eingeschränkte prognostische Aussagekraft.

MPS II – M. Hunter, schwere (neuronopathische) Form

Bei der schweren neuronopathischen Form des Morbus Hunter macht sich der progressive Verlust der mentalen Fähigkeiten bereits zwischen dem 2. und 4. Lebensjahr bemerkbar. Die Patienten werden hyperaktiv, entwickeln Schlafstörungen, verlieren ihr Sprachvermögen. Sie werden meist nie sauber, oft leiden sie unter chronischen Diarrhoen. Im weiteren Verlauf verlieren die Betroffenen ihre Gehfähigkeit und sind auf den Rollstuhl angewiesen. Die Patienten erreichen wegen einer zunehmenden Herzinsuffizienz oft nur das junge Erwachsenenalter, was durch eine Enzymersatztherapie auch durchaus später sein kann. Eine leicht gebeugte Haltung, angewinkelte Ellbogen, eine

Streckhemmung der großen Gelenke und ein weit vorgewölbtes Abdomen geben den Hunter-Patienten ein charakteristisches Aussehen.

Geburt und Frühsymptome

Im Säuglings- und Kleinkindesalter sind die Patienten oft sehr groß, danach bleiben sie im Wachstum zurück. Als Frühsymptome sind Nabel- und Leistenhernien, rezidivierende Infekte der oberen Luftwege und ein verzögertes Erreichen der Meilensteine in der Entwicklung zu beobachten. Typisch für den M. Hunter sind früh einsetzende Kontrakturen, die bereits im Kleinkindesalter die Beweglichkeit der Gelenke einschränken können. Auch ein Sitzbuckel (Gibbus) kann bereits früh auffallen.

Gesicht und Schädel

Im Kleinkindalter verändert sich zunehmend das körperliche Erscheinungsbild, der Hirnschädel wirkt vergrößert, die Stirn ist nach vorne gewölbt, die Gesichtszüge werden gröber. Der Kopfumfang liegt meist oberhalb des Normbereiches. Die Augenbrauen sind dicht, die Nasenwurzel ist flach und eingesunken. Die Ohrläppchen sind weich und groß. Die Zunge ist vergrößert, die Lippen wulstig, die Wangen voll. Das Zahnfleisch kann verdickt sein, die Zähne sind unregelmäßig geformt, eventuell weit auseinander stehend, gelegentlich werden Zysten im Kiefer erkannt. Die Patienten haben eventuell eine undeutliche Sprache, wenig Artikulation und eine heisere Stimme. Die Vergrößerungen der Rachen- und Gaumenmandeln und Polypen führen zu Atemproblemen mit einer schnaufenden, lauten Atmung, der Mund ist meist geöffnet, der Speichelfluss vermehrt. Die Beweglichkeit im Kiefergelenk ist vermindert (Ankylose).

Rumpf und Extremitäten

Der Hals ist verkürzt, der Thorax glockenförmig deformiert. Das Brustbein kann vorstehend sein, die Wirbelsäule zeigt eine Kyphose unterschiedlichen Grades, vor allem im thorakolumbalen Bereich. Die Kontrakturen der großen Gelenke (Schultern, Ellenbogen, Hüften, Knie) sind ein konstantes Symptom. Die Hände sind klein und verkürzt, ausgeprägte Fingerkontrakturen (vor allem distal) beeinträchtigen die Handfunktion sehr, man spricht von „Klauenhänden".

Herz und Lunge

Eine Herzbeteiligung kommt bei fast allen Patienten mit MPS II vor und beginnt häufig schon im Kindergartenalter. Verdickte Herzklappen mit ungenügendem Klappenschuss (Insuffizienz) oder mit Einengung des Blutflusses (Stenose) führen zu einer Überbelastung des Herzens mit Rückstau des Blutes in die Lungen (Linksherzinsuffizienz) oder in die Leber (Rechtsherzinsuffizienz). Weitere relevante kardiale Befunde sind abnorme Herzfrequenzen, Arrhythmien und ein erhöhter Blutdruck.

Patienten neigen aufgrund des Speichermaterials in den Luftwegen zu Atemstillständen (obstruktive Apnoen). Erschwert wird die Atemsituation noch durch die nur begrenzte Beweglichkeit des Kiefergelenks und des Brustkorbs, was unter Umständen eine nächtliche Atemhilfe oder einen Luftröhrenschnitt zur erleichterten Atmung nötig macht.

Bauchorgane

Das Abdomen ist durch die Leber- und Milzvergrößerung aufgetrieben. Häufig werden bereits früh Leistenhernien operiert und es besteht eine Nabelhernie. Durchfälle ohne erkennbare Ursache können immer wieder auftreten.

Nervensystem

Bereits im Kleinkindesalter fallen verzögerte Meilensteine der Entwicklung auf, jedoch erfolgt bald ein fortschreitenden Verlust der mentalen Fähigkeiten. Zu Beginn sind die Patienten sehr erethisch und aggressiv, Störungen der Grobmotorik führen zu Gangunsicherheit und häufigem Hinfallen. Die Schmerzempfindlichkeit kann herabgesetzt sein. Später sind die Kinder nicht mehr in der Lage ohne Unterstützung zu gehen. Blasen- und Mastdarmstörungen, Verdauungsstörungen und vegetative Auffälligkeiten im Sinne von Temperaturregulationsstörungen werden regelmäßig berichtet. Im weiteren Verlauf werden die Patienten ruhiger und umgänglicher, sie hören gänzlich auf zu sprechen, zuletzt bieten sie eine Spastik der Gliedmaßen und Schluck- bzw. Atemstörungen. Dies macht das Anlegen einer Magensonde und regelmäßiges Absaugen nötig. Epileptische Anfälle können auftreten. Auch diese Form von MPS kann eine Einengung im Bereich des kraniozervikalen Übergangs entwickeln, mit der Gefahr einer Rückenmarkskompression.

Sinnesorgane

Patienten mit MPS II leiden häufig an einer Vergrößerung der Gaumen- und Rachentonsillen. Dazu kommen wiederkehrende Mittelohrentzündungen mit zunehmendem Hörverlust bereits im Kleinkindesalter. Vielen Betroffenen werden bereits früh Paukenröhrchen eingesetzt. Letztlich resultiert eine kombinierte Hörstörung.

Eine für viele MPS-Typen typische Hornhauttrübung fehlt, sie ist allenfalls nur mikroskopisch sichtbar. Andere Manifestationen am Auge können eine Optikusatrophie und Veränderungen am Augenhintergrund ähnlich einer Retinitis pigmentosa sein. Diese Veränderungen können auf die GAG-Einlagerungen in den Nervenzellen, einen erhöhten Hirndruck oder einen gesteigerten Augeninnendruck (Glaukom) zurückgeführt werden.

Muskulatur

Es besteht eine Muskelhypotonie. Das Gangbild kann abnorm sein, mit einem breitbasigen wiegenden bzw. später Zehenspitzengang aufgrund verkürzter Achillessehnen.

Haut und Haare

Die Kopfhaare sind allgemein sehr fest und steif. Die Haut erscheint verdickt und wenig elastisch, was sich mitunter in einer verstärkten Narbenbildung nach Verletzungen manifestiert. Die Körperbehaarung ist vermehrt. Eventuell findet man charakteristische Hautveränderungen im Sinne einer Orangenhaut (Peau d'orange). Dabei handelt es sich um blasse, knötchenförmige Verdickungen der Haut, die meist dicht in Gruppen zusammenstehen. Sie werden vorwiegend an den Schultern, an den Außenseiten der Oberarme und – seltener – am Oberschenkel beobachtet. Sie treten im Kleinkindesalter auf und können sich später wieder zurückbilden (Abb. 5.22).

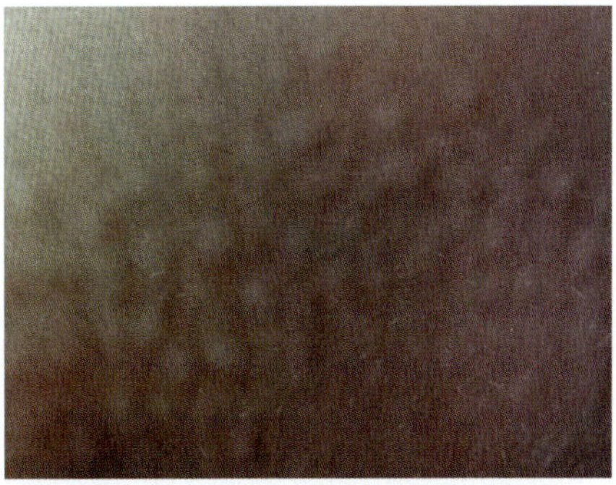

Abb. 5.22: Typische Organgenhaut bei MPS II.

Skelett und radiologische Befunde

Das Skelett weist meist bereits im Kleinkindalter alle Merkmale der Dysostosis multiplex auf, die Veränderungen sind jedoch weniger ausgeprägt als bei einem M. Hurler.

MPS II – M. Hunter – Erwachsenenform

Wie bei der MPS IS beobachtet man eine nichtneuronopathische oder attenuierte Verlaufsform mit langsamer Progredienz, ohne jedoch eine eigene Bezeichnung dafür zu wählen. Darunter werden jene Patienten subsummiert, die (fast) keine neurologischen Defizite entwickeln. Die Betroffenen sind sozial integriert und üben meist einen Beruf aus. Sie können eine verminderte, aber auch normale Körpergröße aufweisen. Das Gesicht kann unterschiedlich stark vergröbert sein, der Rumpf ist eventuell verkürzt. Auffallend sind die Kontrakturen der Fingergelenke, welche manuelle Tätigkeiten stark erschweren. Auch übrige Gelenke sind durch Kontrakturen eingeschränkt, wodurch die Mobilität vermindert sein kann. Radiologisch findet man alle Zeichen der Dysostosis multiplex. Von der von Beginn an abgeschwächten Form einer MPSII sind jene Betroffenen abzugrenzen, die per se einen schweren Krankheitsverlauf haben, die jedoch aufgrund der angebotenen ERT das Erwachsenenalter erreichen können. Sie können körperlich weniger schwer betroffen sein, jedoch sind die neuronopathischen Symptome aufgrund der für die ERT unüberwindlichen Blut-Hirn-Schranke nicht im gleichen Maße beeinflussbar.

Mögliche Erstmanifestation

Operationen von Leistenbrüchen und Einsetzen von Paukenröhrchen sind oftmals die ersten Auffälligkeiten.

Geburt und Frühsymptome

Meist sind es große schwere Neugeborene, aber sonst werden möglicherweise keine Auffälligkeiten erkannt.

Gesicht und Schädel

Im Kindesalter können sich die anfangs weitgehend unauffälligen Gesichtszüge vergröbern. Meist ist der Kopfumfang im oberen Normbereich, der Hals erscheint zunehmend verkürzt. Eine Einengung im Bereich des kraniozervikalen Übergangs wird auch bei dieser Patientengruppe beobachtet.

Rumpf und Extremitäten

Der Rumpf erscheint gedrungen, fassförmig, mit einem auffallenden Sternum. Die Extremitäten können bei Minderwuchs verkürzt erscheinen. Bereits bei äußerer Betrachtung finden sich Hinweise auf eine Erkrankung mit Skelettbeteiligung, wie verdickte Gelenke, Fehlstellung der Wirbelsäule und Verformung der Hände und der Füße. Nicht nur die Hüftgelenke zeigen dysplastische Veränderungen, viele Gelenke haben eine eingeschränkte Beweglichkeit und verursachen chronische Gelenksschmerzen mit reduzierter Mobilität.

Herz und Lunge

Auch bei der Erwachsenenform des M. Hunter ist das Herz am Speicherungsprozess beteiligt. Veränderungen an den Klappen und am Herzmuskel, vor allem am Septum, können zu lebensbedrohlichen Funktionsstörungen führen. Herzrhythmusstörungen und akutes Herzversagen können resultieren. Die aufsteigende Aorta kann ausgeweitet sein.

Häufige Infekte der oberen Atemwege, Nebenhöhlenentzündungen und Pneumonien können vermehrt auftreten. Auch das Vorkommen obstruktiver Apnoen ist im Krankheitsverlauf durchaus üblich, manche Erwachsene benötigen nachts eine Maskenbeatmung. Bei manchen Betroffenen müssen die Atemwege durch eingesetzte Röhrchen (Stents) versteift werden, um sie vor dem Kollaps zu bewahren.

Bauchorgane

Leber und Milz können, müssen jedoch nicht vergrößert sein. Mit zunehmendem Alter kann sich durch das abgelagerte Speichermaterial eine Leberzirrhose entwickeln, die Nierenfunktion kann eingeschränkt sein.

Nervensystem

Auch wenn sich die Betroffenen intellektuell unauffällig entwickeln, können durchaus diskrete Hirnveränderungen nachgewiesen werden, z.B. in Form einer milden Hirnatrophie, einer Ausweitung der Hirnventrikel oder kleinen Zysten in diesem Bereich. Hingewiesen werden soll auf die mögliche Entwicklung eines erhöhten Hirndrucks durch die vermehrten GAG-Einlagerungen im Bereich des kraniozervikalen Übergangs. Ein solcher äußert sich durch starke Kopfschmerzen und Veränderungen der Augenpapille. Häufig entwickelt sich bereits im Jugendlichenalter ein beidseitiges Karpaltunnelsyndrom. Auch wenn dieses operiert wurde, bleibt vor allem die feinmotorische Handfunktion eingeschränkt.

Sinnesorgane

Die rezidivierenden Mittelohrentzündungen und die zunehmende kombinierte Schwerhörigkeit bedingen, dass nahezu alle Patienten Hörhilfen benötigen. Die Lederhaut der Augen kann verdickt sein, der Augendruck ist häufig erhöht. Die Papille kann verändert sein (Ödem) sein, es entwickelt sich eventuell eine Optikusatrophie. Die Netzhaut kann ähnlich wie bei einer Retinitis pigmentosa aussehen, eventuell werden Skotome nachgewiesen. Auch mit zunehmendem Lebensalter entwickelt sich keine MPS-typische Hornhauttrübung. Die Schmerzempfindung kann eventuell reduziert sein. Durch die vergrößerte und wenig bewegliche Zunge kann die Sprache undeutlich sein.

Muskulatur

Sie kann hypoton, aber auch unauffällig sein, je nach physischer Konstitution.

Haut

Sie kann weniger elastisch sein und eine vermehrte Behaarung aufweisen.

Skelett und radiologische Befunde

Man kann – wenn auch vielleicht auch in abgeschwächter Form – alle Charakteristika der Dysostosis multiplex nachweisen.

5.2.3. Mukopolysaccharidose Typ III – Sanfilippo

Bei der Mukopolysaccharidose Typ III (MPS III – M. Sanfilippo) handelt es sich um die häufigste Form einer Mukopolysaccharidose. Für diesen MPS-Typ sind insgesamt vier Subtypen mit vier verschiedenen Enzymdefekten verantwortlich, durch ihre reduzierte Aktivität wird bei allen Subtypen Heparansulfat gespeichert (☞ Tab. 5.1). Die MPS III betrifft im Wesentlichen das Nervensystem, die Speicherung von GAGs führt zum Untergang von Nervenzellen vor allem im Gehirn, jedoch auch im vegetativen Nervensystem. Mit dieser MPS-Form sind vier verschiedene Gene assoziiert die alle auf unterschiedlichen Chromosomen liegen. Eine vermehrte Urinausscheidung von gespeichertem Heparansulfat erlaubt es nicht zu erkennen, welches Enzym defekt ist und welches Gen molekulargenetisch abgeklärt werden muss. Da Heparansulfat bis zu einem gewissen Grad auch von Gesunden ausgeschieden wird, ist eine Abgrenzung von unauffälligen oder krankhaft vermehrten Mengen in Einzelurinportionen nicht immer möglich, mit eventuell falsch positiven, aber auch falsch negativen Ergebnissen. Eine anschließende enzymatische und/oder molekulargenetische Bestätigung ist deshalb unerlässlich. Wie bei autosomal-rezessiven Erkrankungen die Regel, sind beide Elternteile gesund, jedoch obligatorische Überträger. Geschwister können gesund - mit und ohne Überträgerstatus - sein (☞ Kap. 10.). Die Zuordnung zu den einzelnen Subtypen ist für die genetische Beratung, die pränatale Diagnostik und die Feststellung von Überträgern unbedingt nötig, eine Prognose über einen milden oder schweren Krankheitsverlauf lässt sich daraus jedoch nicht ableiten. Denn auch bei einer MPS III gibt es früh einsetzende, schwere Krankheitsverläufe, und solche die womöglich erst im Erwachsenenalter als vielfältige psychische Störungen manifest werden.

Die klinischen Symptome sind bei allen Formen eines M. Sanfilippo sehr ähnlich. Trotzdem handelt es sich um vier verschiedene Erkrankungen: die MPS IIIA – M. Sanfilippo A (Mangel an Sulfamidase, OMIM #252900), die MPS IIIB – M. Sanfilippo B (Mangel an N-Azetyl-Alpha-Glukosaminidase, OMIM #252920), die MPS IIIC – M. Sanfilippo C (Mangel der N-Azetyl-Transferase, OMIM #252930) und die MPS IIID – M. Sanfilippo D (Mangel der N-Azetylglukosamin-6-Sulfatase, OMIM #252940). Sie sind regional unterschiedlich häufig anzutreffen, verlaufen im Wesentlichen jedoch sehr ähnlich, wobei der Verlauf bei einer MPS IIIC oder MPS IIID etwas milder sein soll.

Mukopolysaccharidosen vom Typ III sind am schwersten zu diagnostizieren, da bei ihnen am Beginn der Erkrankung viele der typischen äußerlichen Merkmale dieser Gruppe von lysosomalen Speichererkrankungen fehlen können. Es ist in erster Linie das Nervensystem schwer betroffen, allerdings zeigen die schwerer betroffenen kindlichen Patienten durchaus deutliche Skelettveränderungen im Sinne einer Dysostosis multiplex, eine eingeschränkte Gelenksbeweglichkeit, häufige respiratorische Infekte und Mittelohrentzündungen, Herzveränderungen oder eine geringe Hepatomegalie.

MPS III – M. Sanfilippo – schwere Verlaufsform

Die Symptome beginnen mit etwa zwei bis fünf Jahren, ab dem Alter von durchschnittlich 3 Jahren fällt das verzögerte Erreichen sprachlicher und motorischer Meilensteine auf. Zu den ersten Symptomen zählen Schlafstörungen, Verhaltensauffälligkeiten, fehlendes Sauberwerden und immer wiederkehrende Infekte. Obwohl die ersten Auffälligkeiten bei vielen Kindern schon im Säuglingsalter auftreten, wird die Diagnose einer MPS III im Durchschnitt erst zu einem späteren Zeitpunkt erkannt, an dem bereits ein oder sogar mehrere nachfolgende Geschwisterkinder geboren sind. Nicht selten gibt es daher in einer Familie mehrere erkrankte Kinder.

Bei einer MPS III lässt sich ein typisch phasenhafter Verlauf erkennen, der mit den Schweregraden der Hirnveränderungen konform geht. Während zu Beginn die Kinder hochgradig hyperaktiv sind und wenig Aufmerksamkeit beim Spielen zeigen, werden sie im weiteren Verlauf ruhiger, verlieren die Gehfähigkeit, verlernen jegliche Sprache, wirken in sich gekehrt, haben zunehmende Schluckstörungen und entwickeln epileptische Anfälle. In der letzten Phase sind sie vollkommen auf pflegerische Unterstützung angewiesen und müssen über eine Magensonde ernährt werden bzw. abgesaugt werden. Jede Phase dauert mehrere Jahre, Patienten erleben zumeist die Pubertät oder erreichen sogar das dritte Lebensjahrzehnt. Allerdings ist eine Variabilität selbst innerhalb der Gruppe mit früh einsetzenden Auffälligkeiten beobachtbar. Nach Phasen einer deutlichen Verschlechterung über mehrere Wochen folgen Monate eines gleichbleibenden Zustandes oder einer scheinbaren Verbesserung, was unter Umständen Anlass zu falscher Hoffnung auf Heilung gibt.

Geburt und Frühsymptome

Die Kinder sind bei der Geburt unauffällig, der Kopfumfang kann bereits früh im oberen Normbereich sein. Die ersten Symptome können darin bestehen, dass Kinder sehr spät zu laufen oder zu sprechen beginnen, womöglich beides gar nicht richtig erlernen. Häufiges Hinfallen ist ein Zeichen von motorischen Koordinationsproblemen. Rezidivierende Mittelohrentzündungen führen zu Hörstörungen und bedingen auch dadurch eine verzögerte Sprachentwicklung.

Gesicht und Schädel

Viele der Patienten zeigen keine Besonderheiten in Körpergröße oder den Gesichtszügen. Im Gegenteil, oft handelt es sich um besonders hübsch aussehende Kinder mit runden Wangen und vollen Lippen (Abb. 5.23).

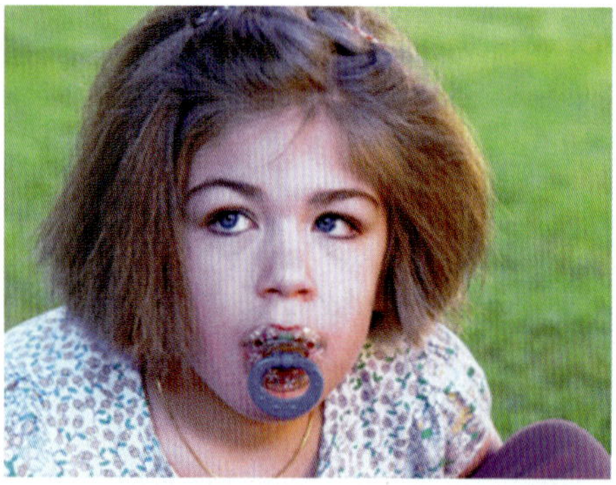

Abb. 5.23: Sanfilippo-Mädchen mit sehr hübschen Gesichtszügen und dichten und steifen Haaren.

Die Nase ist klein mit breiter, eventuell tiefliegender, Nasenwurzel. Besonders auffallend bei Betroffenen mit MPS III sind die dichten Haare und die bogenförmigen vorne meist zusammengewachsenen Augenbrauen (Abb. 5.24). Im Verlauf der fortschreitenden Erkrankung können die Gesichtszüge vergröbert, schlaffer und ausdruckslos werden. Die Kinder haben oft kräftige Zähne, welche jedoch wegen der schwierigen Zahnpflege und der Beschädigungen durch das ständige Beißen auf harte Gegenstände Beschädigungen und Karies aufweisen können.

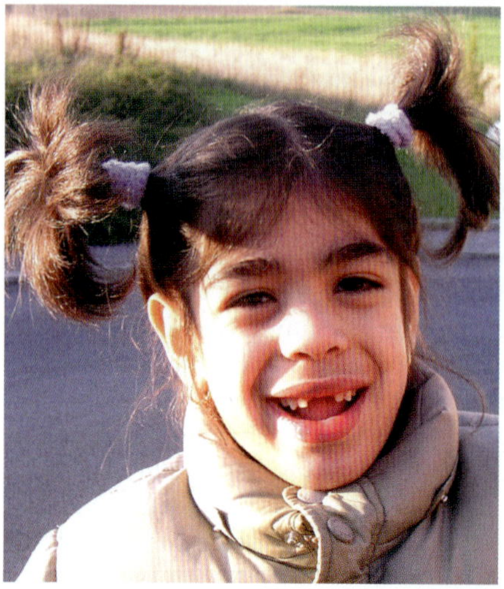

Abb. 5.24: Sechsjähriges Mädchen mit M. Sanfilippo.

Rumpf und Extremitäten

Die Patienten haben meist eine normale Körperstatur. Bei aufrechtem Gang fällt oft ein vorgestreckter Brustkorb mit nach hinten und oben gezogenen Schultern auf, wodurch die Körperhaltung sehr stramm und stolz wirkt und der Hals zu kurz erscheint (Abb. 5.25). Die Wirbelsäule kann eine thorakolumbale Kyphose (Gibbus) und/oder Skoliose aufweisen. Eine angedeutete X-Beinstellung, nach innen gedrehte Zehen oder ein Zehengang können früh bemerkt werden. Das ataktische Gangbild erinnert an Kinder mit infantiler Zerebralparese. In späteren Stadien mit geringer oder verloren gegangener Mobilität kommt es vermehrt zu Gelenkskontrakturen.

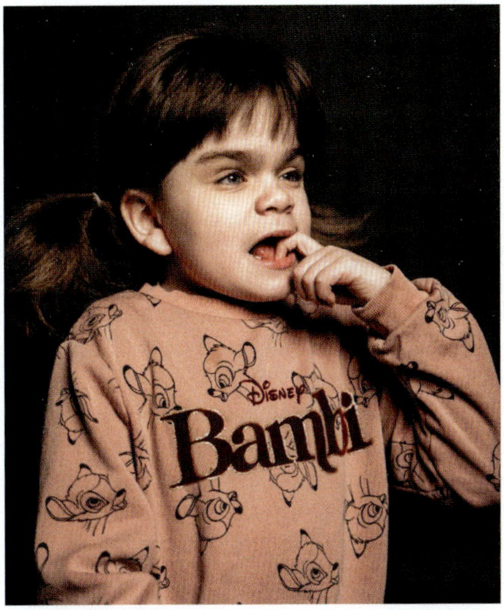

Abb. 5.25: Typische Haltung einer Patientin mit M. Sanfilippo.

Die Finger sind schlank und können Bissspuren aufweisen, später kann sich ein Karpaltunnelsyndrom entwickeln. Als Zeichen chronischer Minderdurchblutung können, besonders in fortgeschrittenen Stadien, verdickte Fingerendglieder (Trommelschlegelfinger) beobachtet werden. Kontrakturen an den großen Gelenken und eine Spitzfußstellung finden sich häufig erst später, zumeist auch als Zeichen mangelnder Bewegung. Durch anfallsweise Spasmen (Verkrampfungen) der Gefäßmuskulatur verfärben sich Hände und Füße bläulich oder werden blass, sie werden abwechselnd heiß-schweißig und eiskalt. Dies ist auf die gestörte Fähigkeit die Körpertemperatur zu regeln zurückzuführen, als Zeichen schwerer Veränderungen im Zentral- und vegetativen Nervensystem.

Herz und Lunge

Häufige Infekte der oberen Atemwege führen zu immer wiederkehrendem Schnupfen, zur Atmung mit offenem Mund und verstärktem Speichelfluss. Mit zunehmendem Krankheitsverlauf kommt es jedoch zu Schwierigkeiten den Schleim ausreichend abzuhusten. Die Bronchien sind angefüllt mit Schleim und müssen abgesaugt und abgeklopft werden um Erleichterung zu schaffen. Erschwert wird die Situation noch durch zunehmende Schluckstörungen die eine Aspiration und Lungenentzündungen begünstigen. In späteren Stadien können Bronchialspasmen auftreten und Erstickungsanfälle auslösen. Langandauernde Apnoen (Atempausen) sind auf eine mangelhafte zentrale Steuerung der Atmung zurückzuführen. Seltener kommt es zur Verdickung der Herzwand oder der Klappen, besonders der Aorten- und Mitralklappe, die ungenügend schließen. Die Mitralklappe kann einen Prolaps entwickeln, das Reizleitungssystem gestört sein im Sinne eines AV-Blocks.

Bauchorgane

Der Bauch kann durch eine vergrößerte Leber und manchmal eine vergrößerte Milz leicht vorstehen. Weitere unspezifische Symptome sind ein Nabelbruch und/oder Leistenbrüche. Die gestörte Darmmotilität, durch Darmspasmen begünstigt, führt einerseits zu episodischen Durchfällen. Andererseits können schwere Obstipationen, vor allem in späteren Erkrankungsphasen, das Wohlbefinden der Patienten stark belasten.

Nervensystem

Es kann durchaus vorkommen, dass Betroffene bereits einen Kindergarten oder die Volksschule besuchen, bevor sie beginnen, aus nichtigen Anlässen zu stürzen oder Verhaltensstörungen zu zeigen. Sie verlernen bereits erworbene Fähigkeiten, wie z.B. in ganzen Sätzen zu sprechen. Sie beginnen undeutlich zu sprechen, stottern oder wiederholen immer wieder Worte, die den Gegenständen womöglich falsch zugeordnet werden. Kinder, die bereits sauber sind, benötigen wieder Windeln. Die Patienten wirken sehr aktiv und rastlos, oder ziellos und autistisch. Typisch ist das Zupfen, Ziehen, Zerren an allem, was in Reichweite ist, alles wird in den Mund gesteckt (hyperaktive Phase). Daher sind es meist Ambulanzen für entwicklungs- oder sprachgestörte Kinder, neurologische oder psychosomatische Abteilungen, die von den Familien zunächst kontaktiert werden. Bei den Patienten lässt sich – oft nur in Narkose – ein pathologisches EEG nachweisen, epileptische Krampfanfälle (häufig große Krampfanfälle – Grand-Mal-Anfälle) können auftreten. Passager scheint es auch bei Kindern mit MPS III zu erhöhtem Hirndruck zu kommen, darauf lassen Weinanfälle, Erbrechen und Schlagen des Kopfes an die Wand schließen. Shuntoperationen wie bei einer Mukopolysaccharidose MPS IH sind jedoch nicht erforderlich. Eine

Einengung im Bereich des kraniozervikalen Übergangs ist möglich.

Kinder mit einer Mukopolysaccharidose Typ III (M. Sanfilippo) leiden besonders in den unruhigen Phasen an gravierenden Schlafstörungen. Oft schlafen sie erst nach Stunden ein oder sie erwachen während der Nacht, verlassen das Bett, um ziellos umherzustreifen. Es gibt auch wochenlange Perioden, in denen sie keinen Schlaf finden und am Bettzeug kauend Lach- oder Schreianfälle erleiden. Es ist bekannt, dass sich bei diesen Patienten der Schlaf-Wachrhythmus umkehren kann.

In der nächsten Phase der Erkrankung werden die Betroffenen ruhiger, wobei der Verlust körperlicher Fähigkeiten überwiegt (assistive Phase). Patienten mit MPS III haben Schwierigkeiten, sich aus dem Sitzen zu erheben, zu gehen oder das Gleichgewicht zu halten. Sie müssen im Rollstuhl befördert und gefüttert werden, sie kauen an Fingern und Beißspielzeug und verlieren immer mehr den Kontakt zu ihrer Umwelt. Die betroffenen Kinder reagieren kaum mehr auf einfache Aufforderungen oder Worte, sie hören gänzlich auf zu sprechen, eine Kommunikation ist kaum mehr möglich. Die zunehmende Bewegungslosigkeit und geringe Mimik ähnelt Parkinsonsymptomen. Die zunehmende Unfähigkeit zu schlucken macht eine Versorgung mit Nahrung und Flüssigkeit unmöglich, häufig verlieren betroffene Patienten massiv an Gewicht. Spätestens zu diesem Zeitpunkt muss eine Magensonde angelegt werden, um eine ausreichende Ernährung und eine gesicherte Zufuhr von Medikamenten zu gewährleisten. Die Atemwege müssen immer wieder abgesaugt werden, oft ist eine Sauerstoffzufuhr nötig. Selbst in dieser Phase können Betroffene über Jahre hindurch verbleiben (passive Phase).

In der Computertomographie des Schädels lässt sich bereits früh eine Verschmälerung der Hirnrinde nachweisen, mit zunehmendem Verlauf kommt es zu einer schweren Hirnatrophie mit Erweiterung der inneren und äußeren Liquorräume.

Sinnesorgane

Rezidivierende Mittelohrentzündungen führen manchmal schon früh zu Hörstörungen und können die sprachliche Entwicklungsverzögerung mit verursachen. Das Einsetzen von Paukenröhrchen, die Entfernung von vergrößerten Rachen- und Gaumentonsillen schafft eine Verbesserung, so dass es den Kindern mitunter gelingt, sprachlich und entwicklungsmäßig vorübergehend Fortschritte zu machen. Die Störungen im Bereich der Sinnesorgane sind vor allem durch den Abbau zentralnervöser Funktionen bedingt. Auch wenn Betroffene Geräusche wahrnehmen können, können sie diese nicht interpretieren und Gesagtes nicht verstehen. Bei erhaltener Sehschärfe können sie Gegenstände nicht richtig fixieren. Später kann sich allerdings eine Optikusatrophie entwickeln. Sie haben eine verminderte Empfindlichkeit der Haut, so dass sie sich verletzen ohne es zu spüren. Wird die Zunge durch Nahrung berührt, spüren sie den Geschmack nicht und schlucken nicht, weil auch die Koordination des Schluckapparates gestört ist, das Aushusten bei Aspiration ist erschwert. Die Schmerzempfindung kann herabgesetzt sein.

Muskulatur

Während die Patienten zu Beginn unglaubliche Ausdauer und Kräfte entwickeln können, werden sie zunehmend schwächer und bewegungsunfähig, selbst bezüglich der Atemmuskulatur. An den Extremitäten entwickelt sich eine zunehmende Spastizität, die Reflexe sind verstärkt.

Haut und Haare

Die Haare sind dicht, steif und oft abstehend. Die Augenbrauen sind stark ausgebildet und häufig vorne zusammen gewachsen. Die Haut zeigt eine vermehrte Körperbehaarung.

Skelett und radiologische Befunde

Die radiologischen Befunde sind im Wesentlichen die einer milden Dysostosis multiplex. Für den Verlauf der Erkrankung und die Diagnose haben sie – angesichts der schweren neurologischen Probleme - nur eine untergeordnete Bedeutung. Dennoch muss berücksichtigt werden, dass es häufig im Bereich des Hüftgelenks zu Femurkopfnekrosen kommt und die Wirbelsäule später auf Grund der Spastik und Immobilität eine schwere Skoliose entwickeln kann. Ein Karpaltunnelsyndrom sowie ein schnellender Finger sind beschrieben, womöglich auch nur von untergeordneter Bedeutung.

MPS III – M. Sanfilippo – attenuierte Verlaufsform

Die verbesserte Diagnostik und Sensibilisierung für adulte Formen von angeborenen Stoffwechselerkrankungen ganz allgemein führt dazu, auch Patienten mit einer MPS III mit leichter verlaufenden Krankheitssymptomen zu identifizieren. Bisweilen wird eine Diagnose erst im Jugendlichenalter durch Lernschwierigkeiten, ein ADHS oder im frühen Erwachsenenalter durch psychische Auffälligkeiten gestellt. Manche Betroffene können ihre sprachlichen und motorischen Fertigkeiten bis in die zweite oder gar dritte Lebensdekade zumindest teilweise erhalten, einfache Berufe erlernen und einfache Arbeiten ausführen. Diese Betroffenen leben unter Umständen in Betreuungseinrichtungen, wo sie weitgehend selbstbestimmt leben, aber einer Unterstützung im Alltag bedürfen. Ihre Sprachfähigkeit kann sich verschlechtern.

Eine weitere kleine Gruppe Betroffener (häufig mit einer MPS IIIB) kann einen stark abgeschwächten Krankheitsverlauf ohne neurologische Beeinträchtigung aufweisen, mit einem bis ins mittlere Lebensalter unauffälligen Leben, Beruf und Gründung einer eigenen Familie. Bei diesen MPS-Betroffenen wird die Diagnose durch den Augenarzt oder Kardiologen gestellt.

Gesicht

Manche der Betroffenen zeigen eine geringe Gesichtsdysmorphie.

Herz und Lunge

Bei stark abgeschwächten Verlaufsformen können kardiale Probleme, wie Kardiomyopathie, Klappenveränderungen oder Herzrhythmusstörungen, im Vordergrund stehen.

Bauchorgane

Eine milde Hepatomegalie ist möglich.

Nervensystem

Es muss sich nicht in allen Fällen eine Einschränkung der intellektuellen Fähigkeiten entwickeln. Betroffene können sich über Jahrzehnte hindurch im Berufsleben bewähren und einen Führerschein haben.

Sinnesorgane

Eine Netzhautdegeneration ähnlich einer Retinitis pigmentosa kann die Sehfähigkeit erheblich beeinträchtigen und bis zur Blindheit führen. Eine Schwerhörigkeit ist möglich. Ein M. Parkinson kann sich entwickeln. Es sei an dieser Stelle noch auf das Kapitel Geschichte hingewiesen, dass der vorübergehend als MPS IIIE geführte Subtyp durch eine Defizienz der Arylsulfatase G mit einer Retinitis pigmentosa in Zusammenhang gebracht wird (Usher Syndrom Typ IV, OMIM #618144).

Muskulatur und Haut

Sie sind meist ohne Auffälligkeiten, eventuell besteht eine vermehrte Körperbehaarung.

Skelett und radiologische Befunde

Eine milde Dysostosis multiplex liegt vor, sie kann sich vor allem mit stärkeren Hüftproblemen durch die Femurkopfnekrosen bemerkbar machen.

5.2.4. Mukopolysaccharidose Typ IV – Morquio

Die Mukopolysaccharidose Typ IV (MPS IV - M. Morquio) beruht auf einer Störung im lysosomalen Abbau vor allem von Keratansulfat. Dieses Glykosaminoglykan (GAG) ist aus N-Azetylglukosamin (oder N-Azetylgalaktosamin) und Galaktose zusammengesetzt und stellt einen wesentlichen Bestandteil des Knorpelgewebes und der Hornhaut dar. Von daher ist es verständlich, dass die Hauptsymptome vor allem am Skelettsystem im Sinne einer Dysostosis multiplex und am Auge durch eine Hornhauttrübung beobachtet werden. Wie bei allen MPS sind jedoch Manifestationen an vielen Organen erkennbar. Man beobachtet keinerlei kognitive Defizite, im Gegenteil, sehr häufig sind die Betroffenen außerordentlich klug und gebildet.

Am Abbau von Keratansulfat sind nach heutigem Kenntnisstand zwei Enzyme beteiligt, man unterscheidet daher zwei unterschiedliche Subtypen einer MPS IV – M. Morquio:

- Die N-Azetylgalaktosamin-6-Sulfat-Sulfatase spaltet Sulfatreste von Keratan- und Chondroitinsulfat ab. Dieses Enzym ist Genprodukt des *GALNS*-Gens. Im Falle von Genveränderungen in beiden Genallelen resultiert ein Mangel des Enzyms, was für eine Mukopolysaccharidose Typ IVA (MPS IVA - M. Morquio A, OMIM #253000) verantwortlich ist.
- Die Mukopolysaccharidose Typ IVB – M. Morquio B (OMIM #253010) wird hingegen durch einen Mangel der Beta-Galaktosidase hervorgerufen, einem lysosomalen Enzym, das nicht nur für den Abbau von Keratansulfat, sondern auch von Gangliosiden verantwortlich ist. Ganglioside sind aus bestimmten Fetten und Zuckern aufgebaut (Glykolipide) und stellen integrale Bestandteile von Nervenzellmembranen dar. Ein Beta-Galaktosidasemangel ist das Ergebnis von Genveränderungen im *GLB1*-Gen, sie verursachen eine fehlende oder mangelhafte Enzymaktivität. Ver-

änderungen in diesem Gen liegen nicht nur bei der MPS IVB vor, sondern sie sind auch für die GM1-Gangliosidose verantwortlich. Eine klassische GM1-Gangliosidose zeigt von Geburt an eine schwerwiegende neurologische Symptomatik und kann bereits in der Kindheit zum Tod führen (OMIM #230500, ☞ Kap. 6.1). Aber auch GM1-Gangliosidosen können neben den klassischen typischen Krankheitsverläufen abgeschwächte Krankheitsverläufe zeigen, bei denen die neurologischen Probleme in den Hintergrund treten zugunsten der Skelettveränderungen im Sinne der Dysostosis multiplex. Damit können attenuierte Formen einer GM1-Gangliosidose nicht wirklich von einer MPS IVB abgegrenzt werden, weshalb man bisweilen zum Überbegriff der *GLB1-assoziierten* Erkrankungen zurückgreift. Genveränderungen sind für beide Erkrankungen im selben Gen nachweisbar (monoallelisch), die nachgewiesenen Genveränderungen erlauben nur in den wenigsten Fällen eine klar definierte Zuordnung zur MPS IVB oder zur attenuierten Form einer GM1-Gangliosidose (Typ 3). Die Unterscheidung aufgrund klinischer Symptome ist fließend, zumal auch Betroffene mit Morquio B zum Teil eine neurologische Symptomatik haben können. Eine Enzymaktivitätsbestimmung kann ebenfalls nicht ausreichend zwischen beiden Erkrankungen diskriminieren.

Sowohl die MPS IVA als auch die MPS IV B haben keine so ausgeprägte Speicherung in den Zellen und Organen, wie man sie bei den meisten anderen Typen von MPS beobachtet. Beide Formen haben daher eine höhere Lebenserwartung, wenn sich nicht früher schwerwiegende Komplikationen einstellen. Es sind jedoch die schweren Brustkorbveränderungen, die mit zunehmendem Alter zu einer zunehmenden Beeinträchtigung der Herz- und Lungenfunktion führen können, wodurch die Lebenserwartung eingeschränkt ist. Auch eine Kompression des Rückenmarks im Bereich der Halswirbelsäule stellt einen Risikofaktor für eine Querschnittslähmung dar. Eine frühzeitige neurochirurgische Operation (Fixierung/Versteifung im Bereich des kraniozervikalen Übergangs) kann den Verlauf der Erkrankung erheblich mildern. Eine weitere Schwachstelle der Wirbelsäule ist im Bereich der unteren Brust-/Lendenwirbelsäule, wo durch eine ausgeprägte Kyphose Nerven für Mastdarm, Blase und die Beine beschädigt werden können.

Die MPS IVA weist eine große klinische Variabilität mit unterschiedlich schweren Symptomen an den verschiedenen Organsystemen auf. Die Ausprägung charakteristischer Symptome (Minderwuchs, Veränderungen des Brustbeins, Deformität des Handskeletts, Zahnschmelzdefekte) ist sehr variabel. Im Einzelfall kann es deshalb schwierig sein, bei einem Patienten - besonders im Kindesalter - eine Zuordnung zu einer klassischen (schweren) oder nicht-klassischen (attenuierten) Verlaufsform eines M. Morquio A zu treffen.

Auch die Abgrenzung gegenüber einer MPS IVB ist bei abgeschwächten klinischen Symptomen klinisch kaum möglich, vor allem wenn letztere ohne neurologische Symptomatik abläuft („pure (= reine) MPS IVB"). Bei deutlichem Kleinwuchs ist die Diagnose einer MPS IVA wahrscheinlicher, da Betroffene mit MPS IVB zumeist größer sind und eine nur etwas verringerte oder normale Körperlänge haben können.

Laborbefunde

Bei der Urin-Abklärung eines Patienten mit Verdacht auf einen M. Morquio ist zu bedenken, dass gerade bei leichten Verlaufsformen oder älteren Betroffenen der Nachweis einer Ausscheidung von Keratansulfat nicht gelingt, sodass das Ergebnis falsch negativ ist. Es kann auch nur vermehrt Chondroitinsulfat gefunden werden, was an sich physiologisch wäre. Die Aktivitätsmessung des jeweiligen Enzymdefektes oder die molekulargenetische Untersuchung kann helfen, die klinische Diagnose zu sichern. Die Enzymmessungen sollten bei einer MPS IVA unbedingt in Leukozyten oder Hautfibroblasten gemessen werden, da die Enzyme nur wenig stabil sind und die Messung mithilfe künstlicher Substrate nicht immer eindeutig ist. Beim Morquio B werden im Urin auch Oligosaccharide gefunden (mittels Dünnschichtchromatographie, ☞ Kapitel Biochemie). Diese werden auch bei einer GM1-Gangliosidose gefunden. Die molekulargenetische Untersuchung des *GLB1*-Gens kann leider aufgrund des Genotyps nur in den wenigsten Fällen die zukünftige Entwicklung des Phänotyps vorhersagen und die differenzialdiagnostische Zuordnung zu einer MPS IVB oder einem Typ 3 einer GM1-Gangliosidose treffen.

MPS IVA – M. Morquio Typ A, klassischer Typ

Mögliche Erstmanifestation

In seltenen Fällen kann es bereits intrauterin zu einem nicht-immunologischen Hydrops fetalis kommen.

Geburt und Frühsymptome

Bei Geburt sind die Patienten meist von unauffälliger Größe, nur gelegentlich bemerkt man einen Klumpfuß oder eine Abduktionshemmung im Hüftgelenk. Die ersten Symptome treten dann am Ende des ersten Lebensjahres auf: Die Kinder entwickeln einen Gibbus, der besonders beim Sitzen bemerkt wird (☞ Abb. 5.5).

Auch die Deformierung des Brustkorbes (Hühnerbrust oder Trichterbrust) ist häufig ein Anlass für Eltern, den Arzt aufzusuchen (Abb. 5.9).

Die statomotorische und mentale Entwicklung ist anfangs unauffällig. Das Gangbild wird jedoch durch die zunehmenden X-Beine watschelnd mit schlenkernden Armen, beides Zeichen für die schlaffen, überbeweglichen Gelenke (Abb. 5.26 und Abb. 5.27).

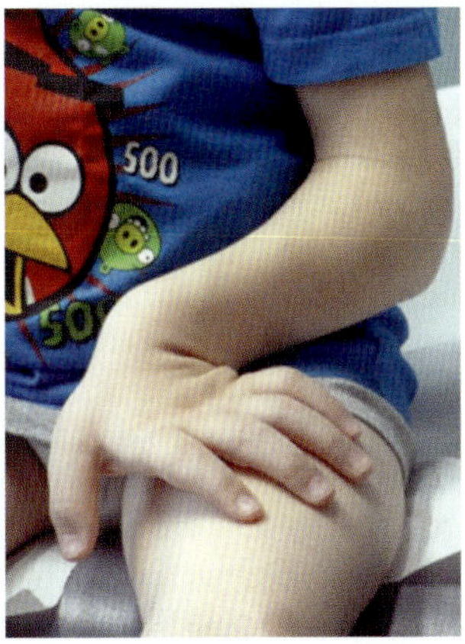

Abb. 5.26: MPS IVA: ausgeprägte Hypermobilität im Handgelenk.

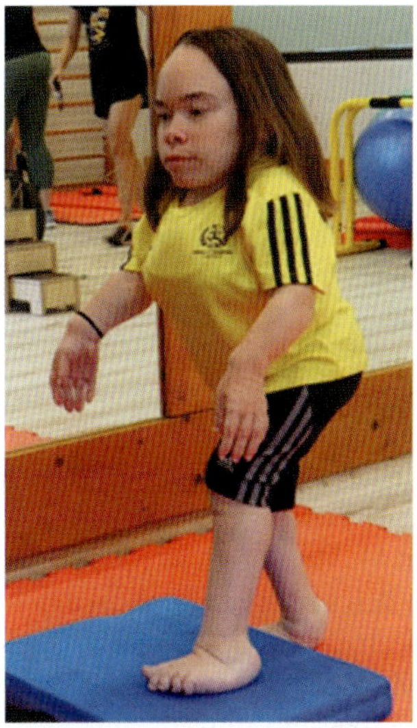

Abb. 5.27: Erwachsene Patientin mit klassischer MPS IVA, man erkennt ausgeprägt instabile Hand- und Fußgelenke.

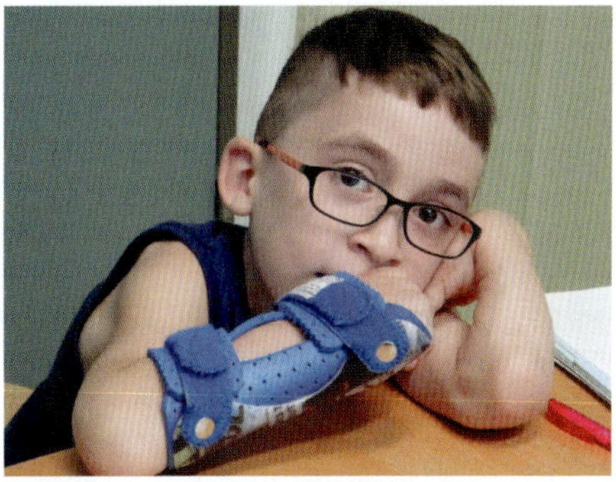

Abb. 5.28: Orthesen helfen bei der Bewältigung der Alltagstätigkeiten.

Eine rasche Ermüdbarkeit beim Gehen und gesteigerte Reflexe mit Pyramidenbahnzeichen an den unteren Extremitäten werden manchmal schon im Kleinkindesalter beobachtet und sind ein wichtiger Hinweis für eine beginnende Kompression des Rückenmarkes im Bereich der Halswirbelsäule.

Das Wachstum ist ab dem 2. Lebensjahr verzögert, die Verkürzung des Rumpfes wird dann immer offensichtlicher. Die auffällige Gestalt des Körpers und das charakteristische Gesicht mit weit vorstehendem Kinn lassen bereits in diesem Alter die klinische Verdachtsdiagnose einer MPS IV zu. Die Stimme der Patienten klingt gepresst. Das Längenwachstum endet bei klassischen Formen etwa im

Alter von acht Jahren, bei attenuierten Formen im Teenageralter.

Gesicht und Schädel

Der Kopfumfang ist normal, erscheint jedoch wegen des Minderwuchses relativ vergrößert. Die untere Gesichtshälfte ist stark akzentuiert, das Kinn häufig prominent. Die Mundöffnung kann eingeschränkt sein, die Zunge vergrößert. Im Übrigen ist das Gesicht eher flach, die Nase kurz mit leicht eingesunkener Nasenwurzel, im Sinne einer gering ausgeprägten Gesichtsdysmorphie. Bei allen Patienten mit M. Morquio A werden Veränderungen sowohl an den Milch- als auch an den bleibenden Zähnen beobachtet: Die Schmelzschicht ist sehr dünn, die Zähne sind hypoplastisch mit sehr scharfen Spitzen, oft sind punktförmige Verkalkungsanomalien sichtbar, es besteht eine Kariesneigung.

Rumpf und Extremitäten

Hauptmerkmale des M. Morquio A sind ein verkürzter Rumpf, eine schwere Wirbelsäulenverbiegung (Kyphose oder Lordose), eine Überstreckung des Kopfes und meist eine Hühnerbrust, seltener Trichterbrust. Die Femurköpfe sind deutlich abgeflacht (oft fälschlich als beidseitiger M. Perthes fehlgedeutet), die Hüftgelenkspfannen unzureichend geformt. Die Patienten nehmen häufig eine Beugehaltung in den Hüften und Knien ein, da in den großen Gelenken wie Schultern, Knie- und Hüftgelenken eine Kontrakturneigung besteht, die im Widerspruch zu der deutlichen Hypermobilität der kleinen Gelenke der Füße und Hände steht. Die Erwachsenengröße, die wegen einer Stehunfähigkeit häufig schwer zu messen ist, beträgt bei klassischen Formen etwa 100-110 cm, es gibt bei den attenuierten Formen jedoch durchaus Patienten mit fast normaler Körperlänge.

An den Ellbogen, Hand-, Knie- und Sprunggelenken finden sich starke Auftreibungen. Durch die zunehmenden X-Beine und ausgeprägte Plattfußbildung ist die Gehfähigkeit eingeschränkt. Die Rumpfverkürzung ist in manchen Fällen so ausgeprägt, dass die unteren Rippen den Beckenkamm berühren. Die Rippen sind im vorderen Anteil ruderblattförmig und stehen abnorm dicht, sodass der Brustkorb fassförmig geformt und nahezu unbeweglich ist.

Herz und Lunge

Durch die schwere Verformung des Brustkorbes und der Wirbelsäule ist die Atemexkursion eingeschränkt; die Lungenventilation ist vermindert. Die Luftröhre und Hauptbronchien wachsen unvermindert, während die Vergrößerung des Brustkorbs nicht mithält. Dadurch sind die großen Atemwege gedreht, geknickt und eingeengt. Die Patienten werden im 3. oder 4. Lebensjahrzehnt zunehmend dyspnoisch, die Stimme wird rau und heiser. Nicht selten wird auch ein allergisches Asthma beobachtet. Dies kann zu einem Lungenhochdruck und einer Rechtsherzbelastung (Cor pulmonale) führen. Am Herzen selbst werden ungenügende Klappenverschlüsse womöglich aller Klappen, und Herzrhythmusstörungen beobachtet (AV-Block, Vorhofflimmern).

Bauchorgane

Eine Leber- oder Milzvergrößerung wird bei der klassischen MPS IVA nur moderat beobachtet.

Nervensystem

Beim M. Morquio A ist das Nervensystem primär nicht am Krankheitsprozess beteiligt; es treten jedoch bei dieser MPS-Form häufig Lähmungserscheinungen auf, die auf eine Einengung des Spinalkanals zurückgeführt werden können. Durch die Speicherung der GAGs in den umgebenden Hirn-Rückenmarkshäuten, überbewegliche Bänder im atlanto-okzipitalen Gelenk und die mangelhafte oder fehlende Ausbildung des Dens axis ist das Atlantoaxialgelenk abnorm beweglich und komprimiert von dorsal her das Rückenmark, besonders bei einer Flexion des Kopfes. Klinisch macht sich die Rückenmarkskompression durch eine zunehmende Schwäche in den Armen und Beinen bemerkbar, bis zur völligen Lähmung und Gefühllosigkeit (Tetraplegie). Die schweren Wirbelkörperveränderungen im thorakolumbalen Bereich begünstigen eine Lumbalkyphose, die durch Kompression der Nerven eine Inkontinenz der Blase, des Mastdarms und ebenfalls Schwäche/Lähmung der unteren Extremitäten auslösen kann. Um diesen schweren Komplikationen, die in manchen Fällen schon im Kleinkindesalter auftreten können, vorzubeugen, ist eine Operation im Bereich des kraniozervikalen Übergangs erforderlich. Meist werden eine künstliche Versteifung der Wirbelsäule und eine Dekompressions-OP notwendig. Bei gegebener klinischer Symptomatik sollte sich die Diagnostik auf die gesamte Wirbelsäule erstrecken, um beispielsweise eine Rückenmarkskompression auch im Bereich der Brust- und Lendenwirbelsäule zu erfassen.

Sinnesorgane

Das Hörvermögen der Patienten ist häufig eingeschränkt. Zu der Schallleitungsschwerhörigkeit nach rezidivierenden Otitiden kommt eine Innenohrschwerhörigkeit, es entwickelt sich eine kombinierte Schwerhörigkeit.

Eine Hornhauttrübung ist ein konstanter Befund bei der MPS IVA, allerdings erst mit zunehmendem Alter. Sie ist teilweise sehr diskret und dann nur durch eine sorgfältige Spaltlampenuntersuchung nachweisbar. Die Sehfähigkeit wird dadurch in den meisten Fällen nicht beeinträchtigt. Weitere bekannte ophthalmologische Befunde bei MPS IV sind der Befund eines Astigmatismus sowie das Vorhandensein einer Linsentrübung (Grauer Star, Katarakt), durchaus schon im jüngeren Lebensalter.

Muskulatur

Muskelschwäche oder Lähmungen sind meist Folge einer Kompression des Rückenmarks oder davon abgehender Nerven.

Haut

Die Haut kann aufgrund der Laxheit besonders über den Gelenken faltig und verschieblich sein.

Skelett und radiologische Befunde

Die typischen Röntgenveränderungen im Sinne einer Dysostosis multiplex lassen bereits im Alter von einem Jahr die Verdachtsdiagnose einer Morquio-Erkrankung zu. Es finden sich ausgeprägte Veränderungen an der Wirbelsäule, am Becken und an den Händen. Während zunächst ein Gibbus am thorakolumbalen Übergang auffällt, werden die Wirbelkörper im weiteren Verlauf zunehmend abgeflacht und verbreitert (Platyspondylie). Im Becken sind die unteren Iliakalabschnitte hypoplastisch, es kommt häufig zu einer (Sub-) Luxation der Femurköpfe. Charakteristisch für eine MPS IV ist auch die V-förmige Deformierung der distalen Unterknochen (Radius und Ulna, Madelung-Deformität).

MPS IVA – M. Morquio A – attenuierte oder nicht-klassische Verlaufsformen

Nicht alle Patienten mit einer MPS IVA entwickeln einen auffallenden Klein-oder Minderwuchs. Die Erkrankung kann in einzelnen Fällen so leicht verlaufen, dass aufgrund einer (fast) normalen Erwachsenengröße die Diagnose sehr spät gestellt wird (Abb. 5.30). Erste Symptome treten meist erst im Kindes- oder Jugendlichenalter auf; die Patienten klagen über Schmerzen beim Laufen, was manchmal als „Wachstumsschmerzen" interpretiert wird. Der Gang wird schwerfälliger, eine leichte X-Beinstellung und Plattfüße entwickeln sich. Die Wirbelsäulenverbiegung erfordert eventuell das Tragen eines Mieders. Die Vorwölbung des Sternums ist geringer ausgebildet, die abnorme Schlaffheit der Bänder ist weniger stark ausgeprägt als bei der klassischen Form eines M. Morquio.

Vom Skelettsystem am meisten betroffen sind die Hüftgelenke (oft falsch als beidseitiger M. Perthes interpretiert), welche bereits im frühen Erwachsenenalter das Einsetzen von Hüftendoprothesen nötig machen (Abb. 5.29). Die Fehlstellung der Wirbelsäule, vor allem im thorakolumbalen Bereich, führt meist erst im Erwachsenenalter zu stärkeren Beschwerden, wie Beinschwäche, Inkontinenz. Zu den radiologisch nachweisbaren Dysplasiezeichen der großen Gelenke kommen später weitere degenerative Veränderungen im Sinne von Arthrose/Arthritis, was starke Schmerzen verursacht und mitunter zur Diagnose eines Rheumatismus führen kann. Das Handskelett kann weniger betroffen sein, abgesehen von der Entwicklung eines Karpaltunnelsyndroms.

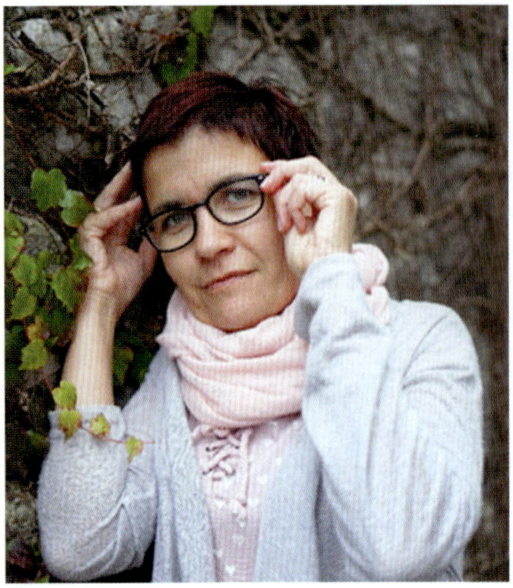

Abb. 5.29: Erwachsene Betroffene mit attenuierter Form von MPS IVA. Anamnestisch auffallend ist die Implantation von Hüftendoprothesen beidseits, noch vor der Geburt ihrer Töchter.

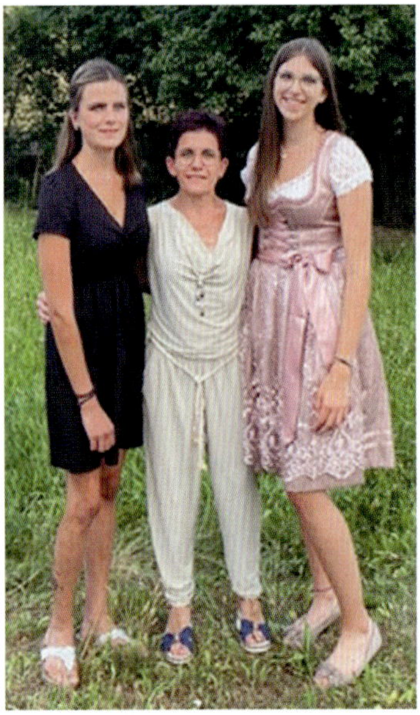

Abb. 5.30: Dieselbe Betroffene mit ihren beiden inzwischen erwachsenen Töchtern. Im Vergleich fällt die verringerte Körpergröße auf.

Auch bei Patienten mit einem milden Krankheitsverlauf kann ein Astigmatismus und eine Hornhauttrübung nachgewiesen werden, letztere eventuell erst mit zunehmendem Alter. Die Sehfähigkeit ist meist nicht beeinträchtigt. Eine Innenohrschwerhörigkeit kann sich entwickeln. Die Zähne sind nicht auffallend, Zahnschmelzdefekte und eine Kariesneigung sind jedoch möglich.

Von Seiten des kardiorespiratorischen Systems sind nicht die schweren früh einsetzenden Probleme zu erwarten, wohl aber Herzrhythmusstörungen oder Klappenveränderungen mit funktionellen Auswirkungen, sodass manche Herzklappen ersetzt werden müssen. Die Intima der Herzkranzgefäße kann durch die Speicherung verdickt sein. Die Lungenfunktion kann eingeschränkt sein. Auch bei attenuierten Krankheitsverläufen können die Luftwege eingeengt sein und aufgrund der Gesamtsituation ein erhöhtes Narkoserisiko darstellen, was insbesondere bei den großen orthopädischen und kardiologischen Operationen einkalkuliert werden muss.

MPS IV B – M. Morquio B ("pure" und "plus")

Patienten mit einer MPS IVB werden wesentlich seltener diagnostiziert als solche mit einer MPS IVA. Deshalb lässt sich die klinische Symptomatik lediglich anhand einer geringeren Zahl von Patienten ableiten. Die Hauptmerkmale stimmen prinzipiell mit jenen der MPS IVA überein, wenngleich die Skelettveränderungen meist etwas schwächer ausgeprägt sind und die Extremitäten länger wirken (☞ Abb. 5.8). Es kann häufig eine Erwachsenengröße von etwa 140 – 150 cm erreicht werden. Da es jedoch auch bei einer MPS IVA leichtere Krankheitsverläufe gibt, ist eine Zuordnung zu einem der beiden Formen allein auf Grund des klinischen Bildes im Einzelfall unmöglich. Zudem ist bei neurologischen Symptomen die sichere Abgrenzung zu Patienten zu einer abgeschwächten Form einer GM1-Gangliosidose (Typ 3) nicht immer sicher möglich. Es wird daher empfohlen, zwischen jenen Betroffenen mit überwiegender Skelettproblematik („*pure*" MPS IVB) und solchen mit zusätzlicher neuronopathischer Symptomatik (MPS IVB „*plus*") zu unterscheiden. Letztere hat jedoch nichts mit dem kürzlich beschriebenen MPS-Plus-Syndrom zu tun (☞ Tab. 5.1).

Geburt und Frühsymptome

Die Patienten werden in den ersten Lebensjahren durch eine X-Beinstellung und Gangstörung auffällig. Die anfangs normale Körperlänge beginnt in den Perzentilen nach unten abzuweichen. Der Rumpf wird immer mehr (dysproportional) verkürzt, ein Minderwuchs kann die Folge sein.

Gesicht und Schädel

Der Hals erscheint verkürzt, der Kopf in Relation zum Rumpf vergrößert. Es besteht eine Mittelgesichtshypoplasie mit breiter flacher Nasenwurzel, das Kinn ist eventuell betont. Tonsillen und Rachenpolypen können vergrößert sein und Mittelohraffektionen begünstigen. Zahnschmelzdefekte werden beobachtet. Patienten bieten - wie auch bei der MPS IVA – eine Hypoplasie des Zahns des 2. Halswirbelkörpers mit der Gefahr der Einengung des Rückenmarks im kraniozervikalen Bereich und einer drohenden Querschnittslähmung.

Rumpf und Extremitäten

Die Röhrenknochen erscheinen verkürzt, mit verdickten Gelenken (Ellbogen, Knie, Hände und Füße). Die Gelenks-Überbeweglichkeit ist vorhanden, wenn auch nicht so stark ausgeprägt wie bei einer MPS IVA. Die X-Beinstellung kann zunehmen, wie auch Plattfüße. Eine Verbiegung der Wirbelsäule mit Kyphoskoliose oder Hyperlordose der Lendenwirbelsäule kommen vor. Der Brustkorb ist verkürzt, das Brustbein stark nach vorne gewölbt. Die kleinen Hand- und Fußknochen sind dysplastisch. Karpaltunnelsyndrome werden beobachtet.

Herz und Lunge

Da das Längenwachstum von Luftröhre und Rumpf nicht synchron verläuft, kann die Luftröhre gebogen und verdreht sein und dadurch eingeengt sein. Die Lungenfunktion ist dadurch und durch den starren Brustkorb eingeschränkt. Herzprobleme sind durch Veränderungen der Herzklappen und Herzrhythmusstörungen möglich.

Bauchorgane

Eine Vergrößerung der Leber und Milz wird kaum beobachtet.

Nervensystem

Bei der einer der MPS IVA-ähnlichen Klinik („pure“ MPS IVB) sind lediglich die bekannten neurologische Komplikationen durch Kompression von Rückenmark und Nerven im Rahmen der Dysostosis multiplex zu beobachten. Dabei sind die neurologischen Probleme auf die Schädigung der nervalen Strukturen zurückzuführen. Immer wieder werden jedoch Patienten beobachtet, die einer MPS IVB „plus“ zugeordnet werden, weil sie weitere neurologische (neuronopathische) Auffälligkeiten zeigen, wie eine spät einsetzende Entwicklungsverzögerung, Dystonie, Dysarthrie, Dysphagie, Ataxie, Spastik, Epilepsie/Myoklonien bis hin zu unwillkürlichen langsamen ungewöhnlichen Bewegungsmustern (Choreoathetose).

Sinnesorgane

Eine Hornhauttrübung kann sich bei bestimmten Genvarianten entwickeln.

Muskulatur

Eine Schwäche kann durch Schädigungen des Rückenmarks und abgehender Nerven entstehen, mit den kritischen Stellen am kraniozervikalen Übergang und lumbal.

Haut

Es sind keine Auffälligkeiten bekannt.

Skelett und radiologische Befunde

Es bestehen die typischen Veränderungen im Sinne der Dysostosis multiplex, inklusive der möglichen Veränderungen am Zahn des 2. Halswirbelkörpers. Die Wirbelkörper sind unregelmäßig geformt, teilweise mit zunehmender Platyspondylie. Femurkopfnekrosen und wenig ausgebildete Hüftgelenkspfannen verursachen bereits früh ausgeprägte Hüftgelenksprobleme.

5.2.5. Mukopolysaccharidose Typ VI – Maroteaux-Lamy

Die Mukopolysaccharidose Typ VI (MPSVI – M. Maroteaux-Lamy, OMIM #253200) wird durch einen Defekt der lysosomalen Arylsulfatase B verursacht. Dieses Enzym ist das Genprodukt des *ARSB*-Gens und vorwiegend für den Abbau von Dermatansulfat und Chondroitin-4-Sulfat (C-4-S) verantwortlich (C-4-S wird auch physiologisch ausgeschieden). Im Urin Betroffener finden sich daher überwiegend erhöhte Mengen an Dermatansulfat. Die ausgeschiedenen Mengen korrelieren bis zu einem bestimmten Ausmaß mit der Schwere der klinischen Symptome. Bei älteren Patienten – besonders mit der leichteren Verlaufsform – kann die GAG-Ausscheidung auch normal sein. Bei der Auftrennung der einzelnen GAG-Fraktionen im Urin ist jedoch auch bei diesen Patienten Dermatansulfat nachweisbar und kann zur Diagnose führen (Abb. 5.32).

Der Enzymdefekt (Defizienz der Arylsulfatase B) kann in Leukozyten und Fibroblasten nachgewiesen werden. Die Arylsulfatasen sind eine Gruppe von Enzymen, der Subtyp A und K kann auch in andere lysosomale Erkrankungen involviert sein, der Subtyp G ist im Falle von Genveränderungen für das Usher-Syndrom Typ IV verantwortlich. Die Diagnose einer MPS VI soll sich nicht alleinig nur auf die Verminderung der Enzymaktivität der Arylsulfatase B stützen, denn eine solche kann auch im Rahmen einer Multiplen Sulfatasedefizienz beobachtet werden (☞ Kap. 6.1.4.3.). Zur Sicherung der Diagnose einer MPS VI ist daher die enzymatische Untersuchung zumindest einer weiteren Sulfatase nötig, oder die molekulargenetische Absicherung mittels Genveränderungen im *ARSB*-Gen.

Wie bei allen anderen MPS-Formen auch, kann sich eine MPS VI in schweren klassischen und leichteren nicht-klassischen langsam verlaufenden (attenuierten) Verlaufsformen darstellen. Schwer betroffene Patienten bieten äußerlich ein klinisches Bild das einer MPS I nicht unähnlich ist, die mentale Entwicklung ist jedoch normal. Sie zeigen früh eine charakteristische Beteiligung des Skelettsystems mit ausgeprägtem Kleinwuchs, schwerer Dysostosis multiplex und Gelenkskontrakturen; oftmals ist eine Verkrümmung der Wirbelsäule das Erstsymptom der Erkrankung (Abb. 5.31).

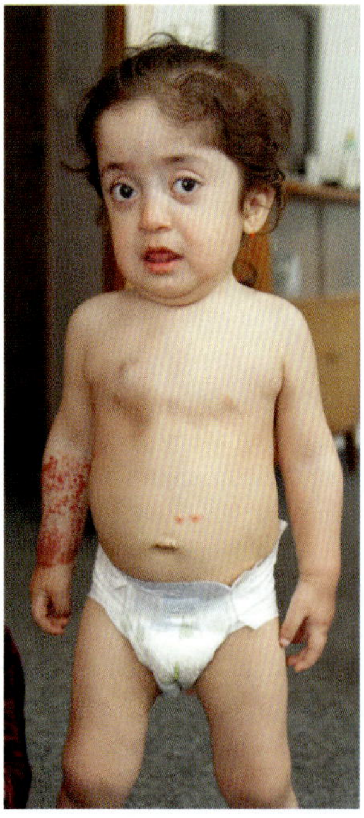

Abb. 5.31: Mädchen mit M. Maroteaux-Lamy: Grobe Gesichtszüge, kurzer Rumpf, Gelenkskontrakturen, vorgewölbtes Abdomen, Trichterbrust.

Weitere Frühsymptome sind eine Nabel- und Leistenhernie. Langsam kommt es zu einer Vergröberung der Gesichtszüge und einer deutlich vermehrten Körperbehaarung. Eine Vergrößerung der Leber und Milz ist ein inkonstantes Symptom. Im Verlauf des Kindesalters entwickelt sich zunehmend ein dysproportionierter Minderwuchs mit stark verkürztem Rumpf. Durch den verkleinerten Brustkorb und die veränderten Mundstrukturen, vor allem die vergrößerte Zunge, kann die Stimme gepresst wirken und die Sprache undeutlich sein. Sehr belastend für die intellektuell normalen Patienten sind die Hornhauttrübung und andere Manifestationen am Auge, die unbehandelt bis zur Blindheit führen können.

Durch Einlagerung der GAGs kommt es zur Verdickung des Herzmuskels, sodass auch die Kardiomyopathie die Erstmanifestation der Erkrankung sein kann. Die kardialen Probleme können bei manchen Betroffenen im Vordergrund stehen (kardiale Formen) und im weiteren Krankheitsverlauf lebensbedrohlich werden.

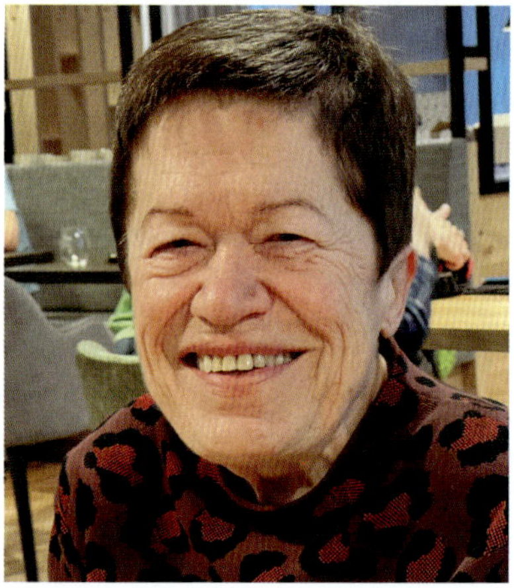

Abb. 5.32: Erwachsene Patientin mit MPS VI. Bereits ab der Kindheit waren Skeletteränderungen bekannt, später erfolgten Operationen an Hüften, Herz, Augen und Karpaltunnelsyndrom. Die Diagnose wurde jedoch erst im 6. Lebensjahrzehnt bestätigt.

Geburt und Frühsymptome

Betroffene sind bei der Geburt unauffällig, das Wachstum ist jedoch ab dem 2. Lebensjahr deutlich verzögert und kann etwa ab dem Kindesalter aufhören. Die kognitiven Meilensteine sind unbeeinflusst. Zunehmende Gelenkskontrakturen und eine Hornhauttrübung können jedoch bereits früh auffallen.

Gesicht und Schädel

Das Gesicht der Patienten ist im Kleinkindes- und Schulalter typischerweise rund, mit leicht eingesunkener Nasenwurzel, vorspringenden Backenknochen und klein erscheinendem Kinn. Mit zunehmendem Alter verändert sich dann die Physiognomie: charakteristisch sind eine leicht vorgewölbte Stirn mit breiter kurzer Nase, eine starke Verdickung der Wangen und Lippen, ein großer, breiter Mund und eine vergrößerte, wenig bewegliche Zunge. Die Zähne im verdickten Zahnfleisch sind meist klein, schlecht ausgeformt und weit auseinanderstehend, es besteht eine Neigung zu Karies.

Rumpf und Extremitäten

Die Rumpfverkürzung wird in der Adoleszenz immer augenfälliger, der Hals erscheint kurz und dick, das Sternum zeigt Verformungen (Hühnerbrust oder Trichterbrust). Die Rippen sind verbreitert und querstehend, sie schränken die Thoraxbeweglichkeit ein. Aufgrund der starken Deformitäten der Wirbelkörper kann eine thorakolumbale Kyphose im Kindesalter ausgeprägt sein, im weiteren Verlauf entwickelt sich jedoch häufig eine Hyperlordose. Die Patienten zeigen besonders beim klassischen Krankheitsverlauf einen deutlichen Minderwuchs.

Die Extremitäten sind plump und verkürzt, die Gelenke sind mitunter aufgetrieben, es entwickeln sich Genua valga und andere Gelenkdeformitäten. Die Beugekontrakturen der großen Gelenke sind ein konstantes Symptom, Gelenksentzündungen und Schmerzen sind durch Aktivierung lysosomaler inflammatorischer Prozesse häufig. Beugekontrakturen auch an den kleinen Fingerknochen führen zu sogenannten „Klauenhänden". Auch ein Karpaltunnel-Syndrom wird bei einer MPS VI häufig und bereits früh beobachtet. Die Füße können Fehlstellungen zeigen.

Herz und Lunge

Alle Herzklappen (vor allem die Mitral- und Trikuspidalklappe) können in unterschiedlichem Maße durch eingelagerte GAGs verdickt sein und ungenügend schließen oder sich nicht ausreichend öffnen (Klappeninsuffizienz oder -stenose). Wie auch bei einer MPS I kann eine Fibroelastose vorkommen. Ein Lungenhochdruck oder Herzrhythmusstörungen können die kardiale Situation zusätzlich beeinträchtigen. Die aufsteigende Aorta kann ausgeweitet sein, die großen Halsarterien können durch eine Verdickung der Intima eingeengt sein.

Rezidivierende Infekte der oberen und unteren Atemwege beeinträchtigen zusätzlich die an sich schon eingeschränkte Lungenfunktion durch den kleinen, starren Brustkorb und die vergrößerte Leber. Zusätzlich sind die Schleimhäute durch eingelagerte GAGs verdickt. Das Bronchialsekret ist verdickt und zäh. Es kommt nicht selten zu Atempausen im Schlaf (obstruktive Apnoen), sodass eine nächtliche Sauerstoffversorgung und/oder eine Maskenbeatmung nötig werden. Respiratorische Notfälle bei Narkosen stellen ein hohes Risiko dar.

Bauchorgane

Die Leber und Milz sind bei den schwer verlaufenden klassischen Krankheitsverläufen vergrößert, hingegen weniger ausgeprägt bei den langsamer verlaufenden Formen. Leistenbrüche und/oder ein Nabelbruch können beobachtet werden. Ältere Betroffene können – begünstigt durch die zunehmende körperliche Inaktivität – unter chronischer Obstipation leiden.

Nervensystem

Das Nervengewebe selbst ist von der Stoffwechselstörung nicht direkt betroffen (ungestörter Abbau von Heparansulfat), es können jedoch bei bildgebenden Untersuchungen leichte Veränderungen nachweisbar sein, wie Ausweitung der Hirnkammern und der Räume um die Blutgefäße. Die Hirn- und Rückenmarkshäute sind in unterschiedlichem Maße in den pathologischen Speicherprozess mit einbezogen. Sie können durch eingelagerte Speichersubstanzen verdickt sein und lokal die Strukturen einengen und schädigen. Das kommt insbesondere am kraniozervikalen Übergang vor, oder im weiteren Verlauf der Wirbelsäule. Schwere Auswirkungen kann eine solche GAG-Einlagerung besonders im Halsmarkbereich haben (Pachymeningeosis cervicalis). Durch die Einklemmung des Rückenmarks in diesem Bereich kommt es zu motorischen und sensiblen Ausfällen mit der Konsequenz einer zentralen und peripheren Neuropathie. Die Reflexe können dadurch abgeschwächt sein. Durch eine Laminektomie mit Entfernung der verdickten Meningen kann der Patient vor einer kompletten Querschnittslähmung bewahrt werden.

Auch bei einer MPS VI kann der Zahn des 2.Halswirbelkörpers (Dens axis) hypoplastisch sein und die Stabilisierung des Kopfes einschränken. Dies kann zusätzlich das Rückenmark schädigen (Myelopathie/Myelomalazie). Bei manchen Patienten mit einer MPS VI können Arachnoidalzysten häufig in der Nachbarschaft der Sella turcica (juxtasellär) auftreten. Durch Störungen der Zirkulation des Hirn-Rückenmarkwassers (Liquor) kann sich ein Hydrozephalus und erhöhter Hirndruck entwickeln. Eine weitere Komplikation ist die Erblindung durch eine Schädigung des Augennervs (Optikusatrophie).

Sinnesorgane

Die Hornhauttrübung ist vor allem nach der Pubertät rasch progredient, nicht selten ist Blindheit die Folge. Weitere, häufig anzutreffende Augenveränderungen sind die bereits erwähnte Optikusatrophie, ein zunehmender Sehstärkenverlust (meist höhergradige Weitsichtigkeit), eine Hornhauttrübung, ein erhöhter Augeninnendruck und Veränderungen am Augenhintergrund. Die geistig normalen Patienten empfinden die Beeinträchtigung ihrer Sehfähigkeit als schwerste Behinderung ihrer Krankheit.

Das Hörvermögen ist ebenfalls beeinträchtigt, meist liegen sowohl eine Schallleitungs- als auch eine Innenohrschwerhörigkeit vor.

Muskulatur

Muskelschwäche kann im Gefolge der Nervenkompression auftreten, jedoch auch bei zunehmender Immobilität.

Haut und Haare

Die Haut imponiert durch die eingelagerten Speichersubstanzen (Dermatansulfat) verdickt. Eine vermehrte Körperbehaarung (auch im Gesicht) ist möglich. Die Kopfhaare können sehr fest und dicht sein.

Skelett und radiologische Befunde

Patienten mit einer MPS VI weisen Skelettveränderungen im Sinne der Dysostosis multiplex auf, die hinsichtlich des Schweregrades und des Ausmaßes individuell sehr variabel sind. Bei schwer betroffenen Patienten werden meist dieselben radiologischen Befunde erhoben wie bei einer MPS IH - M. Hurler. Bei der leichten Form treten die ossären Symptome später auf und sind milder in der Ausprägung, dabei können Betroffene eine nahezu normale Körpergröße haben.

5.2.6. Mukopolysaccharidose Typ VII – Sly

Die Mukopolysaccharidose Typ VII (MPS VII - M. Sly, OMIM #253220) beruht auf einem Defekt der Beta-Glukuronidase. Es handelt sich bei diesem MPS-Typ um eine sehr selten diagnostizierte Form („ultra-rare disease"). Trotzdem wurden auch für diese Betroffenen erfolgreiche Anstrengungen zur Entwicklung einer Enzymersatztherapie unternommen.

Die Beta-Glukuronidase ist am Abbau von Heparan-, Dermatan- und Chondroitinsulfat beteiligt, weshalb bei einer mangelhaften Enzymaktivität diese Substanzen vermehrt gespeichert werden. Sie können in pathologischen Mengen bei den klassischen schwer verlaufenden Formen im Urin nachgewiesen werden. Patienten mit einem milder progredienten Verlauf können jedoch beim Urinscreening eine unauffällige Ausscheidung haben. Ist das Enzym vermindert, ist jedoch die Abgrenzung zum Pseudoenzym nötig. Die molekulargenetische Abklärung des *GUSB*-Gens sichert die Diagnose.

In einem peripheren Blutausstrich kann in eosinophilen und basophilen Granulozyten sowie Monozyten eventuell eine auffallende Granula nachgewiesen werden, was bei hämatologischen Routineuntersuchungen unerwartet zur Diagnose einer MPS VII führen kann.

Eine MPS VII ist bei einem nicht-immunologischen Hydrops fetalis eine jener lysosomalen Stoffwechselerkrankungen, die am häufigsten ursächlich ist. Anamnestische Hinweise in Familien sollten daher eine Abklärung in dieser Richtung induzieren.

Betroffene mit MPS VII ähneln in vielen Aspekten jenen Patienten mit einer MPS I, sowohl in der klassischen (Hurler-ähnlich), als auch in der nichtklassischen attenuierten Form (Scheie-ähnlich).

Neben den typischen Skelettveränderungen im Sinne einer Dysostosis multiplex, sind auch beim M. Sly die weiteren Symptome der Speichererkrankung zu beobachten: die Vergrößerung von Leber und Milz, eine Involvierung des Nervensystems, Entwicklungsverzögerung mit Rückschritten, häufige Infekte der oberen Atemwege, verminderte Lungenfunktion, Herzprobleme, Hörverminderung und Augenprobleme z.B. im Sinne einer Hornhauttrübung. Auch bei diesem MPS-Typ sind alle Komplikationen im Bereich des kraniozervikalen Übergangs möglich, mit der Gefahr der Rückenmarkseinengung und Querschnittslähmung.

Auch bei einer MPS VII gibt es ein breites phänotypisches Spektrum an Krankheitsverläufen, von schwer und rasch verlaufenden klassischen Formen bis hin zu langsam progredienten (attenuierten) Formen mit nur geringer Skelettbeteiligung und weitgehend unauffälliger Körperlänge.

Patienten mit einem klassischen schwer verlaufenden M. Sly ähneln einem M. Hurler, mit spät erreichten Meilensteinen der Entwicklung, zunehmender Entwicklungsverzögerung und Verlust bereits erworbener Fähigkeiten. Betroffene mit einem attenuierten Krankheitsverlauf können hingegen Sprachstörungen, Lernschwierigkeiten, Hyperaktivität, ein Aufmerksamkeitsdefizit, verringerte Einschätzung von Gefahren oder ein verändertes soziales Verhalten zeigen, sie können jedoch auch eine (nahezu) normale geistige Entwicklung bieten.

Mögliche Erstmanifestation

In Nachuntersuchungen konnte festgestellt werden, dass eine MPS VII bei einem bedeutenden Anteil zu einem nicht-immunologischen Hydrops fetalis führt, der intrauterin oder bei der Geburt diagnostiziert werden kann. Wird eine Therapie eingeleitet, kann es sein, dass Kinder trotzdem nur wenige Tage überleben. Es kann sich im weiteren Verlauf jedoch sowohl eine klassische oder aber auch spät manifestierende Form einer MPS VII entwickeln. Der Hydrops ist somit kein sicherer Hinweis auf einen weiteren schweren Krankheitsverlauf.

Geburt und Frühsymptome

Neugeborene können bei der Geburt unauffällig sein. Rasch kann sich jedoch eine Vergrößerung der Leber und Milz manifestieren, mit Nabel- und Leistenbrüchen. Bei anfangs normaler Körpergröße wird zunehmend eine Wachstumsverzögerung beobachtet, sodass – je nach Schwere des Krankheitsverlaufs – ein Minder- oder Kleinwuchs resultieren kann. Die ersten Meilensteine der Entwicklung sind verzögert.

Gesicht und Schädel

Die Gesichtszüge werden zunehmend vergröbert, der Schädel auf dem verkürzten Hals ist relativ groß und kann durch vorzeitige Nahtverknöcherungen eine auffallende Kopfform haben. Der Hirnschädel, aber auch die Schädelbasis sind verdickt, die Sella turcica ist eventuell deutlicher verbreitert als bei anderen MPS-Formen. Im Bereich des Gesichtsschädels findet sich ein kräftiger Ober-, vor allem aber Unterkieferknochen. Die Lippen erscheinen verdickt, die Zunge kann vergrößert sein. Zahnprobleme sind beschrieben. Die Nase zeigt eine verbreiterte tiefliegende Nasenwurzel, die Augenbrauen sind stark ausgebildet, die Ohren können tiefsitzend sein (Abb. 5. 33).

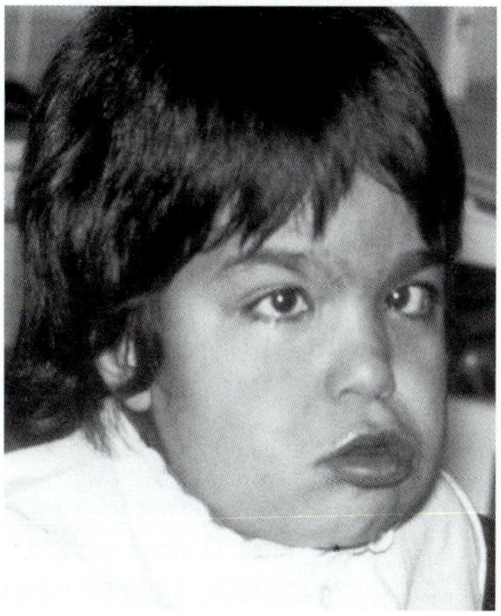

Abb. 5.33: 10 ½ Jahre altes Mädchen mit M. Sly.

Rumpf und Extremitäten

Mehrfach wurden Fußfehlstellungen (Klumpfüße) bei der Geburt beobachtet. Der Rumpf der meist kleinwüchsigen Patienten wirkt verkürzt und gedrungen, das Brustbein ist häufig vorgewölbt, der gesamte Thorax kann wegen der stark veränderten Wirbelkörper und Ruderblattrippen deformiert sein. Wie bei anderen MPS-Typen auch, kann neben Fehlstellungen der Wirbelsäule eine Kyphose im thorakolumbalen Bereich zu finden sein. Auch die kleinen Handknochen sind stark verändert, Kontrakturen sind möglich, ebenso ein Karpaltunnelsyndrom. Gelenkskontrakturen bestehen vor allem in der Hüfte, so dass manchmal ein aufrechter Gang nicht möglich ist.

Im Hüftgelenk besteht eine Hüftgelenksdysplasie mit bereits früh einsetzender Bewegungseinschränkung, die Veränderungen im Hüftgelenk werden außerdem von starken Schmerzen begleitet. Das führt dazu, dass Patienten auf den Rollstuhl angewiesen sind bzw. dass ein Hüftgelenksersatz vor allem bei älteren Patienten erwogen werden muss. Durch den gedrungenen Rumpf erscheinen Arme und Beine gegenüber dem Rumpf relativ lang (Abb. 5.34).

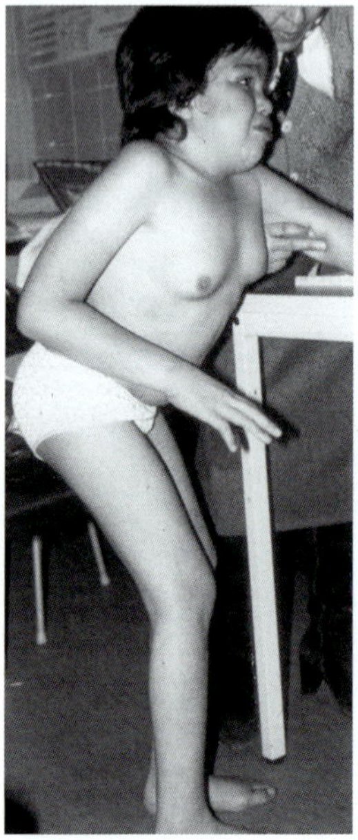

Abb. 5.34: 10 ½ Jahre altes Mädchen mit M. Sly: Kurzer Rumpf, schwere Gelenkkontrakturen, besonders im Hüftgelenk.

Herz und Lunge

Schon früh treten häufig Infekte des Nasen-Rachenraumes auf, Gaumen und Rachentonsillen sind vergrößert. Die Lungenfunktion kann sowohl restriktiv als auch obstruktiv eingeschränkt sein und eine Neigung zu Lungenentzündungen bestehen. Gelegentlich wird eine bronchopulmonale Dysplasie mit Fibrose und rezidivierendem Pneumothorax beobachtet. Schlafapnoen sind möglich. Wie bei anderen MPS-Formen auch besteht ein erhöhtes Narkoserisiko.

Das Herz kann vergrößert sein im Sinne einer Kardiomyopathie. Die Herzklappen können durch eingelagerte GAGs verdickt sein, eventuell sind Herzgeräusche nachweisbar. Die Elastinfasern der Aorta und großen Gefäße können fragmentiert sein, die Gefäßwand dadurch ausgeweitet sein.

Bauchorgane

Die Vergrößerung von Leber und Milz bedingt ein stark vorgewölbtes Abdomen. Leisten- und Nabelbrüche sowie eine Rektusdiastase sind Zeichen der allgemeinen Bindegewebsschwäche. Eine chronische Obstipation ist möglich.

Nervensystem

Wie auch bei anderen MPS-formen kann eine atlantoaxiale Instabilität durch eine Denshypoplasie beobachtet werden, mit der Gefahr der Einengung und Beschädigung des Rückenmarks, sowie nachfolgenden Lähmungserscheinungen. Zudem sind die Hirn-Rückenmarkshäute durch die Speicherung verdickt und führen im Bereich des großen Hinterhauptloches zusätzlich zur Einklemmung des Rückenmarks. Nur bei schwerer verlaufenden Formen findet sich eine zunehmende neurologische Verschlechterung mit Verlust der bereits erworbenen kognitiven Fähigkeiten. Auch eine Ataxie und parkinsonähnliche Symptome wurden beobachtet. Gravierende Veränderungen im Gehirn können epileptische Anfälle hervorrufen. Bei milden Formen eines Morbus Sly ist, wie bereits ausgeführt, keine oder nur eine geringe intellektuelle Einschränkung nachweisbar.

Sinnesorgane

Eine Trübung der Hornhaut ist möglich, auch Katarakte. Die Verdickung von Knochen im Bereich der Schädelbasis/Augenhöhle kann zur Kompression der Augenmuskelnerven mit konsekutivem Schielen führen. Häufige Mittelohrentzündungen bedingen eine zunehmende Schallleitungsschwerhörigkeit, welche mit einer Innenohrschwerhörigkeit kombiniert sein kann.

Muskulatur

Eine Spastik in den unteren Extremitäten ist möglich, mit ataktischem Gangbild. Die starken Gelenksveränderungen und Schmerzen führen jedoch zur zunehmenden Immobilität der Betroffenen mit Muskelabbau.

Haut

Die Kopfhaare und Augenbrauen sind steif und fest. Eine Vermehrung der Körper- und Gesichtsbehaarung ist möglich.

5.2.7. Mukopolysaccharidose Typ IX – Hyaluronidasedefizienz

Die Mukopolysaccharidose Typ IX wird als Hyaluronidasedefizienz (OMIM #601492) oder gelegentlich auch als Natowicz-Syndrom bezeichnet (nach dem Erstbeschreiber Natowicz MR,1996). Diese sehr seltene Form einer MPS wird durch einen Defekt des Enzyms Hyaluronidase-1 hervorgerufen, ausgelöst durch Genveränderungen im *HYAL1*-Gen. Das lysosomale Enzym Hyaluronidase-1 ist imstande, Hyaluronsäure im sauren Milieu abzubauen. Hyaluronsäure oder auch Hyaluronan besteht ebenfalls aus sehr langen Ketten von Zuckermolekülen, an welche zahlreiche GAG-Seitenketten angehängt sind, sie ist damit ein wesentliches Strukturmolekül im Bindegewebe. Die Diagnose erfolgt – mangels auffallender Urinbefunde – durch die vermehrten Mengen an Hyaluronsäure im Gewebe.

Eine Hyaluronidasedefizienz unterscheidet sich wesentlich von allen anderen Mukopolysaccharidosen, als es dabei keine typischen Skelettveränderungen im Sinne der Dysostosis multiplex gibt. Wohl aber lassen sich schwere und schmerzhafte Gelenksverdickungen durch Ablagerungen von Hyaluronsäure (Hyaluronan) in den und um die großen und kleinen Gelenken nachweisen, begleitet von Gelenksergüssen. Die Klinik wird daher durch Ansammlungen von schmerzhaften hyaluronsäurehaltigen Knötchen rund um Gelenke dominiert, die spontan wieder verschwinden können. Die Symptome ähneln einer juvenilen rheumatoiden Arthritis bzw. proliferativen Synovitis, welche auf anti-inflammatorische Therapie nicht anspricht.

Daneben wurde bei den wenigen Betroffenen auch von weiteren vereinzelt beobachteten Symptomen berichtet: einzelne hypermobile Gelenke, eine Skoliose, ein Minderwuchs, eine abgeflachte Nasenwurzel, Spaltbildungen am Gaumen, rezidivierende Otitiden, ein Ventrikelseptumdefekt, auffallende Gesichtszüge oder Hüftgelenksveränderungen. Die geringe Zahl an diagnostizierten Patienten und vereinzelten zusätzlichen klinischen Symptomen erlaubt es nicht, einen gesicherten kausalen Zusammenhang zu einer MPS IX herzustellen, da alle diese Symptome auch einzeln spontan oder im Rahmen anderer Erkrankungen vorkommen können.

Die geringe Zahl diagnostizierter Betroffener ist wohl auch darauf zurückzuführen, dass die Symptomatik und fehlende Dysostosis multiplex bei den Klinikern keine Assoziation mit einer MPS oder LSD auslöst und daher Abklärungen in dieser Richtung unterbleiben. Das Auffinden von Patienten mit MPS IX mag wohl auch in naher Zukunft nur im Rahmen einer dahingehend sensibilisierten Rheumaambulanz oder eines genetischen Screenings zufällig stattfinden.

5.2.8. MukopolysaccharidoseTyp X – Arylsulfatase K-Defizienz

Als bisher jüngste Form einer MPS wurde die Mukopolysaccharidose Typ X (OMIM #619698) beschrieben (Verheyen, 2022). Sie wird durch einen Mangel des Enzyms Arylsulfatase K verursacht, einem Enzym aus der Gruppe der Arylsulfatasen. Das Enzym ist in den Abbau von Heparan-, Dermatan- und Chondroitinsulfat involviert. Die Untersuchung des Urins kann erhöhte Mengen vor allem an Dermatansulfat (wenig gesichert: Heparansulfat) zeigen und ähnelt aus biochemischer Sicht am ehesten einer MPS VI – M. Maroteaux-Lamy. Biochemisch lässt sich eine verminderte Aktivität des Enzyms Arylsulfatase K nachweisen. Die Diagnose wird durch Genveränderungen in den beiden Genallelen des *ARSK*-Gen bestätigt.

Wie bei nahezu allem MPS und etlichen LDSs können die Skelettveränderungen einer Dysostosis multiplex nachgewiesen werden. Dies kann zum einen zur Diagnose einer unspezifischen angeborenen Skelettdysplasie führen, zum anderen wegen der auffallenden und frühen Veränderungen im Hüftgelenk zur Fehldiagnose eines beidseitigen M. Perthes.

Die MPS X ähnelt klinisch einer Kombination einer MPS IV (Morquio) mit den durchaus ausgeprägteren Skelettveränderungen, und einer MPS VI, was die übrigen Veränderungen in den Organen anbelangt (Herz, allgemeine Steifheit der Gelenke). Wie eher bei einer MPS IV beobachtet findet sich jedoch eine Überbeweglichkeit der Fingergelenke. Zahnfehlbildungen und Zahnschmelzdefekte wurden beobachtet.

Es scheint jedoch auch bei den wenigen bisher bekannt gewordenen Patienten mit einer MPS X ein Spektrum im Schweregrad der Krankheitsverläufe zu geben.

Geburt und Frühsymptome

Bei der Geburt erscheinen die Betroffenen gesund und sind von unauffälliger Körperlänge. Im weiteren Verlauf kann es (nicht in allen Fällen) zu einer Verzögerung im Wachstum mit daraus resultierendem Minderwuchs kommen.

Gesicht und Schädel

Mit zunehmendem Alter werden die Gesichtszüge gröber. Der Kopf erscheint vergrößert (Makrozephalie). Die Zähne können weit auseinander stehend sein und Zahnschmelzdefekte haben, die Schneidezähne im Dauergebiss können mangelhaft ausgebildet sein.

Rumpf und Extremitäten

Die Wirbelköper sind abgeflacht (Platyspondylie) und unregelmäßig begrenzt. Bei allen bisher beobachteten Patienten ist die Armspannweite um einige Zentimeter größer als die Körperlänge. Die Rippen sind verbreitert im Sinne von Ruderblattrippen. Die Schlüsselbeine sind plump und verbreitert. Die Verkürzung des Rumpfes bedingt einen dysproportionierten Minderwuchs, die Wirbelsäule kann eine Skoliose haben. Es entwickelt sich eine X-Bein-Stellung, mit einem watschelnden Gang ähnlich einer MPS IV. Bereits in der Kindheit können Gelenksschmerzen in sämtlichen großen Gelenken auffallen.

Herz und Lunge

Einlagerungen von GAGs können zur Herzwandverdickung der linken Herzkammer, sowie zu Verdickungen der Herzklappen (vor allem der Aortenklappe) mit ungenügendem Verschluss (Insuffizienz) oder Öffnung (Stenose) führen. Bei jüngeren Betroffenen können auffällige Herzbefunde noch fehlen.

Bauchorgane

Bisher wurden keine Vergrößerungen der Leber und Milz beobachtet.

Nervensystem

Bisher zeigten alle Betroffenen eine normale intellektuelle Entwicklung.

Sinnesorgane

Wie bei vielen der MPS-Formen werden vermehrt Infekte der oberen Atemwege und rezidivierende Mittelohrentzündungen beobachtet, eine Höreinschränkung wurde bisher nicht beobachtet.

Die Augenlinsen und der Glaskörper können eine milde Eintrübung zeigen, die Netzhaut kann Veränderungen haben.

Skelett und radiologische Befunde

Während sich vielleicht anfangs radiologisch keine Knochenauffälligkeiten zeigen können, entwickeln sich zunehmend Knochenfehlbildungen an den Wirbelkörpern und den Enden der langen Röhrenknochen. Das Hüftgelenksdach ist unzureichend ausgebildet, die Femurköpfe können abgeflacht sein. Es entwickeln sich osteochondrale Läsionen in den kleinen Handknochen oder der Kniescheibe. Im Bereich der Kniegelenke können eventuell vertikale Linien (Harris-Linien) gefunden werden, wie sie Morquio erstmals bei seinen Patienten beobachtet hat.

5.2.9. Mukopolysaccharidose-Plus-Syndrom

Bei einem Mukopolysaccharidose-Plus-Syndrom (MPSplusS oder MPSPS, OMIM #617303) handelt es sich um eine erst in den letzten Jahren mehrfach beschriebene angeborene Stoffwechselerkrankung, die den LSDs zugeordnet wird. Bisher sind etwa 40 Patienten diagnostiziert worden, was die genaue Beschreibung des Krankheitsbildes schwierig macht. Die meisten Patienten entstammen einer Yakut-Population in Ost-Russland, es sind jedoch auch einzelne Patienten in der Türkei, Polen und Italien/Marokko bekannt geworden.

Das MPSPS wird autosomal-rezessiv vererbt, beide Elternteile sind als obligatorische Überträger jedoch gesund. Verantwortlich dafür ist das *VPS33A*-Gen auf dem Chromosom 12q24.31, das als Genprodukt das VPS33A-Protein bildet (*vacuolar protein sorting 33-Protein*). Dabei handelt es sich weder um ein lysosomales Enzym oder ein Membranprotein der Lysosomenhülle, noch um einem Rezeptor oder ein Genprodukt das für den Transport mittels Mannose-6-Phosphat verantwortlich ist. Über weitere Proteine scheint das VPS33A-Protein jedoch in den Transport innerhalb der Zellen zwischen dem Golgi-Apparat, den Endosomen und der Fusion mit den Lysosomen zu sein, wobei die genaue Rolle noch unklar ist. Zahlreiche der lysosomalen Enzyme verwenden diesen Transportweg innerhalb der Zellen, bevor sie in das Lysosom gelangen, was die vielfältige Symptomatik bei den Patienten erklärt.

Patienten mit einem MPSPS ähneln in vielerlei Hinsicht jenen mit einer lysosomalen Speichererkrankung. Durch die begleitenden Skelettveränderungen im Sinne einer Dysostosis multiplex und teilweise nachweisbaren erhöhten GAGs (Dermatansulfat im Urin, außerordentlich hohe Mengen an Heparansulfat im Plasma) werden sie einer Mukopolysaccharidose zugerechnet, weil sie auch klinisch einer typischen schwer verlaufenden MPS-Form ähneln (Hurler-ähnlich). Daneben wurden jedoch auch sialysierte Oligosaccharide gefunden, was an sich für Störungen des Sialinsäurestoffwechsels typisch ist. Sulfate im Urin und Veränderungen der weißen Hirnsubstanz erinnern an eine Metachromatische Leukodystrophie. Flüssigkeitsansammlungen in den Körperhöhlen und der teilweise extrem schwere Verlauf erinnern auch an Mukolipidosen. Im Knochenmark finden sich vermindert Vorläuferzellen der blutbildenden Zellen (allerdings ohne Speicherzellen), im Blut kann eine Verminderung der roten und weißen Blutzellen, sowie der Blutplättchen beobachtet werden. Das erinnert teilweise an einen M. Gaucher. In den Nieren finden sich Schaumzellen (Podozyten) und eine Glomerulosklerose mit einem nephrotischen Syndrom, was an einen M. Fabry erinnert.

Zusammenfassend kann man sagen, dass viele Symptome einer MPS ähneln, dass jedoch noch weitere klinische Auffälligkeiten beobachtet werden können, wie hämatologische, immunologische und renale Auffälligkeiten, die an sich nicht bei einer MPS beobachtet werden (daher "MPS-Plus-Syndrom"), wohl aber bei anderen LSDs. Auch sind die Biomarker verschiedenster LSDs auffallend, sodass eine Störung der Enzymaktivität multipler lysosomaler Enzyme vorliegt, ohne Zugehörigkeit zu einer konkrete Krankheitsgruppe daraus.

Bei einem Patienten bisher wurde eine sekundäre hämophagozytische Lymphohistiozytose beobachtet, eine immunologisch ausgelöste Reaktion auf Entzündungen mit erhöhten Ferritinspiegeln im Blut.

Offenbar gibt es erste Hinweise auf ein Spektrum an Schweregraden der klinischen Symptome, was auf unterschiedliche Genorte mit Veränderungen zurückgeführt wird. Nachdem die ersten bekannt gewordenen Patienten noch vor dem zweiten Lebensjahr verstorben sind, wurde die Diagnose nun auch bei älteren Kindern verifiziert.

Mögliche Erstmanifestation

Neugeborene sind bei der Geburt für kurze Zeit unauffällig, während der Schwangerschaft kann vorübergehend ein fetaler Aszites vorkommen.

Geburt und Frühsymptome

Alle Körpermaße sind meist im oberen Perzentilenbereich oder darüber (Makrosomie). Die Meilensteine der Entwicklung sind teilweise sehr stark verzögert.

Gesicht und Schädel

Der Kopf ist vergrößert, der Hals verkürzt. Das Gesicht zeigt Auffälligkeiten wie bei einer MPS IH (Hurler), mit vorgewölbter Stirn, starken bogenförmigen (vorne eventuell zusammengewachsenen) Augenbrauen, geschwollenen Lidern, kleiner Nase und flachem Nasenrücken, breiten Wangen, großem Mund, dicken Lippen mit vergrößerter Zunge und verdicktem Zahnfleisch.

Rumpf und Extremitäten

Der Brustkorb ist relativ klein und wegen der verbreiterten Rippen (Ruderblattrippen) wenig beweglich, mit vorgewölbtem Brustbein. Die Wirbelsäule kann Fehlstellungen zeigen, wie eine lumbale Kyphose oder Lordose. Schon früh fallen verkürzte Extremitäten mit einer Steifheit sämtlicher Gelenke auf. Bei den Fingergelenken führt das zu den MPS-typischen Tatzenhänden. Auf den Fußsohlen können vertiefte Furchen gefunden werden. Mit zunehmendem Alter können sich Ödeme an den Extremitäten entwickeln.

Herz und Lunge

Auffällig sind immer wiederkehrende Infekte der oberen Atemwege, aber auch mehrfache Lungenentzündungen. Dazu kommen Kurzatmigkeit, Husten und eine laute schnaufende Atmung. Im Bereich der Luftröhre und Bronchien können Auffälligkeiten zu finden sein. Die obstruktiven Veränderungen können zu Schlafapnoen führen.

Angeborene Defekte der Herzscheidewand sind möglich. Dazu kommen verdickte Herzklappen (vor allem der Mitral- und Trikuspidalklappe), sowie ein Lungenhochdruck. Herzrhythmusstörungen und Herzgeräusche können auffallen, das Herz selbst ist vergrößert (Kardiomyopathie).Von einem erhöhten Narkoserisiko ist auszugehen.

Bauchorgane

Die Leber und Milz können vergrößert sein. Leistenbrüche wurden vereinzelt gefunden. Die Nieren sind vergrößert, histologisch mit segmentaler Sklerosierung und Fibrosierung um die Nierenkörperchen, mit chronischen Entzündungszellen.

Nervensystem

Die Speicherung in den Hirn-Rückenmarkshäuten führt zur eingeschränkten Zirkulation des Hirn-Rückenmarkswassers, mit der Entwicklung eines Hydrozephalus.

Die Myelinisierung ist verzögert, Verkalkungen im Stammganglienbereich wurden beobachtet.

Sinnesorgane

Die Netzhaut kann hypopigmentiert sein. Ein Nystagmus kann auffallen.

Muskulatur

Die Muskulatur ist hypoton, die Reflexe sind abgeschwächt.

Haut

Die Haut ist verdickt, die Körperbehaarung vermehrt. Das Kopfhaar ist steif und fest.

Skelett und radiologische Befunde

Es finden sich die typischen Veränderungen einer Dysostosis multiplex.

Diagnostik bzw. Laborbefunde

Im Urin können vermehrt GAGs ausgeschieden werden (Dermatan-, eventuell Heparansulfat), die Aktivität aller lysosomalen Enzyme ist in vitro jedoch unauffällig. Im Plasma werden sehr hohe Konzentrationen an Heparansulfat gefunden. Nicht-azetylierte Glykosphingolipide können in Fibroblasten vermehrt sein. Konjugierte Sialinsäuren und Sulfatide können ebenfalls im Urin nachweisbar sein. Es können alle Blutzellen vermindert sein, am häufigsten ist eine therapieresistente Anämie. Die Thrombozytopenie kann eine Blutungsneigung begünstigen. Die Nierenfunktionsparameter können erhöht sein, eine Hypalbuminämie und Eiweiß im Urin wurden beobachtet. Die Immunglobuline sind verändert, IgG ist vermindert, IgM ist erhöht. In Zellen, wie Hautfibroblasten, finden sich reichlich eingeschlossene Vakuolen.

Literatur

Abumansour IS, Yuskiv N, Paschke E, Stockler-Ipsiroglu S (2019)Morquio-B disease: Clinical and genetic characteristics of a distinct *GLB1*-related dysostosis multiplex. JIMD Rep 51(1):30-44.

Alden TD, Amartino H, Dalla Corte A, Lampe C, Harmatz PR, Vedolin L (2017) Surgical management of neurological manifestations of mucopolysaccharidosis disorders. Mol Genet Metab 122S:41-48.

Ayodele O, Müller K, Setayeshgar S, Alexanderiam D, Yee KS (2022) Clinical characteristics and healthcare resource utilization for patients with Mucopolysaccharidosis II (MPS II) in the United States: A Retrospective Chart Review. J Health Econ Outcomes Res 9(1):117-127.

Barone R, Pellico A, Pittalà A, Gasperina S (2018) Neurobehavioral phenotypes of neuronopathic mucopolysaccharidoses. Ital J Pediatr 44(Suppl 2):121.

Bianchi PM, Gaini R, Vitale S (2018) ENT and mucopolysaccharidoses. Ital J Pediatr 44(Suppl 2):127.

Boffi L, Russo P, Limongelli G (2018) Early diagnosis and management of cardiac manifestations in mucopolysaccharidoses: a practical guide for paediatric and adult cardiologists. Ital J Pediatr 44(Suppl 2):122.

Borgo A, Cossio A, Gallone D, Vittoria F, Carbone M (2018) Orthopaedic challenges for mucopolysaccharidoses. Ital J Pediatr 44(Suppl 2):123.

Clarke LA (in der jeweils aktuellen Fassung) Mucopolysaccharidosis Type I. In Adam MP, Everman DB, Mirzaa GM, Pagon RA et al (Editors). GeneReviews®[Internet]. Seattle (WA): University of Washington, Seattle; 1993-2021. PMID: 20301341.

D'Avanzo F, Zanetti A, De Filippis C, Tomanin R (2021) Mucopolysaccharidosis type VI, an updated overview of the disease. Int J Mol Sci 22(24):13456.

Del Longo A, Piozzi E, Schweizer F (2018) Ocular features in mucopolysaccharidosis: diagnosis and treatment. Ital J Pediatr 44(Suppl 2):125.

Giugliani R, Barth AL, Dumas MRC et al. (2021) Mucopolysaccharidosis VII in Brazil: natural history and clinical findings. Orphanet J Rare Dis. 16(1):238.

Giugliani R, Ramaswani U (2022) The Mucopolysaccharidoses. In: Mehta AB, Winchester B (Editors) (2022) Lysosomal Storage Disorders: A Practical Guide, 2nd Edition, Chapter 16, Wiley-Blackwell. ISBN: 978-1-119-69728-2.

Giussani C, Guida L, Canonico F, Sganzerla EP (2018) Cerebral and occipito-atlanto-axial involvement in mucopolysaccharidosis patients: clinical, radiological, and neurosurgical features. Ital J Pediatr 44(Suppl 2):119.

Hampe CS, Wesley J, Lund TC et al. (2021) Mucopolysaccharidosis Type I: Current Treatments, Limitations, and Prospects for Improvement. Biomolecules 11(2):189.

Kiykim E, Barut K, Cansever MS, Zeybek CA, Zubarioglu T, Aydin A, Kasapcopur O (2016) Screening Mucopolysaccharidosis Type IX in Patients with Juvenile Idiopathic Arthritis. JIMD Rep 25:21-24.

Lipiñski P, Szczauba K, Buda P et al. (2022) Mucopolysaccharidosis-Plus Syndrome: report on a Polish patient with a novel *VPS33A* variant with comparison with other described patients. Int J Mol Sci23(19):11424.

Montaño AM, Lock-Hock N, Steiner RD et al. (2016) Clinical course of Sly syndrome (mucopolysaccharidosis type VII). J Med Genet 53(6):403-18.

Moretto A, Bosatra MG, Marchesini L, Tesoro S (2018) Anesthesiological risks in mucopolysaccharidoses. Ital J Pediatr 44(Suppl 2):116.

Morrison A, Oussoren E, Friedel T, Cruz J, Yilmaz N (2019) Pathway to diagnosis and burden of illness in mucopolysaccharidosis type VII - a European caregiver survey. Orphanet J Rare Dis 14(1):254.

Nijmeijer SCM, Van den Born LI, Kievit AJA et al. (2019) The attenuated end of the phenotypic spectrum in MPS III: from late-onset stable cognitive impairment to a non-neuronopathic phenotype. Orphanet J Rare Dis 14(1):249.

Regier DS, Oetgen M, Tanpaiboon P (in der jeweils aktuellen Fassung) Mucopolysaccharidosis type IV. In Adam MP, Everman DB, Mirzaa GM, Pagon RA et al (Editors). GeneReviews® [Internet]. Seattle (WA): University of Washington, Seattle; 1993-2023. PMID: 23844448.

Regier DS, Tifft CJ, Rothermel CE (in der jeweils aktuellen Fassung) GLB1-related disorders. In Adam MP, Everman DB, Mirzaa GM et al (Editors). GeneReviews® [Internet]. Seattle (WA): University of Washington, Seattle; 1993-2023.

Reichert R, Pérez JA, Dalla-Corte A et al. (2021) Magnetic resonance imaging findings of the posterior fossa in 47 patients with mucopolysaccharidoses: A cross-sectional analysis. JIMD Rep 60(1):32-41.

Rustad CF, Prescott TE, Merckoll E et al. (2022) Phenotypic expansion of ARSK-related mucopolysaccharidosis. Am J Med Genet A 188(11):3369-3373.

Scarpa M (in der jeweils aktuellen Fassung) Mucopolysaccharidosis Type II. In Adam MP, Everman DB, Mirzaa GM, Pagon RA et al (Editors). GeneReviews® [Internet]. Seattle (WA): University of Washington, Seattle; 1993-2021. PMID: 20301451.

Shapiro EG, Eisengart JB (2021) The natural history of neurocognition in MPS disorders: A review. Mol Genet Metab 133(1):8-34.

Sofronova V, Iwata R, Moriya T et al. (2022) Hematopoietic Disorders, Renal Impairment and Growth in Mucopolysaccharidosis-Plus Syndrome. Int J Mol Sci. 23(10):5851.

Spina V, Barbuti D, Gaeta A et al. (2018) The role of imaging in the skeletal involvement of mucopolysaccharidoses. Ital J Pediatr 44(Suppl 2):118.

Stepien KM, Bentley A, Chen C et al. (2022) Non-cardiac Manifestations in Adult Patients With Mucopolysaccharidosis. Front Cardiovasc Med 9:839391.

Vasilev F, Sukhomyasova A, Otomo T (2020) Mucopolysaccharidosis-Plus Syndrome. Int J Mol Sci. 21(2):421.

Verheyen S, Blatterer J, Speicher MR et al. (2022) Novel subtype of mucopolysaccharidosis caused by arylsulfatase K (ARSK) deficiency. J Med Genet 59(10):957-964.

Wagner VF, Northrup H (in der jeweils aktuellen Fassung) Mucopolysaccharidosis Type III. In Adam MP, Everman DB, Mirzaa GM, Pagon RA et al (Editors). GeneReviews® [Internet]. Seattle (WA): University of Washington, Seattle; 1993-2021. PMID: 31536183.

Walker R, Belani KG, Braunlin EA et al. (2013) Anaesthesia and airway management in mucopolysaccharidosis. J Inherit Metab Dis 36(2):211-9.

6. Ausgewählte ähnliche lysosomale Erkrankungen und Differenzialdiagnosen

6.1. Ausgewählte ähnliche lysosomale Erkrankungen

Im Folgenden werden einige ausgewählte Erkrankungen vorgestellt, die alle den lysosomalen Stoffwechselerkrankungen (LSDs) zugeordnet werden können. Die Auswahl ist begrenzt, gibt es doch bereits über 70 unterschiedliche Stoffwechselstörungen mit Bezug zu den Lysosomen (☞ auch Tab. 10.2). Die dabei nicht korrekt abgebauten komplexen Moleküle sind unterschiedlich aufgebaut (Zucker/Glykogen, Glykoproteine, Glykolipide und andere zusammengesetzte Fettsubstanzen, wie Ganglioside, Globotrialosylceramide), was zu den verschiedenen involvierten Organen und Organsystemen führt. Was aber vielen Erkrankungen gemeinsam ist, ist eine Veränderung im Aussehen und in der Entwicklung der Betroffenen, das heißt eine Zunahme an Krankheitssymptomen, eventuell nach einer oft unauffälligen Zeitspanne, mit womöglich Verlust bereits erworbener Fähigkeiten. Das stellt einen wesentlichen Unterschied dar zu jenen Syndromen, in denen organische/faziale Auffälligkeiten und eine motorische/intellektuelle Entwicklungsstörung von Geburt an vorhanden sind und weitgehend konstant bestehen bleiben.

Das Spektrum aller LSDs ist sehr breit, neben den schwerwiegenden Verläufen (neonatale und frühkindliche Formen) gibt es abgeschwächte (kindliche und jugendliche Formen) und sehr mild verlaufende (attenuierte oder adulte) Formen. Eine Erklärung für die deutliche Variabilität liegt wohl in der Art der Genveränderung, den dadurch ausgelösten Genproduktveränderungen und deren möglicher verbliebener Funktion/Aktivität. Während es Genvarianten gibt die bei Enzymen durchaus noch eine geringe Restaktivität ermöglichen, gibt es Genveränderungen die verhindern dass überhaupt ein Genprodukt gebildet wird und dass es im Falle von Enzymen eine Nullaktivität gibt. Zur Veranschaulichung seien hier drei Beispiele angeführt: der M. Hurler und der M. Scheie stellen die beiden Eckpunkte der möglichen Schweregrade dar, genauso wie die GM1-Gangliosidose und der M. Morquio IVB oder der Hydrops fetalis im Rahmen eines M. Gaucher bis hin zu nahezu asymptomatischen Gaucher-Betroffenen.

Es zeigt sich, dass die Ausprägung möglicher Symptome zwischen den sehr schweren und abgeschwächten Formen durchaus verschieden sein kann. Während bei den schwer verlaufenden Formen die charakteristische multisystemische Involvierung im Vordergrund steht, zeigt es sich, dass bei Erwachsenen oft nur einzelne Organe betroffen sind oder sich die Symptomatik etwas anders darstellt.

Die Auswahl wurde nach Gemeinsamkeiten und Überschneidungen mit den Mukopolysaccharidosen (MPS, Kap. 5.) und Mukolipidosen (ML, Kap. 7.) getroffen. Entweder stehen dabei auffallende Gesichtszüge, Veränderungen des Gehirns, des Herzens und der Haut, eine Organomegalie oder Skelettveränderungen (meist im Sinne einer Dysostosis multiplex) im Vordergrund, was Gemeinsamkeiten mit den MPS Typen I, II, IV, VI, VII und X sowie den ML ergibt. Oder aber es sind die zunehmenden neurologischen Auffälligkeiten bei eher diskreten körperlichen Veränderungen, was eine Parallelität zu einer MPS III – M. Sanfilippo aufzeigt.

Nahezu alle ähnliche LSDs werden autosomal-rezessiv vererbt (☞ Kap. Genetik). Aus der angeführten Aufstellung wird lediglich der M. Fabry an das X-Chromosom-gebunden vererbt, bzw. die Sialurie autosomal-dominant. Teilweise sind die angeführten Erkrankungen sehr selten, sodass es keine oder nur vereinzelte eigene Patientenorganisationen dafür gibt. Etliche der aufgezählten Erkrankungen werden aufgrund der großen klinischen Ähnlichkeit mit den MPS in deren Patientengruppen mit betreut bzw. sind sie bei Kongressen über „Mukopolysaccharidosen und ähnlichen lysosomalen Erkrankungen" thematisch inkludiert.

Auf mögliche Therapien wird in diesem Kapitel nicht näher eingegangen. Die symptomatischen Therapien gestalten sich ähnlich wie sie bei den MPS oder ML beschrieben sind (Kap. 8.1.). Bei den hier angeführten ähnlichen lysosomalen Erkrankungen sind therapeutische Optionen, wie eine hämatopoetische Stammzelltransplantation, eine Enzymersatztherapie, Gentherapie, Substratreduktionstherapie etc. ebenfalls ein Thema von hoher Priorität (Kap. 8.2). Für einige der Erkrankungen sind manche dieser Therapieoptionen bereits längst Realität geworden, für andere laufen entsprechende klinische Studien. Spezialisierte Stoffwechselzentren und genetische Beratungsstellen, aber auch die Patientenorganisationen selbst, sind jeweils auf dem aktuellen Stand des Wissens.

Immer mehr neue hinzukommende Erkrankungen die dem lysosomalen Stoffwechsel zugeordnet werden, sowie zunehmend häufigere Beobachtungen untypischer Verläufe von bekannten Krankheitsbildern machen es zunehmend schwierig, nur aufgrund der klinischen Symptomatik die korrekte Diagnose zu stellen. Suchalgorithmen mehrerer verfügbarer Computerprogramme zur erleichterten Identifizierung und eine breit angelegte molekulargenetische Abklärung können den Betroffenen dennoch zu einer korrekten Diagnose verhelfen (z.B. Face2Gene®, London Dysmorphology Database®, POSSUMWeb® oder Symptoma®). Bei einem konkreten Verdacht erweisen sich auch die Internetseiten der Patientengruppen für die jeweiligen Erkrankungen als sehr hilfreich, es finden sich darin meist zahlreiche Patientenfotos und genaue Beschreibungen.

6.1.1. Oligosaccharidosen/Glykoproteinosen

Unter den Oligosaccharidosen/Glykoproteinosen fasst man eine Gruppe von Erkrankungen zusammen, bei welchen komplexe Zucker, die meist in Seitenketten von Glykoproteinen (z.B. den aus GAGs aufgebauten Ketten) enthalten sind, nicht abgespalten werden können. Zu diesen Zuckern zählen Mannose, Fukose, die Sialinsäure (auch Neuraminsäure) oder die Asparaginsäure. Diese Zucker können in einer sogenannten Alpha- oder Beta-Position (α, β) angehängt sein.

6.1.1.1. Alpha-Mannosidose (α-Mannosidose)

Die Alpha-Mannosidose (α-Mannosidose, OMIM #248500) wird durch einen Mangel des Enzyms saure Alpha-Mannosidase (α-Mannosidase) verursacht. Das Enzym wird durch das *MAN2B1*-Gen auf dem Chromosom 19p13.13kodiert. Das gespeicherte Material besteht aus mannosereichen Oligosacchariden. Diese können im Urin in vermehrter Menge nachgewiesen werden. In den weißen Blutzellen eines peripheren Blutausstriches können häufig Speichervakuolen nachgewiesen werden.

Zu Beginn wurde die α-Mannosidose als Hurler-ähnliche Erkrankung beschrieben. Es konnte gezeigt werden, dass man bei einem selektiven Screening von Patienten mit MPS-ähnlichen Symptomen durchaus Betroffene mit einer α-Mannosidose diagnostizieren kann.

Nach den Schweregraden der klinischen Symptome und Beginn der ersten Auffälligkeiten unterscheidet man drei verschiedene Typen (mild, moderat und schwer), doch ist das Spektrum sehr breit und muss als Kontinuum verstanden werden. Daher gibt es andere Einteilungen, die nur zwischen schweren und milderen Verlaufsformen unterscheiden. Bei der Geburt erscheinen alle Betroffenen noch völlig unauffällig, nur sehr selten können bereits nach der Geburt erste verdächtige Symptome erkannt werden (z.B. eine Hydrozele, Leistenbrüche, Makrozephalie, auffallende Sehnenreflexe und selten auch eine angeborene Schwerhörigkeit). Aber auch bei schon früh einsetzenden Symptomen kann der Krankheitsverlauf sehr langsam sein und teilweise über Jahrzehnte erlebt werden (Abb. 6.1).

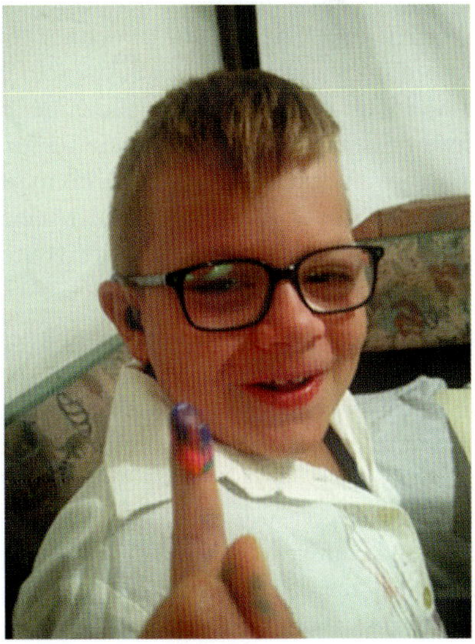

Abb. 6.1: Junge mit α–Mannosidose.

Betroffene mit einer α-Mannosidose haben häufiger einen systemischen Lupus erythematodes und

Harnwegsinfekte, was sonst bei den LSDs nicht üblich ist.

- **Typ 1 (milde Form)**: Nach dem 10. Lebensjahr werden geringe Skelettveränderungen und eine Muskelschwäche zunehmend auffallend, die Symptome entwickeln sich nur langsam. Es besteht eine milde bis moderate intellektuelle Entwicklungsstörung die vielleicht längere Zeit klinisch nicht auffällt. Eventuell können Lernschwierigkeiten erkannt werden. Der Gang kann sich verändern (Ataxie). Die Gesichtszüge sind gering vergröbert, der Kopf erscheint relativ groß (Makrozephalie). Es kommt zu rezidivierenden Infekte der oberen und tieferen Atemwege, was man auf eine verminderte Immunabwehr zurückführt. Es wird postuliert, dass bestimmte weiße Blutzellen (Makrophagen) durch die Speichervakuolen weniger effektiv imstande sind Bakterien zu eliminieren. Nach der Pubertät können sich psychische Auffälligkeiten entwickeln, die durch physischen oder psychischen Stress verstärkt werden. Verwirrtheitszustände, Halluzinationen, Ängstlichkeit oder Depressionen sind möglich. Solche Phasen können Tage bis Monate andauern. Mit zunehmendem Alter können die Muskelschwäche und Ataxie durch eine Kleinhirnatrophie zunehmen, es entwickelt sich eine Myopathie. Die Gelenksveränderungen und -fehlstellungen, zunehmenden Kontrakturen (z.B. der Hüfte), Schwäche der Rumpfmuskulatur und Coxarthrose schränken die Mobilität der Betroffenen zunehmend ein. Schwere Skelettveränderungen, wie sie für eine Dysostosis multiplex typisch sind, können fehlen oder nur sehr gering ausgebildet sein, eine Verminderung der Knochendichte (Osteopenie) ist möglich.
- **Typ 2 (moderate Form)**: Die Symptome des Typ 2 beginnen sich bereits vor dem zehnten Lebensjahr zu entwickeln. Durch die vielfachen Skelettveränderungen (Dysostosis multiplex) finden sich anatomische Veränderung der Schädelbasis und Ohrtrompete, was eine Flüssigkeit im Mittelohr und häufige Mittelentzündungen begünstigt. Zu der Schallleitungsschwerhörigkeit kommt zusätzlich auch eine Innenohrschwerhörigkeit im Sinne einer bisweilen ausgeprägten kombinierten Schwerhörigkeit. Die Sprachentwicklung kann dadurch verzögert sein. Seheinschränkungen durch eine Trübung der Linsen und Hornhaut, später auch Netzhautveränderungen, sind möglich. Die Stirn ist vorgewölbt, die Augenbrauen hoch und bogig, die Nasenwurzel flach. Der Mund ist breit, die Zunge kann vergrößert sein, die Zähne sind klein und weiter auseinander stehend. Die Leber und Milz sind vergrößert. Vergrößerte Rachen- und Gaumentonsillen engen die Atemwege ein, dazu ist der Brustkorb durch die Skelettveränderungen (verdickte Rippen, Abflachung der Wirbelkörper, Hühnerbrust) steifer und kleiner. Die Luftröhre ist durch die Speichersubtanzen eingeengt, sie kann zusätzlich wegen weniger stabilen Knorpelspangen kollabieren. Neben den typischen Zeichen der Dysostosis multiplex kann es im Skelett zusätzlich noch osteosklerotische oder fokale lytische Läsionen geben, die Knochendichte ist vermindert (Osteopenie). Die Gelenksveränderungen, Schmerzen und Bewegungseinschränkungen können an eine juvenile rheumatoide Arthritis erinnern. Die Hüftgelenkspfannen können wenig ausgebildet sein, die Femurköpfe sind abgeflacht. Die Beine sind in X-Bein-Stellung, durch die verkürzte Achillessehne kommt es zum Zehenspitzengang. Auch andere Gelenke werden – nach anfänglicher geringer Überbeweglichkeit – zunehmend in ihrer Mobilität eingeschränkt und kontrahieren sich. Ein Karpaltunnelsyndrom kann sich entwickeln.
- **Typ 3 (schwere Form)**: Bereits pränatal kann es zu einer Fehlgeburt kommen. Bei der Geburt können Neugeborene Fußfehlstellungen (Klumpfüßchen) zeigen, später dann einen Gibbus durch die fehlgeformten Wirbelkörper. Die Muskulatur ist hypoton. Nach anfänglich größeren Körpermaßen beginnt eine Verlangsamung des Längenwachstums. Man beobachtet eine rasche Zunahme neurologischer Störungen, wie unkoordinierte Bewegungen und eine Ataxie. Es kann sich ein Hydrozephalus entwickeln. Leber und Milz sind vergrößert.

6.1.1.2. Alpha-N-Azetylgalaktosaminidase-Defizienz – M. Schindler

Die **Alpha-N-Azetylgalaktosaminidase**-Defizienz, M. Schindler oder Schindler Disease (OMIM #609241) wird durch ein mangelhaftes Genprodukt des *NAGA*-Gens auf dem Chromosom 22q13.2 verursacht. Der Mangel des Enzyms bewirkt eine abnorme Speicherung von Glykosphingolipiden. Der Name des Enzyms erinnert an einen Bestandteil der GAGs, wo ein N-Azetylgalaktosamin Bestandteil mancher der Disaccharideinheiten ist (z.B. Chondroitinsulfat). Im Urin kann eventuell ein pathologisches Oligosaccharidmuster oder eine Sialinsäurevermehrung erkannt werden.

Das Spektrum der Krankheitssymptome ist unterschiedlich schwer, sodass man drei Verlaufsformen unterscheiden kann. Allerdings ist selbst innerhalb von Familien ein unterschiedlicher Phänotyp möglich:

- **Typ I, die klassische kindliche Form** manifestiert sich mit schweren neurologischen Veränderungen im Sinne einer neuroaxonalen Dystrophie bereits innerhalb der ersten Lebensmonate. Im Gehirn finden sich Veränderungen der weißen Substanz mit einer Demyelinisierung. Dazu kommen eine muskuläre Hypotonie, eine spastische Tetraplegie, Gesichtsauffälligkeiten, eine Organomegalie und Skelettveränderungen im Sinne einer Dysostosis multiplex. Ein Strabismus, Nystagmus und eine Optikusatrophie führen letztlich zur Blindheit. Myoklonien und Krampfanfälle begleiten dieses schwer verlaufende Krankheitsbild.
- **Typ II, die Erwachsenenform**, auch als Kanzaki-Erkrankung (OMIM #609242) bekannt, mit ausgedehnten Angiokeratomen, Gefäßausweitungen (Teleangiektasien) auch an der Augenbindehaut und im Mundbereich, einer axonalen und peripheren Polyneuropathie, Innenohrschwerhörigkeit, Menière-Symptomen, chronischen Lymphödemen, Karpaltunnelsyndrom, geringen Gesichtsauffälligkeiten und einer nur milden intellektuellen Beeinträchtigung.
- **Typ III, intermediäre Form**, mit milden bis moderaten neurologischen Problemen. Diese können von einer mentalen Beeinträchtigung bis hin zu Anfällen, psychiatrischen Auffälligkeiten, autismusähnlichen Symptomen und verzögerter Sprachentwicklung reichen. Man beobachtet wiederholte bakterielle Infekte, eine Schwerhörigkeit, eine Vergrößerung der Leber, sowie Linsen- und Hornhautveränderungen.

6.1.1.3. Aspartylglukosaminurie

Die **Aspartylglukosaminurie** (AGU, OMIM #208400) hat ihren Namen wegen der vermehrten Ausscheidung von zuckerhaltigen Verbindungen, an deren Enden Aspartylglukosamin gebunden ist. Diese Stoffe werden in zahlreichen Geweben und Organen gespeichert, wenn das abspaltende Enzym Aspartylglukosaminidase defekt ist. Man nennt die Erkrankung daher auch Aspartylglukosaminidase-Defizienz. Das Enzym wird durch das *AGA*-Gen auf dem Chromosom 4q34.3 kodiert.

Die Aspartylglukosaminurie ist an sich sehr selten, die meisten Patienten stammen jedoch aus Finnland (eventuell Schweden und Norwegen). Dort sind es vor allem lediglich 2 Genvarianten die zu über 95 Prozent bei den Patienten nachgewiesen werden können. Die Erkrankung kann aber auch global nachgewiesen werden, wobei meist andere Genveränderungen ursächlich sind. Das kann zum Teil erklären, weshalb die Krankheitsverläufe derselben lysosomalen Speichererkrankung in Finnland und anderswo etwas unterschiedlich schwer verlaufen können. Sie sind in Finnland zumeist milder verlaufend und es gibt dort mehr Betroffene, die das Erwachsenenalter erreichen können.

In der schweren Ausprägung sind die Symptome wie bei einer MPS, wenngleich sich auch zusätzliche Hautveränderungen entwickeln. Die Kinder erscheinen bei der Geburt gesund. Innerhalb der ersten Monate zeigen sie ein vermehrtes Körperwachstum und der Kopfumfang nimmt zu. Dieser Trend kehrt sich in der Pubertät um, es entwickelt sich ein Minderwuchs und eine Mikrozephalie.

Früh treten Durchfälle und Nabel- oder Leistenhernien auf. Der Bauch ist vorgewölbt durch eine Vergrößerung der Leber und Milz. Immer wiederkehrende Infekte der oberen Atemwege führen zur Vergrößerung der Gaumen- und Rachentonsillen, aber auch zu rezidivierenden Mittelohrentzündungen. Durch eine später einsetzende Innenohrschwerhörigkeit kann es zur kombinierten Schwerhörigkeit kommen. Das Skelett zeigt die Zeichen einer Dysostosis multiplex, mit auffallenden Wirbelkörpern und daraus resultierender Kyphose und Skoliose. Die Gelenke sind verdickt aber großteils überbeweglich, das Brustbein kann auffallend gestaltet sein, die Rippenansätze sind starr. Die Lungenfunktion ist durch den Zwerchfellhochstand und den starren Brustkorb sowie die Einengung der Atemwege eingeschränkt, die Entstehung von Pneumonien wird dadurch begünstigt.

Die Schädelform kann unsymmetrisch sein, die Schädelknochen können an der Schädelbasis verdickt sein. Der Zahn des zweiten Halswirbelkörpers ist eventuell nur mangelhaft ausgebildet. Zur Instabilität am kraniozervikalen Übergang - mit allen daraus abzuleitenden Folgen und Risiken – kann die Zirkulation der Hirn-Rückenmarks-Flüssigkeit behindert sein, was zur Entwicklung eines Hydrozephalus und zu einem erhöhten Hirndruck führen kann. Das Gesicht verändert sich zusehends und wird auffallend. Es ist breit, rund, mit hängenden Wangen und weit auseinanderstehenden Augen. Die Nase ist breit mit flacher Wurzel. Der Mund ist groß, die Lippen sind dick, die Zunge vergrößert, das Zahnfleisch eventuell entzündet und geschwollen. Die Stimme wird heiserer und tiefer.

Neurologisch kann früh eine Entwicklungsverzögerung beobachtet werden, wobei sich im weiteren Verlauf ein Verlust der bereits erworbenen Fähigkeiten manifestiert, vor allem sprachlich. Eine Hyperaktivität und Rastlosigkeit, aber auch autistisches Verhalten ist möglich, sowie eine Spastizität oder muskuläre Hypotonie. Myoklonien und epileptische Anfälle können auftreten. Die neurologischen Symptome sind bei kindlichen Betroffenen schwerer als solche bei den erwachsenen Patienten. Die Muskulatur ist hypoton, bei den Betroffenen beobachtet man häufig eine motorische Ungeschicklichkeit. Ein Karpaltunnelsyndrom ist möglich. Kardial können sich die Herzklappen verdicken, selten beobachtet man eine Kardiomyopathie. Seitens der Augen ist eine Trübung der Hornhaut und Linsen möglich. Eine Vergrößerung der Hoden wird vereinzelt beobachtet.

Für eine Aspartylglukosaminurie typisch sind Hautveränderungen die in dieser Form nicht bei den anderen LSDs zu finden sind. Neben einer Verdickung der Haut und vermehrt Falten, können sich Angiokeratome entwickeln, zusätzlich akneähnliche Veränderungen (Rosazea, Seborrhoe) und gutartige Hauttumoren (Angiofibrome, Epitheliome, Fibroepitheliome).

Erwachsene mit einer langsamer verlaufenden Form einer Aspartylglukosaminurie zeigen ein langsames Fortschreiten der neurologischen und motorischen Defizite, mit einer Epilepsie und psychischen Symptomen. Die Vergröberung der Gesichtszüge ist besonders markant. Die Kontrakturen der Gelenke und arthritische Probleme nehmen zu und schränken die Mobilität zunehmend ein. Eine Osteopenie kann zu Spontanfrakturen führen.

6.1.1.4. Beta-Mannosidose (β-Mannosidose)

Die **Beta-Mannosidose** (β-Mannosidose, OMIM #248510) weist viele Ähnlichkeiten mit einer α-Mannosidose auf. Für diese sehr seltene lysosomale Stoffwechselerkrankung ist ein Mangel des Enzyms Beta-D-Mannosidase verantwortlich, welches durch das *MANBA*-Gen auf dem Chromosom 4q24 kodiert wird. Das gespeicherte Material enthält zahlreiche Oligosaccharide die im Urin der Patienten nachgewiesen werden können.

Klinisch findet sich ein breites Spektrum an Schweregraden, sodass es neben kindlichen Patienten mit einer typischen LSD-Symptomatik auch Erwachsene gibt, die nur wenige neurologische Symptome haben. Selbst innerhalb von Familien kann der Schweregrad bei den betroffenen Familienangehörigen deutlich unterschiedlich sein, was möglicherweise durch modifizierende zusätzliche Faktoren (Modifier-Gene?) erklärbar wäre. Die an sich sehr seltene LSD findet sich vermehrt bei Angehörigen der Roma in der Tschechei und Slowakei.

Wenn Symptome sehr früh beginnen, dann ähneln sie klinisch jenen einer MPS I und II – mit Ausnahme einer oft schon prälingualen Schwerhörigkeit. Die Kinder kommen mit anfangs großen Geburtsmaßen zur Welt, zeigen jedoch zunehmend eine Wachstumsretardierung mit Entwicklung eines Minderwuchses. Die Skelettveränderungen im Sinne einer Dysostosis multiplex können zu verkürzten langen Röhrenknochen und verbreiterten Knochenenden führen. Der Kopf kann relativ größer erscheinen, mit vorgewölbter Stirn, einer tiefliegenden flachen Nasenwurzel, runden Wanden, vergröberten Gesichtszügen, vergrößerter Zunge, Zahnfleischverdickung und dicken Lippen. Die Zähne können kleiner und weiter auseinanderstehend sein, mit einer Tendenz zu verstärkter Kariesbildung. Häufige Infekte der oberen Atemwege führen zu einer Vergrößerung der Rachen- und Gaumenmandeln. Der Brustkorb ist durch das hochstehende Zwerchfell im Rahmen einer Hepatosplenomegalie und einem auffallenden Brustbein klein und nur eingeschränkt beweglich. Pneumonien sind daher eher möglich. Zudem können die Wände der großen Atemwege leichter kollabieren (Tracheomalazie).

Zu der oft bereits angeborenen oder sehr früh auftretenden prälingualen Schwerhörigkeit entwickelt sich im Verlauf auch eine Schallleitungsstörung durch rezidivierende Mittelohrentzündungen. Neurologisch sind die Meilensteine der psychomotorischen Entwicklung verzögert, zudem kann eine fehlende Sprachentwicklung auffallen, sowie Verhaltensauffälligkeiten, ein Aufmerksamkeitsdefizit, Hyperaktivität und selten auch Krampfanfälle. Schon im Kindesalter kann sich ein Karpaltunnelsyndrom entwickeln. In den bildgebenden Darstellungen des Gehirns können eine Demyelinisierung und ein Hydrozephalus auffallen. Durch die Dysostosis multiplex können einzelne Wirbelkörper fehlgeformt sein und eine Kyphose (Gibbus) verursachen. Die Hüftgelenke zeigen Auffälligkeiten der Gelenkspfanne und der Femurköpfe, die Knie sind in X-Beinstellung. Die großen und kleinen Gelenke können eine zunehmende schmerzhafte Bewegungseinschränkung durch Gelenkskontrakturen zeigen. Das bewirkt eine nach vorne geneigte Haltung mit nicht durchgestreckten Knien, Klauenhände und eventuell Krallenzehen. Die steifen Achillessehnen verursachen eine Verkürzung und einen Zehenspitzengang. Im Bereich der Haut können sich Angiokeratome entwickeln, aber auch Hautentzündungen (wie z.B. Erysipel) oder Gefäßausweitungen (Teleangiektasien).

Erwachsene Patienten können unter Umständen nur wenige Symptome haben, wie arthritische Gelenke ohne Zeichen einer Dysostosis multiplex, Veränderungen der Handmuskulatur im Sinne einer Atrophie der daumennahen kleinen Handmuskeln (hypothenare Amyotrophie), Lernschwierigkeiten oder psychische Auffälligkeiten wie Depressionen, Höreinschränkungen, ohne Angiokeratome. Das macht eine Diagnose sehr schwierig und wird meist nur durch Abklärung in Familien mit einem Indexpatienten erkannt.

6.1.1.5. Fukosidose

Die **Fukosidose** (Alpha-L-Fukosidasedefizienz, OMIM #230000) wird durch einen Mangel des Enzyms Alpha-Fukosidase (α-Fukosidase) verursacht. Das Enzym wird durch das *FUCA1*-Gen auf dem Chromosom 1p36.11kodiert. Es gibt noch ein Pseudogen *FUCA1P* auf dem Chromosom 2q31-q32. Es hat eine größere Übereinstimmung mit den kodierenden Abschnitten des *FUCA1*-Gens, allerdings ohne Introns und ohne offenen Leserahmen zur Ablesung durch die mRNA. Ein weiteres ähnliches Enzym, die α-L-Fukosidase 2 wird vom *FUCA2*-Gen auf dem Chromosom 6q24.2 kodiert, es hat jedoch nichts mit diesem Krankheitsbild zu tun. Interessant ist, dass bei der Fukosidose in der Leber größere Mengen an Saposin A und D akkumulieren (☞ Kap. 6.1.3 Sphingolipidosen). Saposine sind Sphingolipid-Aktivatorproteine, die genaue Bedeutung der Speicherung dieser Saposine für den Krankheitsverlauf einer Fukosidose ist jedoch noch unklar.

Das Enzym α-L-Fukosidase spaltet Fukosereste von Glykoproteinen und Glykolipiden (z.B. Sphingolipiden) ab. Sie wurde früher deshalb auch als Mukopolysaccharidose Typ F oder auch als Mukopolysaccharid-Lipid-Speicherkrankheit bezeichnet. Das gespeicherte Material enthält fukosereiche Oligosaccharide. Im Urin finden sich vermehrt fukosehaltige Substanzen die – nicht bei allen Betroffenen – mittels Oligosaccharid-Dünnschichtchromatographie nachgewiesen werden können oder mit komplexeren Methoden wie einer UPLC-MS/MS. Die molekulargenetische Abklärung ist anzustreben.

Eine Fukosidose hat viele Gemeinsamkeiten mit einer MPS I – M. Hurler, allerdings beobachtet man auch einen kirschroten Makulafleck, ein Symptom das bei einer MPS I nicht gefunden wird (Abb. 6.2).

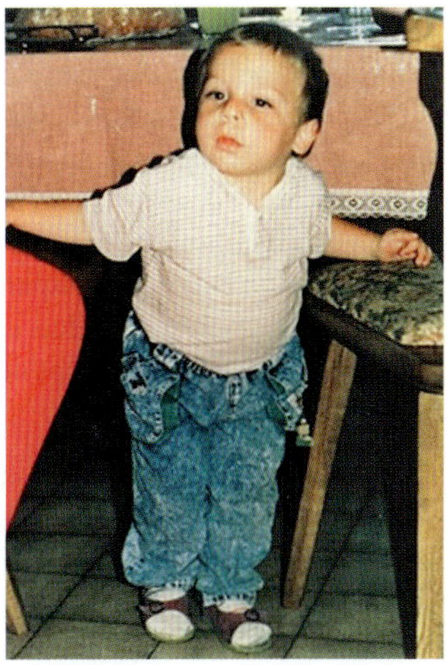

Abb. 6.2: Zweijähriger Junge mit Fukosidose.

Diese LSD ist sehr selten, häufiger jedoch in Kalabrien (Süditalien) und in der spanisch-amerikanischen Bevölkerung in Neu-Mexiko, Colorado und Kuba zu finden. Bei der Geburt erscheinen die Neugeborenen unauffällig, die weiteren Lebensmonate und Jahre entscheiden welche Verlaufsform vorliegt. Aufgrund der großen Variabilität klinischer Symptome kann man, je nach Beginn und Schweregrad, zwei Formen unterscheiden:

Beim **Typ I (infantile Form)** entwickeln sich bereits innerhalb der ersten Lebensmonate auffallende Gesichtszüge, mit vorgewölbter Stirn, flacher Nasenwurzel, großen tief angesetzten Ohren. Das Haar kann spröde aussehen, die Körperbehaarung kann vermehrt sein. Die Zunge und das Zahnfleisch ist verdickt, ebenso die Haut. Die Leber und Milz, eventuell auch das Herz vergrößern sich, manche Herzklappen können verdickt sein. Mit zunehmendem Alter beobachtet man eine Wachstumsverzögerung, wiederkehrende Infekte der oberen Atemwege, zunehmende mentale Retardierung mit Verlust bereits erworbener Fähigkeiten. Neurologisch entwickeln sich eine zunehmende Spastik, Myoklonien und Krampfanfälle. Im Skelett können die typischen Veränderungen einer Dysostosis multiplex mit dem charakteristischen Gibbus (Lumbalkyphose), den Ruderblattrippen und einem starren Brustkorb erkannt werden. Wie bei den meisten Oligosaccharidosen kann ein kirschroter Makulafleck beobachtet werden. Eine veränderte Schweißproduktion mit erhöhten Chloridkonzentrationen im Schweiß ist möglich.

Die Knochenveränderungen an der Schädelbasis können die Zirkulation des Hirn-Rückenmarkwassers behindern, sodass ein Hydrozephalus und/oder erhöhter Hirndruck entsteht. Der Zahn des zweiten Halswirbelkörpers kann fehlgebildet sein und zur Instabilität des kraniozervikalen Bereichs führen. Eine kombinierte Schwerhörigkeit kann sich entwickeln. Die Knorpelspangen der Luftröhre können zu weich sein, sodass es zur zusätzlichen Einengung und zum Kollaps der Atemwege kommen kann.

Der **Typ II (juvenile Form)** verläuft abgeschwächter und beginnt innerhalb der ersten Lebensjahre, einzelne Patienten können das Erwachsenenalter erleben. Wie beim Typ I finden sich auffallende Gesichtszüge, eine Organomegalie, eine psychomotorische Entwicklungsverzögerung und Skelettveränderungen, jedoch jeweils in abgeschwächter Form. Zusätzlich können Angiokeratome am gesamten Körper gefunden werden, bzw. ausgeweitete Blutgefäße (Teleangiektasien), letztere auch in der Augenbindehaut. Die Hörfähigkeit ist durch eine kombinierte Hörstörung beeinträchtigt. Eine Hornhauttrübung und Veränderungen der Netzhaut (ähnlich einer Retinitis pigmentosa) können die Sehfähigkeit einschränken. Dazu kann ein Schielen, ein Augenzittern (Nystagmus) oder ein Papillenödem am Augenhintergrund beobachtet werden.

Die Gelenke werden zunehmend weniger beweglich und verursachen Schmerzen. Das kann unter Umständen zur Fehldiagnose eines kindlichen Rheumatismus führen, insbesondere dann wenn die Gesichtszüge nicht auffallend und Skelettveränderungen nicht so ausgeprägt sind. Das Gehen und Stehen wird zunehmend erschwert, Knie und Hüfte bleiben in gebeugter Stellung, die Verhärtung und Verkürzung der Achillessehne bedingt einen Zehengang. Die Muskulatur wird zunehmend reduziert, eine Spastik kann sich entwickeln.

6.1.1.6. Galaktosialidose (Goldberg-Syndrom)

Die **Galaktosialidose** (auch Goldberg-Syndrom oder Kathepsin A-Defizienz genannt, OMIM #256540) wird durch einen Mangel des Kathepsin A-Enzyms verursacht. Verantwortlich dafür sind Genveränderungen am *CTSA*-Gen auf dem Chromosom 20q13.12. Das Kathepsin A-Protein dient dazu, die Enzyme β-Galaktosidase und Neuraminidase zu schützen. Da beide Enzyme durch einen Kathepsin A-Defekt sekundär gleichermaßen beeinträchtigt sind, erklärt dies die Kombination der klinischen Symptome die sonst bei den beiden jeweiligen Krankheitsbildern gefunden werden.

Neben den typischen Speichersymptomen wie den Skelettveränderungen im Sinne einer Dysostosis multiplex, einem vergröberten Gesicht, einer unterschiedlich starken Vergrößerung der inneren Organe, Herzklappenveränderungen, einer zunehmenden Schwerhörigkeit und Hornhauttrübung, beobachtet man Symptome die typisch für neurologische Veränderungen sind, wie eine zunehmende Entwicklungsverzögerung, einen auffallenden Gang (Ataxie), einen kirschroter Makulafleck, Epilepsie bzw. Myoklonus. Das Auftreten von Hämangiomen wird beobachtet.

Gelegentlich können etwas erhöhte GAGs, Oligosaccharide und Sialinsäuren im Urin nachgewiesen werden, jedoch mit unspezifischem Muster. Gespeichertes Material kann in Lymphozyten und Schaumzellen des Knochenmarks (Makrophagen) nachgewiesen werden.

Man kann - je nach Restaktivität des Enzyms - drei unterschiedlich schwere Verlaufsformen unterscheiden:

- Eine **frühkindliche (neonatale) Form**, die sich als nicht-immunologischer fetaler Hydrops mit Aszites, Vergrößerung der Organe und Skelettdysplasie manifestiert. Diese Form stellt die schwerste Form dar.
- Eine **spätkindliche Form** manifestiert sich mit Vergrößerung von Leber und Milz, Hornhauttrübung, multiplen Skelettveränderungen (Dysostosis multiplex), Wachstumsverzögerung und Minderwuchs, Herz-(klappen-)veränderungen und wenigen neurologischen Auffälligkeiten.
- Eine **juvenile/frühe Erwachsenenform** präsentiert sich mit Myoklonus (einer besonderen Form von Krampfgeschehen), auffallendem Gang (Ataxie), Angiokeratomen, Entwicklungsverzögerung mit neurologischen Einschränkungen, jedoch ohne wesentliche Vergrößerung von Leber und Milz. Dabei sind Veränderungen im Skelett (Wirbelkörper, Hüftgelenke) zu finden. In den Bindehäuten der Augen können auffallende Gefäßveränderungen (Teleangiektasien) nachgewiesen werden, zudem ist eine Hornhauttrübung möglich.

6.1.1.7. Sialidose – Neuraminidase-Defizienz

Die **Sialidose,** auch Neuraminidase-Defizienz genannt (OMIM #256550), wird durch einen Mangel des Enzyms Neuraminidase-1 (Sialidase) verursacht. Dafür verantwortlich zeichnet das *NEU1*-Gen auf dem Chromosom 6p21.33. Andere gebräuchliche Namen für diese Erkrankung waren früher Mukolipidose I (ML I) oder Lipomukopolysaccharidose. Die Erwachsenenform bezeichnet man auch als Cherry Red Spot-Myoklonus-Syndrom.

Die Sialidase spaltet Sialinsäurereste von Glykoproteinen- und -lipiden ab. Sie ist jedoch auch wichtig für weitere intrazelluläre Stoffwechselvorgänge und spielt eine Rolle bei Entzündungsreaktionen und Immunreaktionen. Für seine katalytische Aktivität benötigt dieses Enzym das Cathepsin A, ein Serin-Karboxpeptidase-protektives Protein. Im Urin der Betroffenen lassen sich vermehrte Mengen an Oligosacchariden und Sialinsäuren (Sialyloligosaccharide) nachweisen.

Bei der Sialidose ist das Spektrum der Schweregrade breit, sodass man zwei Typen unterscheiden kann:

- **Sialidose Typ I** (normosomatischer, milder oder nicht-dysmorpher Typ): Es handelt sich dabei um die abgeschwächte (adulte) Form, auch Cherry-Red-Spot-Myoklonus-Syndrom genannt. Typischerweise findet man einen kirschroten Makulafleck am Augenhintergrund, dazu kommen ein schleichender Sehverlust mit Nystagmus und einer Linsentrübung. Neurologisch entwickeln sich ein zunehmender Myoklonus, verstärkte Sehnenreflexe, eine Ataxie und eventuell eine Dysarthrie. Die Myoklonien können durch zahlreiche Stimuli ausgelöst werden. Intellektuell haben die Betroffenen keine wesentliche Beeinträchtigung. Bisher wurden vereinzelt atypische Formen beobachtet, bei welchen nur Myoklonien das einzige klinische Symptom waren.
- **Sialidose Typ II** (neuronopathischer oder Dysmorphie-Typ): Man differenziert eine angeborene (**kongenitale**), **infantile** und **juvenile** Form. Erste Symptome können bereits während der Schwangerschaft bemerkt werden, die im schwersten Fall mit einem nicht-immunologischen Hydrops fetalis und Aszites enden kann. Ansonsten beobachtet man eine zunehmende Vergröberung der Gesichtszüge, Muskelschwäche und Muskelschwund, eine Hepatomegalie und Leistenbrüche. Es entwickelt sich ein zunehmender Sehverlust durch Augenveränderungen (Trübung der Linse und Hornhaut, Augenzittern und Schielen), sowie dem kirschroten Makulafleck. Wie bei vielen LSDs liegt eine Dysostosis multiplex vor. Neurologisch kann die intellektuelle Entwicklung unterschiedlich schwer beeinträchtigt sein. Eventuell kann man eine Ataxie, Sprach-und Schluckstörungen beobachten. Es entwickeln sich zunehmend Gelenkskontrakturen, Myoklonien und Krampfanfälle. Klinisch besteht bei den infantilen Formen große Ähnlichkeit zu einer ML II (I-Cell-Disease) oder einem M. Hurler.

6.1.2. Sialinsäure-Stoffwechselstörungen

6.1.2.1. Sialurie

Die **Sialurie** (OMIM #269921) wird durch einen Mangel der UDP-N-Azetylglukosamin-2-Epimerase verursacht, dem Genprodukt des *GNE*-Gens auf dem Chromosom 9p13.3. Es soll die Bildung von Sialinsäure (Neuraminsäure) limitieren, weshalb es durch den Enzymmangel zu einer überschießenden Bildung kommt, was man zur Diagnostik im Urin heranziehen kann. Die exzessiven Mengen ausgeschiedener freier Sialinsäuren (sie sind ein Vielfaches höher als bei Gesunden) sind ein erster Hinweis auf die Erkrankung. Histologisch befinden sich diese Sialinsäuren nicht in den Lysosomen, sondern im Zellplasma.

Die Sialurie ist eine der wenigen hier angeführten Stoffwechselerkrankungen, die dominant vererbt wird. Sie ist charakterisiert durch Hurler-ähnliche grobe Gesichtszüge mit vorne in der Mitte zusammengewachsenen Augenbrauen, einer vorgewölbten Stirn, breiter Nasenwurzel, tief angesetzten Ohren und vergrößerter Zunge. Der Brustkorb ist schmal, der Bauch vorgewölbt durch eine vergrößerte Leber und Milz. Die Körperbehaarung kann vermehrt sein. Die Körpergröße ist weitgehend normal, eventuell zeigt die Wirbelsäule Fehlstellungen (Skoliose). Intellektuell sind Betroffene teilweise nur wenig eingeschränkt, es können sich ADHS-ähnliche Symptome oder Krampfanfälle entwickeln.

Auch wenn eine Sialurie nicht im engeren Sinn zu den LSDs zählt, sind die Sialinsäuren auch ein wesentliches Element bei den Stoffwechselstörungen der LSDs. Sie werden bei etlichen der LSDs in pathologischen Mengen ausgeschieden und dienen dort als Biomarker. Die Ähnlichkeit mit einer MPS sollte an diese differenzialdiagnostisch mögliche Erkrankung denken lassen.

6.1.2.2. Freie Sialinsäure-Speicherkrankheiten – ISSD und Salla-Disease

Erkrankungen mit krankhafter lysosomaler Speicherung von Sialinsäure (auch Neuraminsäure) werden unter dem Überbegriff der Freien Sialinsäure-Speicherkrankheiten (**Free Sialic Acid Storage Disorders, FSASD**) subsummiert. Sie werden durch ein defektes *SLC17A5*-Gen auf dem Chromosom 6q13 ausgelöst. *SLC17A5* steht für Solute Carrier Family 17 bzw. sauren Zucker-Transporter. Dieses Gen kodiert das Sialin, ein Protein das den Transport der freien (d.h. abgespaltenen) Sialinsäuren (und mancher anderen sauren Zucker) durch die Lysosomenmembran bewerkstelligen soll.

Sialinsäuren sind Zucker und befinden sich meist an den terminalen Oligosaccharidketten der Glykoproteine und Glykolipide (☞ Kap. Biochemie). Sie werden im Rahmen des lysosomalen Abbaus abgespalten und sollten aus den Lysosomen abtransportiert werden, was durch einen Defekt des Transporterproteins Sialin verhindert wird. Die frei gewordene Sialinsäure reichert sich intralysosomal an und kann auch andere lysosomale Enzyme sekundär in ihrer Funktion beeinträchtigen. Schließlich gehen Zellen mit exzessiver Speicherung an freier Sialinsäure zugrunde, das Material erscheint in großen Mengen im Urin. Bei schwer betroffenen Patienten ist die Menge um das Hundertfache erhöht, bei weniger schwer Betroffenen um das Zehnfache.

Die FSASD zeigen eine sehr breite Variabilität im Krankheitsverlauf, vom nicht-immunologischen Hydrops fetalis bis hin zu mild betroffenen erwachsenen Patienten. Die beiden Enden der Phänotypen repräsentieren die infantile Sialinsäure-Speicherkrankheit (ISSD) und die Salla-Erkrankung (Salla-Disease). In der Vergangenheit wurden – je nach Schweregrad und nachgewiesenen Genvarianten – unterschiedliche Bezeichnungen gewählt und auch noch eine intermediäre Form postuliert, um jenen Phänotyp zu beschreiben, der milder als eine ISSD ist, jedoch schwerer als eine Salla-Disease. Heute verwendet man zwei Hauptformen der FSASD, die ISSD und die Salla-Disease.

Die **Infantile Sialinsäurespeicherkrankheit** (ISSD, OMIM #269920) ist sehr dramatisch verlaufend und kann sich bereits als nicht-immunologischer Hydrops fetalis manifestieren. Knochenauffälligkeiten, eine Vergrößerung der Leber und ein auffallendes Gesicht können unter Umständen bereits intrauterin mittels Ultraschall erkannt werden. Es droht eine frühzeitige Geburt, Neugeborene imponieren als „floppy baby". Ansonsten zeigen Betroffene mit einer ISSD eine große Ähnlichkeit zu jenen mit einer ML II (I-Cell-Disease), mit Skelettveränderungen im Sinne einer Dysostosis multiplex, Makrozephalie, Zahnfleischverdickung, und fehlendem Gedeihen. Etwas ältere Kinder können eine rumpfbetonte Muskelhypotonie haben, die vergröberten Gesichtszüge erinnern an eine MPS IH – M. Hurler. Leber und Milz sind stark vergrößert. Leisten- und Nabelbrüche, ein verdicktes Zahnfleisch und eine Pigmentarmut die sich durch ein sehr helles Haar zeigen kann, sind weitere Symptome (Abb. 6.3). Die zunehmende psychomotorische Beeinträchtigung hat ihr Korrelat in der Verminderung der Nervenscheidensubstanz (Hypomyelinisierung) und weiteren Hirnveränderungen. Epileptische Anfälle können auftreten. Die Meilensteine der Entwicklung werden verspätet erreicht, bereits vorhandene Fähigkeiten gehen wieder verloren. Manche der Patienten entwickeln eine Nierenfunktionsstörung (Nephrose).

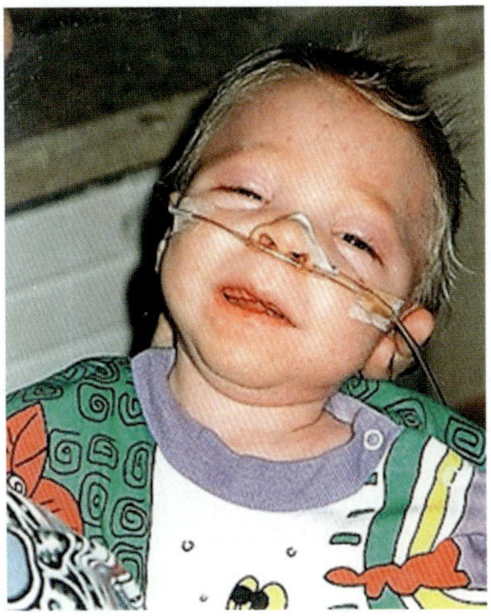

Abb. 6.3: Wenige Wochen altes Mädchen mit ISSD.

Die Erwachsenenform wird als **Salla-Disease** (OMIM #604369) bezeichnet und wurde zunächst hauptsächlich in Finnland beobachtet. Bei der Geburt erscheinen die Neugeborenen unauffällig. In den ersten Lebensjahren entwickelt sich eine Muskelhypotonie, unwillkürliche Bewegungen, Ataxie und eine zunehmende psychomotorische Entwicklungsverzögerung. Die Gesichtszüge vergröbern sich zusehends, das Zahnfleisch ist verdickt. Über die Jahre/Jahrzehnte kann sich eine Rigidität und Spastik der Muskulatur entwickeln, auch unwillkürliche Bewegungen (Athetose) und Krampfanfälle.

6.1.3. Sphingolipidosen/Neurolipidosen

Shingolipide sind wichtige Moleküle im Zentralnervensystem und spielen eine Rolle bei der Bildung und Erhaltung des Myelins, der Substanz der Nervenscheiden. Sie werden vom Golgi-Apparat gebildet und schrittweise zu komplexen Molekülen aufgebaut. Sie setzen sich im einfachsten Fall aus einem Ceramid und weiteren Molekülen, wie Zucker (Glukocerebrosid, Galaktocerebrosid), oder Sphingomyelinen zusammen. Diese Erkrankungen ähneln in machen klinischen Symptomen den MPS, ML oder den Oligosaccharidosen.

Unter der Gruppe der Sphingolipidosen fasst man jene Erkrankungen zusammen, bei welchen der lysosomale Abbau der Sphingolipide gestört ist und es zur Speicherung der nicht abgebauten Fragmente kommt. Dies kann durch defiziente Enzyme in den Lysosomen geschehen, aber auch durch Defekte von Transport- oder Aktivatorproteinen. Sie alle sind durch zunehmende Veränderungen im zentralen und/oder peripheren Nervensystem gekennzeichnet, was sich durch eine psychomotorische Retardierung, einen kirschroten Makulafleck und teilweise durch eine Veränderung der weißen Hirnsubstanz (Leukodystrophie) zeigt. Wegen der auffälligen neurologischen Veränderungen bezeichnet man sie auch als Neurolipidosen.

Darunter werden wichtige LSDs gefunden, wie der M. Fabry, M. Gaucher, M. Krabbe, M. Tay-Sachs, M. Sandhoff, GM1- und GM2-Gangliosidosen und M. Niemann-Pick. Die Speichersubstanzen sind jeweils unterschiedlich zusammengesetzt und bestehen aus Sphingomyelin (M. Niemann-Pick), Glukocerebrosid (M. Gaucher), Sulfatiden (metachromatische Leukodystrophie), Globotriaosylceramid (M. Fabry), Galaktocerebrosid und Psychosin (M. Krabbe oder globoidzellige Leukodystrophie), GM1-Gangliosiden (GM1-Gangliosidose), GM2-Gangliosiden (M. Tay-Sachs und M. Sandhoff).

Ein Spezifikum in der Gruppe der Sphingolipidosen ist der Bedarf an zusätzlichen Faktoren zur verbesserten Enzymfunktion. Manche dieser Enzyme – es handelt sich dabei um lysosomale Hydrolasen – benötigen ein sogenanntes Sphingolipid-Aktivator-Protein (SAP), das die Enzymwirkung der Hydrolasen sicherstellt und verbessert. Dabei gibt es fünf solcher Aktivatorproteine, vier davon entstehen aus dem Prosaposin, sie werden in den Lysosomen zu ihrer funktionierenden Endstufe umgewandelt (Saposin A, Saposin B, Saposin C, Saposin D). Ein fünftes Aktivator-Protein wird als Gangliosid-GM2-Aktivator-Protein bezeichnet. Im Falle von Genveränderungen in den Genen die diese Aktivator-Proteine kodieren, entstehen Erkrankungen die klinisch ident sind wie bei einem Mangel der jeweiligen Hydrolasen, auch wenn diese vollständig korrekt gebildet werden. Die mit Defekten der Aktivator-Proteine assoziierten Erkrankungen sind in Tab. 6.1 aufgelistet.

6.1.3.1. Fabry-Krankheit

Die **Fabry-Krankheit** (M. Fabry, auch M. Anderson-Fabry, OMIM #301500) ist eine der häufigsten lysosomalen Speichererkrankungen. Durch einen Mangel des Enzyms Alpha-Galaktosidase A (α–Galaktosidase A) ist der Abbau von Glykosphingolipiden gestört. Das Enzym wird durch das *GLA*-Gen auf dem Chromosom Xq22.1 kodiert. Es handelt sich dabei um eine X-chromosomal vererbte Erkrankung.

Die Häufigkeit dieser LSD resultiert auch aus der Tatsache, dass männliche Betroffene die Erkrankung an alle Töchter weitervererben und weibliche Betroffene an fünfzig Prozent ihrer Kinder, egal welches Geschlecht diese haben. Das bedeutet an 50 % aller Söhne aber auch Töchter, auch wenn diese vielleicht nicht alle symptomatisch sind. Damit ist das Risiko der Weitergabe an die nächste Generation deutlich höher als bei allen anderen LSDs mit einem autosomal-rezessiven Erbgang (☞ Kap. Genetik).

Symptome werden bei allen männlichen Betroffenen beobachtet, sowie bei den meisten heterozygoten Trägerinnen einer Genveränderung. Verantwortlich ist bei weiblichen Betroffenen die an sich physiologische X-Inaktivierung jeweils eines X-Chromosoms, die in der frühesten Embryonalperiode stattfindet. Werden in den Zellen und Organen überwiegend die X-Chromosomen ohne Genveränderung inaktiviert, kommt die Genveränderung im zweiten X-Chromosom zum Tagen und verursacht die Symptome eines M. Fabry. Bei betroffenen Frauen können die Symptome etwas später beginnen und ein etwas anderes Krankheitsspektrum umfassen. Manche der weiblichen Überträgerinnen können bis ins hohe Alter symptomlos sein.

Das gespeicherte Material besteht aus Glykosphingolipiden, besonders Globotriaosylceramid (GB3) und Globotriaosylsphingosin (Lyso-GB3). Diese lagern sich unter anderem in der innersten Schicht von Blutgefäßen (Endothelzellen) ab, was zu Durchblutungsstörungen in den Händen und Füßen, Gehirn, Herz und Darmwänden führen kann. Die Ablagerungen führen in den Nierenkörperchen (Glomerula) zur zunehmenden Nierenschädigung und Auftreten von Eiweiß im Harn, schließlich Niereninsuffizienz und Dialysepflichtigkeit.

Während betroffene Knaben und Männer eine erheblich verminderte Enzymaktivität der α-Galaktosidase aufweisen, korrelieren die Enzymaktivitäten bei Mädchen und Frauen nicht mit den Beschwerden, sodass bei diesen symptomatischen Überträgerinnen eine molekulargenetische Abklärung zur Sicherung der Diagnose unerlässlich ist.

Patienten mit einem M. Fabry zeigen an sich keine große Ähnlichkeit mit einer Mukopolysaccharido-

Erkrankung	Ursächlicher Enzymdefekt	Alternativer Defekt im Aktivator-Protein
M. Krabbe	β-Galaktosylceraminidase	Saposin A
Metachromatische Leukodystrophie	Arylsulfatase A oder α-Galaktosidase	Saposin B
M. Gaucher	β-Glukosylceraminidase	Saposin C
Enzephalopathie durch Prosaposinmangel	Prosaposin-Defizienz (PSAP) oder kombinierte Saposin-Defizienz	Saposin A, B, C und D
GM2-AB Variante, ähnlich M. Tay-Sachs	β-Hexosaminidase A	GM2-Aktivator-Protein

Tab. 6.1: Sphingolipidosen mit den ursächlichen lysosomalen Enzymdefizienzen bzw. den alternativ krankheitsauslösenden Aktivator-Proteinen.

se. Die jedoch bereits im Kindesalter auftretenden Angiokeratome kommen bei einigen der anderen LSDs vor. Auch die schmerzhaften Veränderungen der weniger beweglichen Fingergelenke, die manchmal als juveniler idiopathischer Rheumatismus fehlgedeutet werden, sind auch bei anderen LSDs zu beobachten. Zudem werden Betroffene mit M. Fabry auch in Patientenorganisationen mit MPS-Betroffenen oder in Dachorganisationen für LSDs gemeinsam mit MPS-Patienten betreut.

Die Symptome bei einem M. Fabry sind multisystemisch und chronisch fortschreitend. Abhängig von der Menge der genbedingten Enzymaktivitätsverminderung unterscheidet man klassische und Late-onset-Formen bei männlichen Individuen. Weibliche symptomatische Überträgerinnen haben wiederum ein etwas anderes Symptomenspektrum. Selten gibt es **atypisch-verlaufende Formen**, bei welchen erst im späteren Alter hauptsächlich nur ein Organ betroffenen ist: entweder als isolierte Entwicklung einer Niereninsuffizienz die als chronische Glomerulonephritis ohne bekannte Ursache fehlinterpretiert wird, oder als Verdickung der linken Herzkammer und des Herzseptums mit begleitenden Herzrhythmusstörungen, wofür es von der Genese her neben einem M. Fabry eine Reihe weiterer Ursachen gibt. Ein dominierendes Symptom beim M. Fabry ist der Schmerz.

Klassische Form

Typischerweise sind die restlichen verbleibenden Enzymaktivitäten unter einem Prozent. In der Kindheit und Jugend kommt es periodisch immer wieder zu einschießenden brennenden Schmerzen in Händen und Füßen (Akroparästhesien), ausgelöst durch Trigger, wie Temperaturveränderungen, Anstrengung, Ermüdung oder Fieber. Diese Krisen können mit zunehmendem Alter aufhören, selten bleiben sie weiterhin bestehen und belasten Betroffene enorm. Ursache dafür ist in einer Small Fiber-Neuropathie zu suchen. Kinder können immer wieder starke Bauchschmerzen ohne erkennbare Ursache haben, Müdigkeit oder Höreinschränkungen. Das Schwitzverhalten ist verändert, meist wird weniger oder kein Schweiß gebildet, nur selten vermehrt. Es entwickeln sich punktförmige rötlich-bläulich-verfärbte Areale, sogenannte Angiokeratome, zunächst zwischen Nabelbereich und Knie, schließlich am ganzen Körper, auch in den Schleimhäuten oder in der Augenbindehaut. Bei einer Spaltlampenuntersuchung der Augen kann man neben den typischen Hornhautveränderungen (Cornea verticillata) seltener auch zusätzliche Trübungen an der vorderen und hinteren Linsenkapsel erkennen. Schon bald kann sich eine Albuminurie oder Proteinurie, seltener Hämaturie entwickeln. Im Urin können bei der Untersuchung des Sediments eventuell Fettsubstanzen in charakteristischer Form nachgewiesen werden (sogenannte Malteser Kreuze). Die Nierenfunktion kann sich im Verlauf von Jahren/Jahrzehnten zunehmend verschlechtern, bei männlichen Betroffenen früher und häufiger. Es kann zu ungeklärten Fieberschüben kommen, was bisweilen die Abklärung eines Familiären Mittelmeerfiebers herbeiführt.

Beim Herzen gibt es weitere Auffälligkeiten, die sich bei Betroffenen beiderlei Geschlechts zeigen. Bald kann sich eine Mitralklappeninsuffizienz und Linksherzhypertrophie entwickeln, später eine Angina pectoris, Herzrhythmusstörungen und EKG-Veränderungen. Der M. Fabry kann Speichersubstanzen auch in den inneren Zellschichten von Blutgefäßen ablagern, was teilweise die Gefäßwände schädigt und sie weiter werden lässt (Ektasien und Aneurysmen, besonders der Arteria basilaris), teilweise aber auch die Bildung von Blutgerinnseln begünstigt (Thrombosen). Im Herzen führt dies zu Herzinfarkten, im Gehirn zu vorübergehenden Durchblutungsstörungen (transitorische ischämische Attacke, TIA) oder Hirninfarkten, Halbseitenlähmung oder Hirnblutungen.

Veränderungen in den Blutgefäßen der Darmwand können Durchfälle, Übelkeit, Erbrechen, Bauchmerzen und mangelhafte Nahrungsaufnahme hervorrufen, Darmwände können stark ausgeweitet sein (Achalasie) und zu chronischer Obstipation führen. Die ausgeweiteten geschlängelten Blutgefäße können eventuell auch in der Bindehaut der Augen erkannt werden. In der Lunge kommt es zu einer chronischen obstruktivem Bronchitis. Lymphödeme oder ausgeweitete Venen an den Extremitäten, Hörverlust und Tinnitus, sowie Gleichgewichtsstörungen oder parkinsonähnliche Symptome sind zu beobachten, sowie psychische Manifestationen (Angst, Müdigkeit). Die Grob- und Feinmotorik kann eingeschränkt sein. Weibliche Betroffene zeigen meist ähnliche Symptome wie männliche Patienten mit der klassischen Ausprägung eines M. Fabry, nur ist der Beginn etwas später. Die Veränderungen an Hornhaut und Augenlinse, Gehirn oder am Herzen und den Herzklappen sind sehr ähnlich wie bei den männlichen Patienten. Nierenprobleme mit auffallenden Urinbefunden werden ebenfalls beobachtet, doch es kommt seltener zu einer dialysepflichtigen Niereninsuffizienz. Wenig bekannt ist, dass ein M. Fabry bei männlichen Betroffenen die Ursache für einen unerfüllten Kinderwunsch sein kann (Azoospermie).

Late-onset-Form

Der Krankheitsbeginn ist erst im früheren Erwachsenenalter. Die Restaktivität des Enzyms α-Galaktosidase A ist bei männlichen Patienten zwei Prozent oder höher. Progressive Schwerhörigkeit, auch plötzlicher Hörverlust, Tinnitus und Schwindel können Hinweise auf das Vorliegen dieser Erkrankung sein. Dabei sind weniger die Angiokeratome oder Akroparästhesien zu beobachten, vielmehr die Probleme am Herz-Kreislaufsystem, Gehirn und der Niere. Die Veränderungen der weißen Hirnsubstanz ähneln jenen einer Multiplen Sklerose und können zu einer Fehldiagnose führen. Bei Frauen wird im Herzen öfters eine Endokardfibrose beobachtet. Gelegentlich findet sich eine Ausweitung der Aortenwurzel. Ein M. Fabry kann auch Ursache für einen plötzlichen Herztod sein. Eine korrekte Diagnose ist nicht alleine für die Betroffenen selbst von großer Wichtigkeit wegen möglicher therapeutischer Optionen, sie ist auch für die nahen Angehörigen von großer Bedeutung, damit auch sie vorbeugend von Untersuchungen und Behandlungen profitieren können.

6.1.3.2. Farber-Krankheit und SMA-PME (*ASAH1*-Related Disorders)

Die **Farber-Krankheit** (Farber Disease, FD oder Farber-Lipogranulomatose, OMIM #228000) und die Spinale Muskuläre Atrophie mit progressiver Myoklonus-Epilepsie (SMAPME, OMIM #159950) scheinen auf den ersten Blick keine Gemeinsamkeiten zu haben. Beide Erkrankungen werden jedoch durch denselben Enzymdefekt hervorgerufen, durch den Mangel der lysosomalen N-Azetylsphingosin-Amidohydrolase 1, ASAH1 oder Saure Ceramidase. Dieses Enzym wird durch das *ASAH1*-Gen auf dem Chromosom 8p22 kodiert. Die saure Ceramidase kann Ceramide in Sphingosine und freie Fettsäuren auftrennen. Der Enzymmangel bewirkt eine Anhäufung von überwiegend Ceramiden in den Lysosomen.

Das Spektrum der möglichen Krankheitsbilder ist extrem breit und manifestiert sich bei der Farber-Lipogranulomatose in Form von 5 verschiedenen FD-Typen, bzw. bei der SMAPME mit oder ohne Epilepsie bis hin zu einer zunehmenden Brachydaktylie mit Osteolyse. Überschneidungen sind teilweise möglich, d.h. es können sich neben der Entwicklung von Granulomen eventuell doch mehr myopathische Symptome als erwartet entwickeln, oder Betroffene mit einer SMAPME können vereinzelt Granulome aufweisen. Diese Vielfalt an möglichen Symptomen bei Veränderungen durch ein einzelnes lysosomales Enzym und nur einem involvierten Gen erinnert an das Spektrum von GM1-Gangliosidosen bis hin zur MPS IVB – M. Morquio B.

Farber-Lipogranulomatose

In den dabei typischen Knötchen finden sich granulomatöse Infiltrate mit Makrophagen, Schaumzellen, Histiozyten und sowie Fibroblasten. In den Zellen ist Speichermaterial in Form von sogenannten „Farberbodies“ oder „Zebrabodies“ enthalten. Zebrabodies sind auch bei anderen LSDs zu finden, z.B. MPS IH. Diese Knötchen können im gesamten Körper, z.B. im Knochenmark, in der Leber, in der Milz, den Lymphknoten, in Nervenzellen und Gliazellen zu finden sein. Selbst der Zahn des zweiten Halswirbelkörpers kann durch Granulome und eine Osteolyse zerstört werden.

- **Typ 1 FD (klassische Form)** beginnt bereits in den ersten Lebenswochen mit einer Trias: eine schmerzhafte zunehmende Deformierung der Gelenke (Ellbogen, Knöchel, Knie und Hand- bzw. Fußgelenke); subkutane Knötchen nahe den Gelenken und mechanisch beanspruchten Arealen; die Stimme ist rau durch Granulome im Kehlkopfbereich, sie kann später verloren gehen (Aphonie). Im Rachenbereich können die Knötchen das Schlucken oder Atmen erschweren. Zusätzlich können eine muskuläre Hypotonie, Muskelatrophie und infantile Spasmen, sowie ein kirschroter Makulafleck, eine Hornhauttrübung, Augenzittern oder eine Makuladegeneration beobachtet werden. Eine Ateminsuffizienz wird durch Infiltrate auch im Lungengewebe ausgelöst. Infiltrate finden sich auch in der

Darmwand, sie verursachen Schleimhautläsionen und Durchfälle.

- **Typ 2 FD (intermediäre Form):** Die Symptome der klassischen Form treten etwas später und abgeschwächter auf, Krampfanfälle sind häufiger, die intellektuellen Einschränkungen nehmen zu.
- **Typ 3 FD (milde Form):** Hier dominieren in den ersten Lebensjahren schmerzhafte Gelenksschwellungen mit zunehmenden Gelenkskontrakturen, was häufig als juvenile idiopathische Arthritis oder auch als juvenile hyaline Fibromatose fehlinterpretiert wird. Bei weniger als der Hälfte der Betroffenen können auffallende kognitive Defizite nachgewiesen werden.
- **Typ 4 FD (neonatale-viszerale Form):** Primär findet man eine deutliche Vergrößerung der Leber und Milz mit Ascites, aber noch ohne die klassische Trias. Die Erkrankung verläuft durch ein Leberversagen dramatisch.
- **Typ 5 FD (neuronopathische FD):** In den ersten Lebensjahren kommt es nach einer anfangs unauffälligen Entwicklung zu Krampfanfällen, zunehmender Lähmung und Sprachverlust. Subkutane Knötchen können vorhanden sein.

Spinale Muskelatrophie mit progressiver myoklonischer Epilepsie (SMA-PME)

Es handelt sich dabei um eine von mehreren möglichen Formen einer spinalen Muskelatrophie, doch diese Muskelatrophie wird durch einen Defekt eines lysosomalen Enzyms ausgelöst. Typisch ist eine zunehmende proximal beginnende Muskelschwäche und Muskelatrophie. Der Gang wird zunehmend unsicher und auffallend, Patienten fallen oft hin. Es können sich eine Skoliose, Lordose und Fußfehlstellungen entwickeln. Die Muskelschwäche betrifft zunächst die proximale Muskulatur der unteren Extremitäten, später jedoch auch die Atemmuskulatur, was eine Ateminsuffizienz bedingt.

Neurologische Defizite können, müssen aber nicht vorhanden sein. Bei etwa der Hälfte der Betroffenen entwickeln sich myoklonische, atonische oder tonisch-klonische Krampfanfälle, sowie ein generalisiertes Zittern (Tremor). Selten kommt es zu demenziellen Symptomen. Es kann auch zu einer wechselnd ausgeprägten Innenohrschwerhörigkeit kommen.

6.1.3.3. GM1- und GM2-Gangliosidosen

6.1.3.3.1. GM1-Gangliosidose (*GLB1*-assoziierte Erkrankung)

Die **GM1-Gangliosidose** zählt zu den möglichen Manifestationen eines Mangels des Enzyms Beta-Galaktosidase (β-Galaktosidase), welches durch das *GLB1*-Gen auf dem Chromosom 3p22.3 kodiert wird. Je nach Lage der Genvarianten und eventueller Mengen an Restenzymaktivität manifestieren sich bei Betroffenen die Symptome einer GM1-Gangliosidose oder einer MPS IV B. Die MPS IVB – M. Morquio B wird im Kap. 5. ausführlicher beleuchtet.

Die β-Galaktosidase spaltet den terminalen Zucker Galaktose von Glykokonjugaten (Glykoproteine und Glykolipide) ab. Es kommt zur zunehmenden lysosomalen Speicherung an GM1-Gangliosiden, GA1-Gangliosiden und N- und O-gebundenen Glykanen, die bei Zellzerfall frei werden und im Urin nachgewiesen werden können. Das Oligosaccharidmuster im Urin kann einen ersten Hinweis geben. Während solche Oligosaccharide auch bei einer MPS IV B gefunden werden, ist die bei MPS IV B typische Keratansulfat-Ausscheidung bei den GM1-Gangliosidosen nicht zu beobachten. Bei schwereren Formen können die Werte der Chitotriosidase im Serum erhöht sein, sowie von einzelnen Leberenzymen.

Der gestörte Stoffwechsel der Ganglioside führt zu einer Störung der Myelinisierung, d.h. der korrekten Bildung der Nervenscheiden. Die GM1-Gangliosidose ist sehr selten, jedoch in der Roma-Population, in Malta, Süd-Brasilien und Japan etwas häufiger zu finden. Das Spektrum ist sehr breit und muss beim Defekt der β-Galaktosidase als ein Kontinuum zwischen einem Hydrops fetalis bis hin zu Erwachsenen mit einem M. Morquio B ohne neurologische Beteiligung verstanden werden (☞ Kap. 5.).

Die schwerer verlaufenden Manifestationen werden in drei Unterformen unterteilt:

- **Typ I - Infantile Form** (OMIM #230500): In manchen Fällen manifestieren sich bereits vor der Geburt ein Minderwuchs und ein nicht-immunologischer Hydrops fetalis. Nach der Geburt können dunkel gefärbte Hautarale auffallen („Mongolenflecken"). Ansonsten entwickeln sich innerhalb der ersten Lebensmonate schwere

Veränderungen des Nervensystems, die zu Spastik, Blindheit, Schwerhörigkeit, Krampfanfällen und Schluckproblemen führen. Ein kirschroter Makulafleck ist nachweisbar. Speicherphänomene stehen zunächst noch nicht im Vordergrund, erst später entwickeln sich eine Vergrößerung der Leber und Milz, sowie eine Kardiomyopathie. Das Zahnfleisch kann verdickt sein. Die muskuläre Hypotonie nimmt zu, die Beweglichkeit in den Gelenken nimmt immer mehr ab. Eine Hornhauttrübung kann sich entwickeln.

- **Typ II – spät-infantile Form** (mit etwa 1-3 Jahren beginnend) und **juvenile Form** (beginnt mit 3-10 Jahren) (OMIM #230600). Speichersymptome sind nun besser erkennbar, ähnlich jenen einer MPS IH – M. Hurler, mit auffallenden Gesichtszügen, einer Makrozephalie, Skelettveränderungen im Sinne einer Dysostosis multiplex und einer Vergrößerung der Leber, der Milz und des Herzens. Daneben entwickeln sich neurologische Symptome, wie verspätetes Erreichen von Entwicklungsmeilensteinen und Verlust von diesen. Schluckprobleme, ein auffallender Gang (Ataxie) mit Sturzneigung oder eine zunehmende Spastik und das Auftreten von Krampfanfällen sind möglicherweise frühe Symptome, verbunden mit einer Sprachstörung. Die Pathologien am kraniozervikalen Übergang werden klinisch relevant, insbesondere als erhöhtes Narkoserisiko.
- **Typ III – adulte Form** (OMIM #230650): Im Hinblick auf das Alter bei Symptombeginn kann die Klinik noch weiter variieren. Die auffallenden Gesichtszüge und Skelettmanifestationen können nur mild ausgeprägt sein. Der Muskeltonus ist herabgesetzt, eine Muskelatrophie ist möglich. Die Sprache kann undeutlich werden. Es kann sich eine Dystonie entwickeln, auch akinetische Parkinsonsymptome sind möglich. Selten werden kirschrote Makulaflecken beobachtet, wohl aber eine Hornhauttrübung. Die Kardiomyopathie und chronischen Probleme der Wirbelsäule, Hüften und Gelenke sind häufige klinische Symptome.

6.1.3.3.2. GM2-Gangliosidosen (Tay-Sachs und Sandhoff)

Ganglioside sind komplexe Sphingolipide im zentralen und peripheren Nervensystem. Ihre Speicherung führt zu funktionellen Störungen im Gehirn und den Nerven, sodass sich die häufigsten klinischen Symptome neurologisch/psychiatrisch und sekundär muskulär präsentieren. Eine Vergrößerung der Leber und Milz oder Skelettveränderungen werden nicht durchgehend beobachtet. Trotzdem kann der klinische Verlauf im späteren Kindes- und Jugendalter teilweise an eine MPS III – M. Sanfilippo erinnern. Patienten mit schweren und raschen Krankheitsverläufen erinnern auch beispielsweise an Sialidosen, einen M. Gaucher Typ 2, einen M. Krabbe, einen Niemann-Pick Typ A.

Die **GM2-Gangliosidosen** werden durch einen Mangel der Enzyme Beta-(β)-Hexosaminidase A und B verursacht. Sie bestehen jeweils aus zwei Untereinheiten: die β-Hexosaminidase A aus einer Alpha-(α)-Kette und einer Beta-(β)-Kette, die β-Hexosaminidase B aus zwei β-Ketten. Die α–Untereinheit wird durch das *HEXA*-Gen kodiert, die β-Untereinheit durch das *HEXB*-Gen. Beide Untereinheiten können durch Genvarianten einen Defekt haben, was insgesamt zum Mangel der Enzyme β-Hexosaminidase A und/oder B führt.

Eine weitere zu dieser Gruppe zählende Erkrankung wird auch noch durch einen Defekt des GM2-Aktivator-Proteins hervorgerufen. Das GM2-Aktivator-Protein unterstützt die Enzymwirkung der β-Hexosaminidase A, indem es die Verbindung der Lipidsubstanzen und des wasserlöslichen Enzyms unterstützt. Obwohl die Krankheitssymptome einem M. Tay-Sachs ähneln, sind im Falle eines GM2-Aktivator-Defektes die Enzymaktivitäten der β-Hexosaminidase A und B unauffällig, die Molekulargenetik identifiziert jedoch krankheitsverursachende Genvarianten im *GM2A*-Gen, auch sie werden autosomal-rezessiv vererbt. Während die α-Untereinheit (und das GM2-Aktivator-Protein) den Abbau von Gangliosiden bewerkstelligen, ist die β-Untereinheit für den Abbau von Oligosacchariden und Sphingolipiden verantwortlich.

Klinisch werden die jeweiligen Gendefekte unterschiedlichen Erkrankungen aus der Gruppe der GM2-Gangliosidosen zugeordnet: Veränderungen im *HEXA*-Gen werden als **Tay-Sachs-Erkrankung** (**Typ I** oder B-Variante) bezeichnet, jene im *HEXB*-Gen als **Sandhoff-Erkrankung** (**Typ II** oder 0-Variante). Die dem Tay-Sachs ähnliche Erkrankung aufgrund der Veränderung des GM2-

Aktivator-Proteins wird als **GM2-Gangliosidose AB-Variante** bezeichnet.

Die klinischen Symptome aller genannten Erkrankungen sind einander sehr ähnlich und gerade bei den früh einsetzenden Manifestationen oft nur durch die nachgewiesenen Enzymdefekte oder die molekulargenetische Bestätigung voneinander abgrenzbar. Bei der enzymatischen Abklärung mittels synthetischer Substrate ist auf die Möglichkeit der verminderten Enzymaktivität durch ein *HEXA*-Pseudogen Bedacht zu nehmen.

Die GM2-Gangliosidosen sind insgesamt selten, doch werden sie in spezifischen ethnischen Gruppen mitunter vermehrt beobachtet: der M. Tay-Sachs in Kanada und Louisiana, sowie unter Angehörigen bestimmter jüdischer Gruppen, der M. Sandhoff in Zypern, Kanada und Nord-Argentinien. Dabei kann eine Häufung bestimmter Genvarianten bemerkt werden.

Das Spektrum dieser Erkrankungen ist sehr breit, von sehr früh einsetzenden und schwer verlaufenden klassischen Formen, über später einsetzende infantile, juvenile oder adulte (Late-onset) Formen. Eine Variabilität – was Beginn und Krankheitsfortschritt anbelangt – ist sogar innerhalb von Familien bei den milder verlaufenden Formen möglich. Bei der Geburt erscheinen alle Kinder unauffällig und gesund.

GM2-Gangliosidose Typ I – Tay-Sachs

Die Tay-Sachs-Erkrankung (M. Tay-Sachs, Hexosaminidase A-Defizienz, HEXA-Disorder, OMIM #272800), wird durch einen Defekt an der Alpha-Untereinheit der β-Hexosaminidase A verursacht. Diese wird durch das *HEXA*-Gen auf dem Chromosom 15q23 kodiert. Das Spektrum ist - entsprechend der Restaktivität des Enzyms - sehr breit, sodass man eine klassische (infantile), subakute (juvenile) und Late-onset-Form (Erwachsenenform) abgrenzen kann. Die attenuiert verlaufenden Formen werden auch als B1-Varianten einer GM2-Gangliosidose bezeichnet.

Die GM2-Gangliosidose Variante AB oder Tay-Sachs Erkrankung Variante AB (auch Hexosaminidase Aktivator-Defizienz, OMIM #272750) wird durch Genveränderungen des *GM2A*-Gens auf dem Chromosom 5q33.1 verursacht. Der Krankheitsverlauf ähnelt der subakuten Form des Tay-Sachs.

- **Infantiler oder klassischer Tay-Sachs:** Betroffene Kinder erscheinen bei der Geburt gesund. Innerhalb der ersten Lebensmonate entwickeln sie jedoch eine zunehmende Entwicklungsverzögerung und Bewegungsarmut, mit zunehmend fehlender Augenfixierung, Blindheit, einer auffallenden Schreckhaftigkeit bei Geräuschen und einem kirschroten Makulafleck. Der Kopfumfang nimmt zu (Makrozephalie), Krampfanfälle und eine generalisierte Muskelhypotonie begleiten die rasch fortschreitenden zunehmenden Veränderungen, die sich in der Bildgebung des Gehirns darstellen lassen. Eine Vergrößerung der Leber und Milz oder Skelettveränderungen werden nicht beobachtet.
- **Subakuter juveniler Tay-Sachs:** Bei einem etwas abgeschwächten Verlauf können innerhalb der ersten Lebensjahre gewisse Meilensteine der Entwicklung erreicht werden. Doch nach einem Entwicklungsplateau kommt es zunehmend zum Verlust der Sprache und bereits erworbener Fähigkeiten. Zunehmende Schluckschwierigkeiten, eine Spastik und Krampfanfälle setzen ein. In der Bildgebung des Gehirns findet man eine globale Hirnatrophie. Nicht immer ist ein kirschroter Makulafleck erkennbar, jedoch eine Optikusatrophie und andere Veränderungen der Retina.
- **Late-onset Tay-Sachs (adulte Form):** Bei jugendlichen und erwachsenen Betroffenen sind nach einer bis dahin unauffälligen Lebensperiode subtile kleine Veränderungen zu bemerken. Es kann zu einer zunehmenden Schwäche der unteren Extremitäten mit Fallneigung, Muskelatrophie, -krämpfen und -zittern kommen. Besonders betroffen scheint der Quadrizeps-Muskel am Oberschenkel, später auch der Trizepsmuskel am Oberarm. Eine undeutlicher werdende Sprache oder veränderte Sprechweise durch Kehlkopfveränderungen, unkontrollierte Bewegungen oder ein Tremor ohne erkennbare Ursache, beginnen sukzessive klinisch auffallend zu werden. Psychische Störungen in Form von Angststörungen, Manien, Gedächtnisstörungen oder auch in Form akuter Psychosen können beginnen, die dann oft als erste fassbare Pathologie diagnostiziert werden. In der Bildgebung findet sich eine isolierte Kleinhirnatrophie. Ein kirschroter Makulafleck wird nicht gefunden, jedoch auffallende Augenbewegungen.

GM2-Gangliosidose Typ II – Sandhoff

Die **Sandhoff-Erkrankung** (M. Sandhoff, Defizienz der Hexosaminidase A und B, OMIM #268800), wird durch einen Mangel der Hexosaminidase A und B verursacht. Es liegt ein Defekt der β-Untereinheiten vor, welche vom *HEXB*-Gen auf dem Chromosom 5q13.3 kodiert werden. Enzymatisch ist die Gesamtaktivität der Enzyme der Hexosaminidase A und B erniedrigt, hingegen jene der Hexosaminidase A in Relation nicht so ausgeprägt.

Das Spektrum klinischer Symptome ist auch hier – entsprechend der Restaktivität des Enzyms – sehr breit, sodass man eine klassische (infantile), subakute (juvenile) und Late-onset-Form (Erwachsenenform) abgrenzen kann.

Infantile oder klassische Sandhoff-Krankheit: Betroffene Kinder erscheinen bei der Geburt gesund. Innerhalb der ersten Lebensmonate beobachtet man jedoch eine Entwicklungsverzögerung und Bewegungsarmut, mit zunehmend fehlender Augenfixierung, Blindheit, einer auffallenden Schreckhaftigkeit bei Geräuschen (Hyperakusis) und einem kirschroten Makulafleck. Der Kopfumfang nimmt zu (Makrozephalie), Krampfanfälle und eine generalisierte Muskelhypotonie begleiten die rasch fortschreitenden zunehmenden Veränderungen bis hin zur Bewegungsunfähigkeit. Mehrere Veränderungen in Hirn, Hirnrinde und Hirnstamm lassen sich mittels Bildgebung des Gehirns darstellen. Vergrößerungen der Leber und Milz, des Herzens oder der Zunge, sowie Wirbelsäulenveränderungen sind möglich.

Subakute juvenile Sandhoff-Krankheit: Bei einem etwas abgeschwächten Verlauf können innerhalb der ersten Lebensjahre die Meilensteine der Entwicklung noch weitgehend erreicht werden. Doch nach einem Entwicklungsplateau kommt es zunehmend zum Verlust der Sprache und bereits erworbener Fähigkeiten. Zunehmende Schluckschwierigkeiten, ein Sehverlust, ein auffallender Gang (Ataxie), eine Spastik und Krampfanfälle setzen ein. In der Bildgebung des Gehirns findet man eine globale Hirnatrophie. Nicht immer ist ein kirschroter Makulafleck erkennbar, jedoch eine Optikusatrophie und andere Veränderungen an der Netzhaut. Obwohl viele der Symptome einem M. Tay-Sachs ähneln, entwickeln sich beim M. Sandhoff zusätzlich noch episodische neuronopathische Schmerzen und Missempfindungen in den Fingern und Zehen (Akroparästhesien) sowie eine Neuropathie.

Late-onset Sandhoff-Krankheit (adulte Form): Jugendliche und Erwachsene zeigen nach einer bis dahin unauffälligen Lebensperiode vorwiegend neuromuskuläre Störungen. Es beginnt mit einer zunehmenden Schwäche der unteren Extremitäten mit Sturzneigung, wobei die Betroffenen versuchen durch überstreckte Knie die Kniegelenke zu fixieren. Die Muskulatur wird atrophisch, man bemerkt Muskelkrämpfe und -zittern (Faszikulationen). Zunächst ist die Muskulatur der unteren Extremitäten, später auch jene der oberen Extremitäten betroffen. Auch eine Sensibilitätsverminderung der körperfernen Extremitäten ist möglich (sensorische axonale Neuropathie), sie breitet sich immer mehr zum Rumpf hin aus. Der Gang wird auffallend (Ataxie).

Die Sprache wird anders durch eine veränderte Artikulation und Kehlkopfveränderungen. Schluckstörungen sind möglich. Weitere Symptome entstehen durch eine verminderte Kleinhirnfunktion, wie Gleichgewichts- und Bewegungsstörungen oder Tremor. Bei der Augenuntersuchung sind auffallende Augenbewegungen erkennbar. Psychische Auffälligkeiten werden beobachtet, in Form von Angststörungen, Depressionen oder eingeschränktem Gedächtnis. Auch autonome Störungen können beobachtet werden, wie Hitzeempfindlichkeit, chronische Durchfälle, Blaseninkontinenz oder eine sexuelle Dysfunktion. Ein kirschroter Makulafleck wird nicht gefunden, jedoch auffallende Augenbewegungen.

6.1.3.4. Gaucher-Krankheit

Die **Gaucher-Krankheit** (Gaucher disease, GD, auch M. Gaucher) wird durch einen Mangel der lysosomalen Glukocerebrosidase (Glukosylceramindase, β-Glukosidase) verursacht. Das Enzym wird durch das *GBA*-Gen auf dem Chromosom 1q22 kodiert. Es kommt zur intrazellulären Speicherung von Glukosylceramid, was in den Fresszellen des Immunsystems – den Makrophagen – zu sehr großen Speicherzellen führt, die jenen bei einer Niemann-Pick-Erkrankung sehr ähnlich sind. Diese Zellen infiltrieren in die Leber und Milz, das Knochenmark, das Lymphsystem, die Lunge, das Herz, die Haut, Augen und selten auch das Nervensystem, wo sie die Organfunktionen beeinträchtigen.

Die Inzidenz ist weltweit sehr unterschiedlich und in Ländern des Nahen Ostens bei bestimmten religiösen Gruppen vielfach häufiger anzutreffen. Der M. Gaucher ist eine der häufigsten lysosomalen Stoffwechselerkrankungen, was mit dazu beigetragen hat, dass es die erste Erkrankung war für die eine Enzymersatztherapie entwickelt wurde. Es gibt dabei, wie bei allen anderen LSDs auch, ein sehr breites Spektrum an Symptomen, mit und ohne neurologische Involvierung. Die Einteilung erfolgt nach den Gesichtspunkten einer fehlenden bzw. möglichen neurologischen Beteiligung (neurologisch unauffällig bzw. neuronopathische Formen) und der Symptomatik (akut und chronisch).

Der **M. Gaucher Typ I** (OMIM #230800) verläuft nicht-neuronopathisch und beginnt im Kindesalter mit einer Vergrößerung der Leber und besonders der Milz, was zu Bauchschmerzen durch die Kapselspannung führt. In der Milz können sich Milzinfarkte ausbilden, die Milzkapsel eventuell platzen (rupturieren). Parallel dazu beobachtet man eine Anämie und Verminderung der Blutplättchen (Thrombozytopenie). Letzteres kann eine Blutungsneigung im Sinne von Petechien, Spontanhämatomen oder vermehrtem Nasenbluten auslösen. Ursache dafür ist die Infiltration des roten blutbildenden Knochenmarks durch lipidspeichernde Makrophagen, den sogenannten Gaucher-Zellen. Es wird dadurch nicht nur die Bildung der Blutkörperchen beeinträchtigt – im schwersten Falle aller Typen im Sinne einer Panzytopenie –, es wird auch die Knochenstruktur zerstört, was chronische Knochenschmerzen und schwere Knochenkrisen auslösen kann. Es entstehen (aseptische) Knochennekrosen, Knocheninfarkte und Spontanfrakturen grundsätzlich in allen Knochen, bedeutsam ist dies in den Wirbelkörpern oder den Oberschenkelknochen im Hüftbereich. Insgesamt besteht eine Osteopenie mit charakteristischen Knochenveränderungen (Erlenmeyer-Kolben-Phänomen). Infiltrate in der Lunge können selten zu Lungenveränderungen und Kurzatmigkeit führen, Lungenhochdruck wird beobachtet. In den Augen können sich Ablagerungen, eine Linsentrübung und Makulaveränderungen entwickeln. Gallensteine sind häufig. Auch wenn es primär keine neurologischen Auffälligkeiten gibt, können mit zunehmendem Lebensalter Parkinson-ähnliche Symptome und vermehrt α-Synuclein-Ablagerungen auftreten. Zudem können neurologische Probleme aufgrund der Knochendestruktionen auftreten (Wirbelkörpereinbrüche mit Nervenkompression etc.). Es besteht eine Neigung zu Gammopathien und zur Entwicklung primär hämatologischer Tumoren, z.B. Multiples Myelom, Lymphome etc.

Der **M. Gaucher Typ II** (akut-neuronopathisch, OMIM #230900) verläuft sehr schwer und zeigt primär schwere neurologische Veränderungen, wobei eine Störung der Augenmuskelfunktion im Sinne einer horizontalen Blickparese charakteristisch ist. Bei Neugeborenen beobachtet man eine vergrößerte Leber und Milz, Schluck- und Trinkschwierigkeiten, Spasmen im Kehlkopfbereich mit Gefahr der Aspiration, schlechtes Gedeihen. Durch die Schädigung des Nervensystems kommt es zu einem Verlust der psychomotorischen Fähigkeiten. Die Muskeln können unwillkürliche Zuckungen haben, die Muskeln des Unterkiefers sind verkrampft (Trismus), eine Spastik und Krampfanfälle entwickeln sich. Der Körper und Nacken ist steif (Ophistotonus), der Kopf nach hinten geneigt. Durch die Infiltration des Knochenmarks mit den Gaucher-Zellen ist die Zahl aller Blutkörperchen vermindert (Panzytopenie). Seitens der Augen beobachtet man zudem ein Schielen, die Augen können nicht fixieren (okulomotorische Apraxie).

Der **M. Gaucher Typ III** (subakut-neuronopathisch, OMIM #231000) wird auch subakute juvenile Form genannt. Im Wesentlichen zeigen sich die Symptome wie bei Typ II, doch etwas abgeschwächter und langsamer im Verlauf. Auch dabei sind Milz und Leber vergrößert, die Zahl der Blutzellen vermindert, die Augenfunktionsstörungen häufig. Ein Augenzittern kann bemerkt werden. Krampfanfälle können sich unterschiedlich manifestieren (tonisch-klonisch oder myoklonisch). Die Meilensteine der Entwicklung werden verspätet erreicht, der Gang kann auffallend sein (Ataxie). Die intellektuelle Beeinträchtigung und Sprachstörungen nehmen zu. Unwillkürliche Muskelbewegungen der Arme, Beine und des Körpers können beobachtet werden.

Perinatale-letale Form eines M. Gaucher (OMIM #608013): In der schwersten Manifestationsform präsentiert sich der M. Gaucher bereits intrauterin mit einem nicht-immunologischen Hydrops fetalis, vermehrtem Fruchtwasser und geringen Kindsbewegungen. Nach der Geburt kann es auffallende Hautveränderungen geben im Sinne einer angeborenen Ichthyose (Kollodium-Baby). Man findet eine Vergrößerung der Leber und Milz, einen Aszites, auffallende Gesichtszüge. Die Körpermaße sind klein, der Kopf, Mund und Ohren ebenfalls. Das Herz kann vergrößert sein, Lungenveränderungen bedingen Atemprobleme. Die Blutkörperchen sind vermindert, Hautblutungen sind möglich. Die Leberfunktion ist eingeschränkt. Neurologisch sind Bewegungsstörungen, Krampfanfälle, Hirnveränderungen vorherrschend, die Gelenke können kontrahiert sein (Arthrogryposis).

Die **kardiovaskuläre Form eines M. Gaucher** (OMIM #231005) verläuft atypisch, da die Milzvergrößerung nur mild ausgeprägt ist. Dafür kommt es zu Verkalkungen der Aorta, sowie der Aorten- und Mitralklappe. An den Augen findet man eine Hornhauttrübung und auffallende Augenbewegungen im Sinne einer horizontalen Blickparese (supranukleäre Ophthalmoplegie).

Eine seltene **atypische Form** des M. Gaucher kann durch einen **Saposin C-Mangel** (OMIM #610539) ausgelöst werden. Saposin C ist ein Kofaktor für die Glukocerebrosidase und ebenfalls zum Abbau des Glukosylceramids notwendig, es trägt zur verbesserten Hydrolyse in den Lysosomen bei. Dieses enzymatische Aktivatorprotein wird durch das *PSAP*-Gen auf dem Chromosom 10q22.1 kodiert. Saposine (A, B, C, und D) unterstützen auch andere Enzyme die für die Verdauung der Sphingolipide zuständig sind, sodass auch andere LSDs durch den Mangel eines Saposins bekannt sind (☞ M. Krabbe, Metachromatische Leukodystrophie). Klinisch ähnelt die Symptomatik einem M. Gaucher Typ I, allerdings sollen bei dieser Form möglicherweise häufiger Störungen der Immunglobuline (Gammopathien) zu beobachten sein.

6.1.3.5. Krabbe-Krankheit (Globoidzellige Leukodystrophie)

Die **Krabbe-Krankheit** (M. Krabbe, auch Globoidzellige Leukodystrophie, OMIM #245200) wird durch einen Mangel der Galaktosylcerebrosidase (auch Galaktosylceramid-β-Galaktosidase-Mangel) hervorgerufen. Das Enzym wird durch das *GALC*-Gen auf dem Chromosom 14q31.3 kodiert. Das gespeicherte Material besteht aus Galaktosylceramid und Galaktosylsphingosin. Die Konsequenzen sind eine zunehmende Hypo- bzw. Demyelinisierung der Nervenbahnen, was sich in der Bezeichnung Leukodystrophie widerspiegelt. Es handelt sich um eine sehr seltene (ultra-rare) LSD, doch wurden vermehrt Betroffene rund ums Mittelmeer (Sizilien, Israel, Tunesien) diagnostiziert. Die Abklärung eines M. Krabbe ist teilweise in den Neugeborenen-Screenings verschiedener Länder enthalten, da eine hämatopoetische Stammzelltransplantation innerhalb der erste Lebenstage therapeutisch zielführend sein kann.

Neben einer nachweislich eingeschränkten bzw. gänzlich fehlenden Aktivität des Enzyms (cave: Pseudogen) sind es erhöhte Werte an Psychosin im Blut, die auf die Diagnose schließen lassen. Das Psychosin kann allerdings bei älteren Betroffenen mit M. Krabbe fehlen. Psychosin besteht aus dem Glykosphingosin und setzt sich zusammen aus Sphingosin und UDP-Galaktose, einem schädlichen Abbaustoff beim Abbau von Myelin, dem Material der Nervenscheiden. Psychosin kann auch bei einer anderen Erkrankung erhöht sein, der genetisch bedingten **Defizienz an Saposin A, auch atypischer M. Krabbe** genannt (OMIM #611722). Die Symptome sind jenen der klassischen Krabbe-Krankheit sehr ähnlich, die Ursache liegt jedoch im *PSAP*-Gen auf dem Chromosom 10q22.1.

Das Spektrum möglicher klinischer Symptome ist sehr breit und kann selbst innerhalb von Familien variieren. Neben den sehr früh beginnenden infantilen Formen gibt es spät-infantile, juvenile und adulte Verläufe. Man differenziert, je nach Beginn der ersten auffälligen Symptome, die infantile-onset und die later-onset Formen der Krabbe-Krankheit. Die früh beginnenden Formen werden wesentlich häufiger diagnostiziert, möglicherweise weil bei älteren Patienten nicht an diese Erkrankung gedacht wird.

Infantile-onset Krabbe Disease (klassische Form): Nach einer kurzen Phase einer scheinbar gesunden Entwicklung kommt es zu einem sehr schweren und raschen neurologischen Abbau der in Stadien ablaufen kann.

- *Stadium 1*: Betroffene Kinder beginnen sehr viel und ohne Grund zu schreien, sie reagieren extrem schreckhaft (irritiert) auf Geräusche. Sie sind schlecht zu füttern, zudem beginnt ein starker gastroösophagealer Reflux. Sie verlieren zunehmend an Gewicht und entwickeln eine periphere Neuropathie.

- *Stadium 2:* Die Beine werden extrem spastisch, der Rumpf ist meist durchgestreckt (Ophistotonus), die Arme angewinkelt. Eine Optikusatrophie führt zum Sehverlust.
- *Stadium 3:* Blindheit, Schwerhörigkeit und der zunehmende Verlust der Temperaturkontrolle können von epileptischen Anfällen begleitet werden.
- *Stadium 4:* Der Muskeltonus ist stark herabgesetzt und schränkt die aktive Beweglichkeit ein. Ein Hydrozephalus kann sich entwickeln, gelegentlich kann auch ein kirschroter Makula-Fleck nachgewiesen werden.

Later-onset Krabbe disease: Innerhalb des ersten Lebensjahrs ist Entwicklung und das Erreichen von Meilensteinen der Entwicklung anscheinend unauffällig, doch dann beginnt – im späteren Kindes-, Jugend- oder Erwachsenenalter - eine Verzögerung der psychomotorischen Entwicklung, die unterschiedlich rasch fortschreiten kann und vom Ausmaß der Demyelinisierung des Gehirns abhängt. Manche Kinder zeigen einen unsicheren Gang, Lähmungserscheinungen, eine Sehverschlechterung, Fieberkrämpfe oder epileptische Krämpfe. Bei anderen beginnen sich Auffälligkeiten im Verhalten zu zeigen, die an eine MPS III – M. Sanfilippo erinnern. Sie beginnen mit psychischen Auffälligkeiten, Defiziten der Aufmerksamkeit, Hyperaktivität, zunehmenden motorischen Schwierigkeiten. Die Arme können schwächer werden, die Beine mit einer eingeschränkten Sensibilität. Dazu können Phasen von brennenden Schmerzen in den Extremitäten auffallen, wobei die mentale Entwicklung zunächst nicht unbedingt eingeschränkt sein muss. Der Gang kann auffallend werden und es kann sich langsam eine zunehmende Spastik und Sturzneigung entwickeln. Mit zunehmendem Lebensalter kann jedoch eine zunehmende neurologische Symptomatik mit intellektuellen Einschränkungen auffallen, ein EEG, Nervenleitgeschwindigkeiten und andere neurologische Testverfahren werden pathologisch.

6.1.3.6. Metachromatische Leukodystrophie (Arylsulfatase A-Defizienz)

Die **Metachromatische Leukodystrophie** (MLD oder Arylsulfatase A-Defizienz, OMIM #250100) wird durch einen Mangel der lysosomalen Arylsulfatase A hervorgerufen. Das Enzym wird durch das *ARSA*-Gen auf dem Chromosom 22q13.33 kodiert. Der Enzymmangel führt zu einem gestörten Abbau der sulfatierten Glykolipide, die Anreicherung von Sulfatiden bedingt eine zunehmende Fehlfunktion und Zerstörung der Myelinscheiden der Nerven im zentralen und peripheren Nervensystem. Es kommt zur Demyelinisierung, das bedeutet dass die Nervenbahnen ihre schützende Nervenhülle verlieren und sukzessive zugrunde gehen. Das führt zu einer zunehmenden Symptomatik mit psychomotorischen Defiziten, bzw. zur Verlangsamung der Nervenleitgeschwindigkeiten. Speichermaterial findet sich auch vermehrt in den Nieren, Hoden oder der Gallenblase.

Im Urin sind die ausgeschiedenen Sulfatide erhöht. Niedrige Aktivitäten der Arylsulfatase A müssen abgegrenzt werden von jenen bei Veränderungen im Pseudogen der Arylsulfatase A, welches bei einem Prozent der Bevölkerung Veränderungen zeigt.

In manchen Fällen kann als Ursache einer **atypischen Metachromatischen Leukodystrophie** auch ein Defekt des Cerebrosid-Sulfatase-Aktivators oder auch **Saposin B-Defizienz** (OMIM #249900) vorliegen. Das Saposin B wird vom Prosaposin-Gen (*PSAP*-Gen auf dem Chromosom 10q22.1) kodiert. Das Saposin B ist in die ausreichende Aktivität des Enzyms Arylsulfatase A involviert.

Die MLD ist sehr selten, jedoch in manchen Populationen vermehrt anzutreffen (bestimmte jüdische Gruppen, Eskimos, arabisch-stämmige Israeli). Das Spektrum an klinischen Symptomen ist sehr breit, wobei sich innerhalb einer Familie nicht sehr große Unterschiede im Schweregrad zeigen (eher geringe intrafamiliäre Variabilität). Man unterscheidet je nach Beginn, Verlauf und den vorherrschenden Symptomen drei Subtypen. Zu Beginn erscheinen die Betroffenen alle für eine wechselnd lange Periode unauffällig und gesund, sie haben unauffällige Entwicklungsschritte, Ausbildungen oder Berufe. Die Krankheitsfortschritte erfolgen in Schüben, nach einer längeren Periode von konstanten Symptomen kann es immer wieder zu Verschlechterungen der Klinik kommen.

Spät-infantile MLD (spät-kindliche Form): Der Beginn ist im Kleinkindesalter (vor dem 30. Lebensmonat) mit einer Muskelhypotonie, Schwäche der Muskulatur, Ungeschicklichkeit und Sturzneigung. Ein Zehengang und Sprachstörungen können auftreten. Mit der Zeit entwickeln sich Störungen der Sprache, Fein- und Grobmotorik sowie kognitive Defizite. Betroffene haben Schmerzen in Armen und Beinen, Krampfanfälle, Einschränkungen beim Sehen und Hören. Eine zunehmende Spastik, Schluckstörungen und Atemprobleme können in eine tonische Unbeweglichkeit übergehen, die eine völlige Immobilität hervorruft.

Juvenile MLD (jugendliche Form): Der Erkrankungsbeginn ist ab dem 30. Lebensmonat und bis zur Pubertät: Auffallend sind schulische Probleme und Verhaltensauffälligkeiten, Aufmerksamkeitsdefizite, mit Gangstörungen und Tremor. Da keine auffallenden äußeren Zeichen, wie ein auffallendes Gesicht oder eine Skelettveränderung, vorliegen kann eventuell eine MPS III – M. Sanfilippo vermutet werden. Es kommt zu Gangstörungen (Ataxie) und neuromuskulären Problemen, eventuell entwickeln sich Krampfanfälle.

Adulte MLD (Erwachsenenform): Mit einem Erkrankungsbeginn ab der Pubertät bis ins höhere Alter ist diese Erkrankung schwer zu diagnostizieren. Schulische oder berufliche Probleme können auftreten, wobei man Betroffene mit mehr neurologischen Problemen von jenen mit mehr psychiatrischen Störungen unterscheiden kann. **Neurologisch** kommt es zu einer zunehmenden Spastik mit Kontrollverlust über Blase und Mastdarm, sodass manchmal klinisch eine Multiple Sklerose vermutet wird. Es besteht eine periphere Neuropathie mit einer verlangsamten Nervenleitgeschwindigkeit, Krampanfälle können auftreten. Stehen die **psychischen** Probleme im Vordergrund, so sind dies Veränderungen der Persönlichkeit, emotionelle Labilität, Suchtverhalten, Kontrollverlust über das Geld, Psychosen bis hin zur Schizophrenie, Depression oder Demenz. Letztendlich benötigen die Betroffenen durch schwere neurologische Defizite, Krampfanfälle und spastische Lähmung eine umfassende Pflege.

6.1.3.7. Acid Sphingomyelinase Deficiency und Niemann-Pick Typ C

Unter der Gruppe der **Niemann-Pick-Erkrankungen** hat man lange Zeit eine Gruppe von mehreren Sphingolipidosen zusammengefasst, wie die früheren Bezeichnungen Niemann-Pick Typ A, B, A/B, C1, C2 etc. erkennen lassen. Heute unterscheidet man weiterhin die einzelnen Unterformen, berücksichtigt jedoch stärker, dass diese unterschiedliche pathophysiologische Ursachen, verschiedene verantwortliche Gene und ein voneinander abweichendes klinisches Spektrum haben, sodass man sie als jeweils eigenständige Stoffwechselerkrankungen betrachten muss.

Die **Saure Sphingomyelinase-Defizienz (ASMD,** Acid Sphingomyelinase Deficiency) wurde früher als M. Niemann-Pick Typ A, Typ B und Typ A/B bezeichnet. Heute werden diese Unterformen unter der jeweils neuen Bezeichnung geführt:

- Infantile neuroviszerale ASMD (früher Niemann-Pick Typ A)
- Chronisch neuroviszerale ASMD (früher Niemann-Pick Typ A/B) und
- Chronisch viszerale ASMD (früher Niemann-Pick Typ B).

Sie stellen im sehr breiten klinischen Spektrum an Schweregraden die schwerste Form (infantil), die mildeste Form (chronisch viszeral) und eine intermediär verlaufende Form (chronisch neuroviszeral) dar. Sie alle werden ausgelöst durch einen Mangel der lysosomalen sauren (acid) Sphingomyelinase (ASM). Dieses Enzym wird vom *SMPD1*-Gen (Sphingomyelin-Phosphodiesterase 1-Gen) auf dem Chromosom 11p15.4 kodiert. Das Enzym soll Sphingomyelin in Ceramid und Phosphorylcholin aufspalten, was im Falle einer reduzierten oder fehlenden Aktivität nicht möglich ist. Das gespeicherte Material besteht aus Sphingomyelin.

Sphingomyelin ist ein wichtiger Bestandteil der Zellmembranen, auch jener von Makrophagen und weißen Blutzellen. Daher kann die zelluläre Immunabwehr geschwächt sein und häufige Infektionen, besonders im Atemtrakt und in der Lunge, auslösen.

Der **M. Niemann-Pick Typ C** (früher Niemann-Pick Typ C1, Typ C2 und Typ D etc.) wird durch zwei mögliche Ursachen verursacht, die von den

NPC1- und *NPC2*-Genen kodiert werden. In den meisten Fällen sind Genvarianten im *NPC1*-Gen ursächlich. Das *NPC1*-Gen kodiert für ein Transmembranprotein C1 im Bereich der späten Endosomen/Lysosomen. Das *NPC2*-Gen kodiert für ein Protein, das an Cholesterol (die bei uns übliche Bezeichnung ist Cholesterin) bindet und den Transport von Cholesterol bewerkstelligen soll, in enger Zusammenarbeit mit dem Transmembranprotein C1.

Sowohl die NPC1 als auch die NPC2 zählen beide zu den LSDs, da sie für den Transport von Lipiden, insbesondere des Cholesterols, von den späten Endosomen in die Lysosomen verantwortlich sind. Charakteristisch ist eine krankhafte Cholesterolspeicherung in den angezüchteten Hautfibroblasten die mit einer Filipin-Färbung nachgewiesen werden kann. Durch die Speicherung kommt es zur deutlichen Ansammlung von Lipiden in den Makrophagen (Fresszellen), die im Knochenmark und weiteren Organen als („meerblaue") Schaumzellen imponieren. Sie sind in Form und Farbe typisch für die Niemann-Pick-Krankheit und wurden früher zur Diagnose herangezogen. Sie sind den Schaumzellen bei einer Gaucher-Erkrankung nicht unähnlich.

Wie bei allen LSDs ist immer ein breites Spektrum von Schweregraden der klinischen Symptome zu beobachten, was man in der Einteilung nach Verlaufsformen aufzuzeigen versucht.

6.1.3.7.1. Saure Sphingomyelinase-Defizienz (ASMD)

Infantile neuroviszerale ASMD (früher Niemann-Pick Typ A – neuroviszeraler Typ, OMIM #257200): Sie verläuft neuronopathisch und beginnt innerhalb der ersten wenigen Lebensmonate mit einer verminderten Muskelspannung, Saugschwäche, Gedeihstörung, ausgeprägter Vergrößerung der Leber und Milz, Spastik und kirschrotem Makulafleck auf der Netzhaut, der in den ersten Lebenswochen eventuell noch nicht ausgebildet sein kann. Die Gesichtszüge können auffallend sein. Häufige Atemwegsinfekte, auch durch Aspiration, und schwere neurodegenerative Symptome sind die klinischen Probleme dieser schwerwiegenden Erkrankung.

Chronisch-neuroviszerale ASMD (früher Niemann-Pick Typ A/B): Die Symptome sind in ihrer Ausprägung eine Mischung der infantilen neuroviszeralen und chronisch-viszeralen Form. Zu den Organveränderungen mit einer wenig bis starken Vergrößerung der Leber und Milz, kommen langsam fortschreitende neurologische Probleme, wie Störungen der geistigen und motorischen Entwicklung, Lernschwierigkeiten, eine veränderte Bewegungskoordination, ein auffallender Gang (Ataxie) und Störungen des peripheren Nervensystems. Ein Teil der Betroffenen zeigt auffallende Gesichtszüge, was eine Abgrenzung zu anderen LSDs erschwert. In der Lunge können Infiltrate der Schaumzellen die Lungenfunktion beeinträchtigen. Nicht immer muss der kirschrote Makulafleck vorhanden sein. Eine verminderte Knochendichte kann zu Spontanfrakturen führen.

Chronisch-viszerale ASMD (früher Niemann-Pick Typ B, auch viszeraler Typ, OMIM #607616): Sie verläuft aufgrund gering vorhandener Restenzymaktivitäten etwas abgeschwächter. Es entwickeln sich meist nur geringe neurologische Auffälligkeiten. Es kommt zu einer zunehmenden Vergrößerung der Leber und Milz, jedoch entwickelt sich zusätzlich eine chronisch-restriktive (retikuläre) Lungenerkrankung/Lungenbeteiligung. Die Blutplättchen können vermindert sein und eine Blutungsneigung verursachen. Die Blutfette (LDL-Cholesterin, Triglyzeride) sind erhöht und damit das Risiko arteriosklerotischer Komplikationen. Knochenschmerzen und weitere Herzveränderungen (Koronarsklerose, Klappenveränderungen) sind zu beobachten. Nur wenige Betroffene entwickeln einen kirschroten Makulafleck.

6.1.3.7.2. Morbus Niemann-Pick Typ C

Der **M. Niemann-Pick Typ C** (NPC) wird durch Veränderung zweier möglicher Gene verursacht. Am weitaus häufigsten geschieht dies durch das *NPC1*-Gen auf dem Chromosom 18q11.2, und seltener durch das *NPC2*-Gen auf dem Chromosom 14q24.3. Die Bezeichnung einer **NPC1** (OMIM #257220) und **NPC2** (OMIM #607625) ist als Hinweis auf das ursächliche Gen insbesondere dann unerlässlich, wenn es um die genetische Beratung und Abklärung in Familien geht.

Der NPC bietet eine breite Palette von Krankheitssymptomen und -schweregraden. Während in den ersten Lebensmonaten und -jahren bei Patienten die viszeralen Symptome (Hepatosplenomegalie, Gelbsucht, Lungeninfiltrate) dominieren, sind es bei den älteren Patienten die zunehmenden neurodegenerativen Symptome. Es kommt zu einer undeutlichen Sprache, Gangunsicherheit, Ungeschicklichkeit, einem auffallenden Gang (Ataxie), Bewegungsstörungen, Tremor, Kataplexie und Krampfanfällen.

Die NPC kann sich in der schwersten Form bereits intrauterin mit einem Hydrops fetalis und Aszites manifestieren, bei den attenuiert verlaufenden Fällen im Erwachsenenalter mit zunächst psychiatrischen Störungen, Ataxie und Dystonie.

Perinatale Form: Während der Schwangerschaft kommt es zu einer Gedeihstörung (Dystrophie) und Mikrozephalie. Es entwickelt sich ein Hydrops fetalis mit Aszites. Die Neugeborenen-Gelbsucht ist verlängert, der Muskeltonus herabgesetzt. Lungeninfiltrate mit Schaumzellen können die Atmung beeinträchtigen. Kinder können die erste Zeit durchstehen und eine Besserung erleben, mit einem erneuten Einsetzen von Symptomen erst nach Jahren.

Infantile Form: Im Kleinkindalter sind eine Vergrößerung der Leber und/oder der Milz auffallend, was eine Abgrenzung zu einem M. Gaucher oder anderen LSDs schwer macht. Nach Erreichen der ersten Meilensteine der Entwicklung kommt es zum Stopp und zunehmenden motorischen Problemen, wie Tremor und Sprechstörungen. Durch Schluckstörungen ist die Nahrungsaufnahme erschwert. Neurologische Probleme zeigen sich durch Augenbewegungsstörungen (z.B. vertikale Blickparese) und Spastik. Schlafstörungen können auftreten. Durch Lungeninfiltrate ist die Atmung beeinträchtigt.

Spätinfantile Form: Im Kindesalter zeigen Kinder eine Ungeschicklichkeit, Gangunsicherheiten mit Sturzneigung und eine zunehmend verwaschene Sprache. Der Muskeltonus ist herabgesetzt, X-Beine und Fußfehlstellungen können sich entwickeln. Der Gang kann auffallend werden (Ataxie). Durch starke Emotionen kann ein plötzlicher Verlust der Muskelspannung ausgelöst werden und ein Kind stürzen (Kataplexie). Häufig entwickeln sich Krampfanfälle, die kognitiven Fähigkeiten gehen teilweise verloren. Leber und/oder Milz sind vergrößert. Augenbewegungsstörungen sind auch hier charakteristisch.

Juvenile Form: Im Schulalter können Ungeschicklichkeit und Lernprobleme auffallen, auch die Sprache kann langsam undeutlich werden. Die visuelle Fixierung von Gegenständen ist durch die gestörten Augenbewegungen (vertikale supranukleäre Blickparese) verändert. Dabei besteht die Unfähigkeit, den Blick nach oben oder nach unten zu richten, sodass die Kopfhaltung dieses Defizit ausgleichen muss. Weiterhin stehen eher psychische Auffälligkeiten im Vordergrund, die eventuell als Aufmerksamkeitsdefizit-Hyperaktivitäts-Syndrom (ADHS) fehlgedeutet werden. Bei den über Jahre andauernden und sehr geringen Auffälligkeiten zeigt sich erst durch eine nachlassende Leistung in der Schule, eine Kataplexie, Schluckstörungen oder eine Spastik, dass eine schwerwiegende neurodegenerative Erkrankung vorliegt. Eine Epilepsie ist möglich, erste Symptome einer Demenz können auffallen. Leber und/oder Milz sind vergrößert.

Adulte Form: Erwachsene zeigen zunächst eher psychiatrische Symptome (Schizophrenie, Psychosen, Depression) und einen demenziellen Abbau, was eine Abklärung veranlasst. Erst später werden neurologische Probleme virulent, wie ein zunehmend ataktischer Gang, eine Kataplexie und das Auftreten von Krampfanfällen. Die Leber und/oder Milz sind kaum vergrößert.

6.1.4. Sonstige

6.1.4.1. CDG-Syndrome – Erkrankungen mit Störung der Glykosylierung

Die **Congenital Disorders of Glycosylation** oder auch **CDG-Syndrome** genannt (früher auch Carbohydrate-Deficient Glycoprotein Syndromes) umfassen eine zunehmend größer werdende Gruppe an Erkrankungen, denen eine Glykolisierungsstörung gemeinsam ist. Darunter versteht man die Anheftung von Zuckern an Makromoleküle, wie sie z.B. bei den Oligosaccharid-Ketten der Glykoproteine notwendig sind. Dieser biochemische Schritt erfolgt zwar im Endoplasmatischen Retikulum bzw. im Golgi-Apparat, aber die Folgen sind unvollständige Glykoproteine oder Glykolipide, wie z.B. Blutgruppenmarker oder Enzyme. Unvollständige Enzyme sind nicht ausreichend aktiv, sodass deren Wirkung eine Anhäufung von chemischen Substanzen zur Folge hat, die nicht entsprechend verstoffwechselt werden. Damit haben diese

Störungen ähnliche Folgen wie man sie bei den lysosomalen Speichererkrankungen beobachtet.

Aktuell werden die Erkrankungen nach Gruppen aufgeteilt, je nach biochemischem Syntheseschritt:

- Typ I: Störungen der N-Glykosylierung
- Typ II: Störungen der O-Glykosylierung

Die Abklärung wird häufig mithilfe einer isolelektrischen Fokusierung des Transferrins begonnen, wo ein auffallendes Muster an Banden erste Hinweise geben kann. Leider werden nicht alle Patienten damit erkannt. Für jedes der möglichen Krankheitsbilder ist ein anderes Gen verantwortlich, weshalb eine breit angelegte molekulargenetische Abklärung zielführend ist.

Obwohl die Zahl der möglichen Enzymdefekte und damit der einzelnen Krankheitsbilder sehr groß ist, haben sie trotzdem untereinander Ähnlichkeit mit ihren chronisch-fortschreitenden multisystemischen Auswirkungen. Meistens ist das Zentralnervensystem betroffen, mit Hirnveränderungen, Krampfanfällen und eine psychomotorischen Retardierung. Das Wachstum kann vermindert sein, faziale Auffälligkeiten und Spaltbildungen im Gaumenbereich sind möglich. Leber, Milz und Herz können sich vergrößern, die Muskulatur ist hypoton. Gelenke können Kontrakturen zeigen, die Wirbelsäule Fehlstellungen haben. Leber und Nieren können Funktionsstörungen entwickeln, eine Leberfibrose und Nierenzysten sind möglich. Bei den Augen sind Veränderungen, wie Schielen und eine Retinitis pigmentosa möglich. Damit findet man viele Symptome die auch bei den LSDs erkannt werden. Zusätzlich beobachtet man aber auch immunologische Störungen (z.B. Verminderung mancher Immunglobuline), Blutgerinnungsstörungen (ATIII-Mangel, Vermehrung der Blutplättchen etc.) und endokrine Störungen (Schilddrüsenunterfunktion, Hyperinsulinismus).

Am häufigsten ist die CDG Ia (PMM2-CDG oder Phosphomannomutase-2-Defizienz, OMIM #212065). Das Enzym Phosphomannomutase-2 wird durch das *PPM2*-Gen auf dem Chromosom 16p13.2 kodiert. Neugeborene können durch eine atypische Fettverteilung im oberen Gesäßbereich auffallen. Daneben ist eine psychomotorische Retardierung, Leberinsuffizienz, verminderte ATIII-Aktivität und Retinitis pigmentosa zu beobachten. Die Brustwarzen können klein sein und nach innen gekehrt. Wie viele multisystemische Erkrankungen sind noch weitere Symptome möglich: ein auffallendes Gesicht mit vorgewölbter Stirn, eine flache Nasenwurzel, große Ohren, eventuell Mikrozephalie, eine Kardiomyopathie mit Flüssigkeit im Herzbeutel, Durchfälle, Erbrechen, Muskelschwäche, Gelenkskontrakturen, ein auffallender Gang (Ataxie), Krampfanfälle, eine Orangenhaut, eine periphere Neuropathie, Nierenzysten oder Nierenfunktionsstörungen und endokrine Auffälligkeiten. An diesem Beispiel kann erkannt werden, dass es viele klinische Symptome gibt, wie sie auch bei MPS oder den LSDs beobachtet werden können, sodass sie differenzialdiagnostisch mit einbezogen werden sollen.

6.1.4.2. Lysosomale saure Lipase-Defizienz (Wolman Disease und Cholesterolester-Speicherkrankheit)

Die **lysosomale saure Lipase-Defizienz** (LIPA- oder LAL-Deficiency, OMIM #278000) ist eine Erkrankung, die durch Genveränderungen im *LIPA*-Gen auf dem Chromosom 10q23.31 ausgelöst wird. Die lysosomale Lipase soll Cholesterolester und Triglyzeride in den Lysosomen abbauen, die mittels Endozytose dorthin transportiert werden. Im Falle des Enzymmangels reichern sich diese Lipide in den Lysosomen an, diese können zu Schaumzellen (meerblaue Histiozyten) im Knochenmark werden und eine Ähnlichkeit mit den Speicherzellen bei einem M. Niemann-Pick haben. Ansammlungen von Speicherzellen bilden Xanthome, solche reichern sich in der Leber, Milz, in den Darmwänden, im Gehirn und Nervensystem, wie auch in der Haut an. Im Blut lassen sich erhöhte Werte des Cholesterols (auch als Cholesterin bekannt), der Triglyzeride und des LDL-Cholesterins nachweisen, im Falle von Leberveränderungen auch erhöhte Lebertransaminasen. Eine frühere Bezeichnung für diese lysosomale Speicherkrankheit lautete „Primäre familiäre Xanthomatose".

Das klinische Spektrum ist sehr breit und reicht von schweren neonatalen Verläufen bis hin zum Auftreten von Symptomen erst im späteren Kindesalter/Erwachsenenalter. Daher unterscheidet man zwei mögliche Phänotypen: die früh einsetzende und fulminant verlaufende Wolman-Krankheit (Wolman Disease) und die später einsetzende und langsamer fortschreitende Cholesterolester-Speicherkrankheit. Die Erkrankung ist sehr selten, wenn auch häufiger bei der iranisch-jüdischen Bevölkerung.

Wolman Disease (klassische neonatale bzw. frühkindliche Form): Bereits in den ersten Lebenstagen oder im frühen Säuglingsalter entwickeln sich akute Symptome. Es kommt zu einer deutlichen Vergrößerung der Leber und sekundär der Milz, mit Durchfällen, Erbrechen, Verkalkung der Nebennierenrinde, Anämie und Erhöhung der Leberwerte und Blutfette. Die Durchfälle entstehen durch Speicherzelleinlagerungen in der Darmwand und eine dadurch ausgelöste enterale Resorptionsstörung. Das Gedeihen ist sehr schlecht, ein Leberversagen droht.

Cholesterolester-Speicherkrankheit (CESD) (attenuierte juvenile/adulte Form): Kinder und Erwachsene zeigen eine unterschiedlich rasche Leberverfettung mit zunehmender Fibrose und Zirrhose, bis hin zur Entwicklung von Ösophagusvarizen und einem Leberversagen. Daneben beginnen bereits früh arteriosklerotische Gefäßwandveränderungen, sodass es zu Infarkten in Hirn und Herz, sowie Angina pectoris kommen kann. Die Blutfette (Cholesterin, Triglyzeride und LDL-Cholesterin) sind erhöht, das HDL-Cholesterin ist erniedrigt. Die sekundäre Milzvergrößerung kann eine Anämie und Verminderung der Blutplättchen bewirken. Die Nebennierenrinde zeigt nur punktförmige Verkalkungen. Einige der Xanthelasmen lassen sich rund um die Augen erkennen. Gelegentlich treten Durchfälle und Fettstühle auf. Bei einem verzögerten Krankheitsverlauf wird oftmals der genetische Hintergrund der vorliegenden Erkrankung nicht erkannt, da sich die klinischen Symptome kaum von einer familiären Hypercholesterinämie unterscheiden. Eine molekulargenetische Abklärung wäre anzustreben, da eine spezifische kausale Therapie in Form einer Enzymersatztherapie verfügbar ist.

6.1.4.3. Multiple Sulfatase-Defizienz

Die **Multiple Sulfatase-Defizienz (MSD)**, auch Multipler Sulfatasemangel, Mukosulfatidose oder juvenile Sulfatidose vom Austin-Typ genannt (OMIM #272200), wird durch eine unzureichende Aktivität multipler Enzyme verursacht, die der Gruppe der Sulfatasen zugeordnet werden, d.h. die imstande sind Sulfatreste von GAGs, Glykoproteinen und Glykolipiden abzuspalten. Es gibt zahlreiche Sulfatasen und der Mangel von neun dieser Sulfatasen kann aktuell neun verschiedenen Krankheitsbildern zugeordnet werden. Verantwortlich für eine MSD sind Genveränderungen im *SUMF1*-Gen auf dem Chromosom 3p26.1. Dieses kodiert für das Formylglycin-generating Enzym (FGE). Dieses ist für eine ausreichende Stabilität und Aktivität (lysosomaler) Sulfatasen verantwortlich. Bei einem Mangel sind alle lysosomalen Sulfatasen in unterschiedlichem Ausmaß nicht ausreichend stabil und aktiv. Bei enzymatischen Tests müssen im Falle einer MSD zumindest zwei der Sulfatasen eine erniedrigte Aktivität zeigen. Wird hingegen bei einer LSD ein Sulfatasemangel gefunden, ist zumindest eine zweite Sulfatase zu bestimmen um umgekehrt einen Multiplen Sulfatase-Mangel auszuschließen. Das gespeicherte Material besteht aus GAGs und Sulfatiden und ist in erhöhten Mengen im Urin nachweisbar.

Unter den vom Gendefekt betroffenen Sulfatasen sind mehrere LSDs zu finden, deren Symptome in diesem Krankheitsbild vereinigt sind: die MPS II, MPS III A und MPS III D, MPS IVA, MPS VI, die metachromatische Leukodystrophie, und weiterhin eine X-chromosomal gebundene Ichthyose (Steroid-Sulfatase). Das führt zu einer Klinik die einer klassischen MPS IH – M. Hurler sehr ähnlich ist, kombiniert mit einer Ichthyose. Es finden sich ein Minderwuchs, ein auffallendes Gesicht, eine Organomegalie, neuronopathische Symptome, eine Dysostosis multiplex, sowie ichthyosiforme (schuppige) Hautveränderungen. Das Spektrum an Schweregraden ist allerdings sehr breit, sodass man aufgrund des Krankheitsbeginns und des Schweregrades verschiedene Unterformen abgrenzen kann.

- **Neonatale MSD:** Bereits pränatal kann sich eine Wachstumsverzögerung und ein Hydrops fetalis entwickeln. Ansonsten beginnen die klinisch Hurler-ähnlichen Symptome sehr früh und sind rasch fortschreitend.
- **Infantile MSD**: Die häufigste Form beginnt in den ersten Lebensmonaten und kann teilweise rascher (schwer) oder auch langsamer (attenuierter) verlaufen. Die Meilensteine der Entwicklung sind verzögert, schließlich werden bereits erworbene Fähigkeiten verloren. Das Gesicht ist aufgrund der Mittelgesichtshypoplasie auffallend, die Nasenwurzel breit und tiefliegend. Die

Lippen sind breit, die Zunge vergrößert, das Zahnfleisch verdickt. Die Zähne haben Schmelzdefekte. Leber und Milz sind vergrößert, der Bauch ist vorgewölbt, mit Nabel- und Leistenbrüchen. Durch rezidivierende Infekte vergrößern sich die Rachen- und Gaumenmandeln, es entwickelt sich nach häufigen Mittelohrentzündungen letztlich eine kombinierte Schwerhörigkeit. Die Lungenfunktion ist eingeschränkt. Die Herzfunktion ist eventuell durch Klappenveränderungen beeinträchtigt. Der Kopf erscheint relativ groß, im Bereich des kraniozervikalen Übergangs besteht eine Instabilität durch die mangelhafte Ausbildung des Zahns des zweiten Halswirbelkörpers. Zudem können die Hirn-Rückenmarkshäute durch die Speicherung verdickt sein und eine Einklemmung des Rückenmarks – mit allen damit verbundenen Risiken - hervorrufen. Ein Hydrozephalus kann sich entwickeln. Beim Sitzen kann sich eine Lumbalkyphose (Gibbus) zeigen. Radiologisch findet man alle typischen Zeichen einer Dysostosis multiplex. Die Daumen und großen Zehen können verdickt erscheinen. In der Klinik und Bildgebung dominieren die neurologischen Zeichen der Demyelinisierung.

- **Juvenile MSD:** Durch eine Restaktivität des FGE können die Symptome später beginnen und langsamer fortschreiten. Die Hirnveränderungen sind nicht so ausgeprägt, auch die äußerlichen Veränderungen sind nicht so auffallend. Betroffene können eine muskuläre Hypotonie zeigen, mit einem auffallenden Gang (Ataxie), die Mobilität kann schließlich verloren gehen. Psychische Veränderungen mit autistischen Zügen, einer milden psychomotorischen Einschränkung, Mikrozephalie und Epilepsie können auftreten. Zur eingeschränkten Hörfunktion kommen Augenveränderungen (Glaukom, Schielen, Trübung der Hornhaut und/oder Linsen, Veränderungen an der Netzhaut), die zur Seheinschränkung führen. Herzprobleme treten auf durch eine Herzwandverdickung, Klappenveränderungen, Verengung der Herzkranzgefäße, oder Rhythmusstörungen. Eine Ichthyose und vermehrte Körperbehaarung treten in den Vordergrund. Es können sich die Gelenke zunehmend kontrahieren und steif werden, ein Karpaltunnelsyndrom kann sich entwickeln.

6.1.4.4. Neuronale Ceroid-Lipofuszinosen

Die **Neuronalen Ceroid-Lipofuszinosen** (CLN) umfassen derzeit eine Gruppe von 15 verschiedenen Typen mit 14 bekannten Genveränderungen, großer klinischer Heterogenität und Variabilität an Schweregraden(OMIM PS 256730). Auch sie werden heute den LSDs zugeordnet, da es sich bei ihnen ursächlich um eine Störung lysosomaler Enzyme, lysosomaler Membrantransporter oder Störungen im endosomal-lysosomalen Transport handelt. Sie stellen aktuell die häufigste Gruppe neurodegenerativer Erkrankungen mit Beginn im Kindes- und Jugendalter dar.

Die Klinik der CLNs ähnelt anderen neuronopathischen LSDs, wie z.B. Sialidosen, Schindler´s Disease, den GM2-Gangliosidosen und anderen Sphingolipidosen. Fast alle werden autosomal-rezessiv vererbt. Eine Ausnahme ist die CLN4 (eine der mehreren möglichen Formen des Kufs type, OMIM #162350), sie wird durch eine Genveränderung im *DNAJC5*-Gen auf dem Chromosom 20q13.33 verursacht und autosomal dominant weiter vererbt.

Gemeinsam ist den CLNs eine im Verlauf der Erkrankung zunehmende psychomotorische Entwicklungsverzögerung mit dem Verlust bereits erworbener Fähigkeiten. Gehen, Sprechen oder bereits erworbene Fähigkeiten werden schrittweise verloren. Die Muskulatur wird schwächer, die Bewegungen unkoordinierter. Neben einem auffallenden Gang (Ataxie) wird das Kauen und Schlucken immer schwieriger, es entwickelt sich eine schwer behandelbare Epilepsie. Durch Speicherung von Ceroid-Lipofuszin in den Netzhautzellen des Auges kommt es zum Sehverlust bis hin zur Erblindung. Psychisch können Verhaltensauffälligkeiten wie depressive Verstimmung, Angststörungen, aggressives Verhalten oder Halluzinationen auffallen.

Charakteristisch ist das Vorkommen des sogenannten Ceroid-Lipofuszin, einem fetthaltigen wachsähnlichen Pigment das in den verschiedensten Geweben intrazellulär in den Lysosomen gespeichert wird. Der zugrunde liegende Pathomechanismus, der zum Untergang ausschließlich neuronaler Zellen führt, ist noch nicht vollständig geklärt. Je nach Ultrastruktur des lysosomalen Speichermaterials als auch dem Alter beim Krankheitsbeginn unterscheidet man klassische Formen und eventuelle Varianten. Zu den klassischen Formen gehören die kongenitale, infantile, spätinfantile und juvenile CLN. Die sogenannten Varianten ergeben sich aus bestimmten länderspezifischen Untertypen.

6.1.4.5. Pompe-Krankheit

Die **Pompe-Krankheit** (M. Pompe) oder auch **Glykogen-Speicherkrankheit Typ II** (GSD II, OMIM # 232300) ist eine der zahlreichen Unterformen der Glykogenosen oder Glycogen Storage Diseases (GSD), deren Gemeinsamkeit eine Stoffwechselstörung im Metabolismus des Glykogens ist. Glykogen ist die physiologische Speicherform von Zuckermolekülen in der Leber, dem Gehirn und der Muskulatur. Glykogen besteht aus langen Ketten von Glukosemolekülen, sodass zahlreiche biochemische Schritte notwendig sind, jederzeit und bei Bedarf Zucker und damit Energie für den Zellstoffwechsel bereit zu stellen.

So vielfältig die Ursachen der jeweiligen Glykogenosen sind, der M. Pompe ist die einzige GSD deren Ursache in einem Defekt eines lysosomalen Enzyms begründet ist, der sauren Alpha-Glukosidase (α-Glukosidase, auch saure Maltase). Dieses Enzym wird durch das *GAA*-Gen auf dem Chromosom 17q25.3 kodiert. Im Falle eines Enzymmangels wird Glykogen in den Lysosomen gespeichert, was z.B. in den Lymphozyten eines peripheren Blutausstriches oder in einer Muskelbiopsie zu erkennen ist. Nicht immer ist die Ausscheidung spezifischer Glukose-Tetrasaccharide im Urin nachweisbar. Die notwendige Energie in der Muskulatur des Skeletts und des Herzens oder im Gehirn kann nur unzureichend bereitgestellt werden, der Zellzerfall führt zu erhöhten Werten der Serum-Kreatinkinase (CK), einem anderen Enzym der Muskulatur und Biomarker für einen Muskelzellzerfall.

In manchen Ländern ist die Pompe-Krankheit in den Neugeborenen-Screening-Programmen inkludiert, eine verfügbare Enzymersatztherapie soll so früh als möglich begonnen werden um die Überlebenschancen zu erhöhen.

- **Infantile-onset – Pompe-Krankheit** (Infantile Form, auch klassischer Typ): Schon intrauterin können verminderte Kindsbewegungen oder eine Herzvergrößerung bemerkt werden. Der Krankheitsbeginn ist vor dem 12. Lebensmonat. Meist schon bei der Geburt sind die Neugeborenen ausprägt muskelhypoton („floppy baby"). Die Makroglossie wird durch die Zungenmuskelschwäche ausgelöst. Sie verursacht Schwierigkeiten beim Saugen und Füttern, letztlich resultiert eine Gedeihstörung. Die Leber und Milz sind vergrößert, ebenso das Herz im Sinne einer Kardiomyopathie/Kardiomegalie. Seitens des Herzens können EKG-Veränderungen beobachtet werden, wie ein verkürztes PR-Intervall und ein verbreiterter QRS-Komplex. Die Schwäche der Atemmuskulatur führt zu Atemproblemen und fortschreitender Ateminsuffizienz, häufige Entzündungen der Atemwege sind die Folge. Die Muskelhypotonie, Hepatosplenomegalie, Kardiomyopathie und Makroglossie können eventuell an eine MSP IH – M. Hurler oder ML erinnern. Es ist jedoch bei diesen Erkrankungen keine CK-Erhöhung zu beobachten. Enzymatisch ist meist keine Aktivität der α-Glukosidase nachweisbar.
- **Late-onset – Pompe-Krankheit** (infantile, juvenile, adulte Form). Erste Symptome können in der Kindheit oder später beginnen, jedenfalls nach dem 12. Lebensmonat. Bei der Geburt sind die Betroffenen unauffällig, Innerhalb der ersten Lebensjahre kommt es zur langsam fortschreitenden Muskelschwäche, besonders im Beckenbereich und den unteren Extremitäten. Das Kauen und Schlucken kann eingeschränkt sein, Schwierigkeiten beim Laufen oder Treppen steigen sind beobachtbar. Die motorischen Entwicklungsschritte sind verzögert, der Gang wird unsicher, eine Osteoporose entwickelt sich. CK-Werte können, müssen aber nicht erhöht sein. Durch die Schwäche der Muskulatur des Zwerchfells und weiterer Atemmuskeln entwickelt sich eine chronische respiratorische Insuffizienz, die mitunter schwerwiegend sein kann. Sie kann sich in Ruhe und bei Belastung manifestieren, nachts sind Schlafapnoen möglich. Die Gesichtsmuskulatur, Muskeln im Mundbereich und die Zungenmuskulatur sind schwach, was zu Schluckstörungen führen kann. Eine Innenohrschwerhörigkeit kann auffallen. Zudem kann sich durch die Rumpfhypotonie eine Wirbelsäulenfehlstellung entwickeln (Skoliose, flügelartig abstehende Schulterblätter). Gelenkskontrakturen können zunehmen. Kardial fallen ältere Betroffene mit einer Pompe-Krankheit nicht primär auf, bei einigen Betroffenen sind je-

doch geringe Hinweise auf eine Kardiomyopathie oder EKG-Veränderungen möglich. Gastrointestinale Beschwerden oder Schwächen der Schließmuskeln sind möglich. Bildgebende Darstellungen des Gehirns sind weitgehend unauffällig, ebenso die intellektuelle Performance.

Atypische Verläufe eines M. Pompe können vorkommen, mit Symptomen ähnlich einer Vorderhorn-Erkrankung oder Neuropathie. Eine Glykogenspeicherung findet nicht nur in der Muskulatur des Herzens oder des Skeletts statt, sie betrifft auch die glatten Muskelzellen der Blutgefäße, sodass Ausweitungen der aufsteigenden Aorta und Ektasien/Aneurysmen von Arterien im Hals- und Hirnbereich möglich sind. Enzymatisch sind meist noch geringe Restaktivitäten nachweisbar.

6.1.4.6. Pyknodysostosis

Die **Pyknodystosis** (PKND, OMIM #265800) ist eine systemische Skeletterkrankung und gehört zu der Gruppe der Osteopetrosen. Sie wurde erstmals 1962 von Lamy und Maroteaux beschrieben und daher früher auch als Lamy-Maroteaux- oder Maroteaux-Lamy-Syndrom benannt, eine Bezeichnung die heute für die MPS VI – M. Maroteaux-Lamy vorbehalten ist (☞ Kap. Geschichte). Die beiden französischen Ärzte dachten, dass der Maler Toulouse-Lautrec an dieser Krankheit gelitten hat, weshalb manchmal auch der Terminus des „Toulouse-Lautrec-Syndroms" gewählt wurde.

Die Pyknodystosis wird durch einen Mangel des lysosomalen Enzyms Kathepsin K verursacht, welches durch das *CTSK*-Gen auf dem Chromosom 1q21.3 kodiert wird. Das Enzym Kathepsin K ist eine Zystein-Protease, die vor allem in den knochenabbauenden Zellen, den Osteoklasten gefunden wird. Dies erklärt, dass es bei Betroffenen eine Reihe von auffallenden Skelettveränderungen gibt, wie immer wiederkehrende Spontanfrakturen mit einer schlechten Heilungstendenz. Andererseits findet man Akroosteolysen, d.h. eine Verminderung der Knochensubstanz an den Knochenenden, besonders der Finger- und Zehenknochen, wie auch der Gesichtsknochen. Bei den Händen führt dies zu einer Brachydaktylie, im Gesicht zu einer Mittelgesichtshypoplasie mit konkavem Nasenrücken und sehr kleinem Kinn (Mikrognathie), wobei der sonst deutliche Kieferwinkel verloren geht und nur eine Rundung zu erkennen ist. Lange kann die vordere Schädelfontanelle offen bleiben. Der Gaumen ist schmal und hoch, Spaltbildungen sind möglich. Die Schlüsselbeine sind fehlgeformt und hypoplastisch, dadurch erscheinen die Schultern schmal. Daneben gibt es Knochenregionen die deutlich dichter strukturiert sind (osteosklerotisch), z.B. in der Schädelkalotte, dort findet man radiologisch teilweise sogenannte Wormian-Knochen (Wormian bones). Die Schädelbasis kann verdickt sein, in den Ohrfortsätzen fehlen die sonst üblichen luftgefüllten Kammern. Auch die langen Röhrenknochen können eine verstärkte Knochendichte haben, trotzdem besteht eine Neigung zu wiederholten Spontanfrakturen.

Patienten mit einer Pyknodysostosis können schon bei der Geburt kleiner sein, sie sind es jedenfalls später in der Endlänge. Die Extremitäten können unproportioniert kurz sein. Eine Überbeweglichkeit der Gelenke ist möglich. Häufig besteht zusätzlich ein Wachstumshormonmangel, sowie eine Erniedrigung des IGF-1 (insulin-like growth factor 1). Mit dem Alter nehmen die auffallenden Gesichtszüge zu, mit einer prominenten Stirn, konvexem Nasenrücken, leicht vorstehenden Augen mit leicht bläulich erscheinender Lederhaut (Sklera). Im Bereich der Augen sind Schielen, Fehlsichtigkeiten und ein Papillenödem möglich.

Das Kinn wird zunehmend kleiner in Relation zum übrigen Gesicht. Die Milchzähne können verspätet durchbrechen und bleiben oft neben dem Dauergebiss bestehen, was zu deutlichen Zahnfehlstellungen führt. Durch Zahnschmelzdefekte besteht eine Neigung zu Karies, die Zahnwurzeln können sich durch die Vermehrung des Zahnzements verschließen, manche Zähne können nicht angelegt sein (Hypodontie).

Der Brustkorb ist klein, eventuell fehlgeformt (Trichterbrust), die Wirbelsäule zeigt Fehlstellungen (Skoliose, Kyphose, lumbale Hyperlordose). Die engen oberen Atemwege und die nicht ausreichend stabilen Knorpelspangen in den Atemwegen können die Atmung zusätzlich einschränken, nachts können Schlafapnoen auftreten. Mit der Zeit kann sich eine leichte Innenohrschwerhörigkeit entwickeln. Die Haut ist weniger elastisch und kann vermehrt Falten über den Fingergelenken zeigen. Die intellektuelle Entwicklung ist bei Betroffenen mit einer Pyknodysostosis unauffällig, selten gibt es milde kognitive Defizite, am ehesten sprachlich. Es kann eine geringe Vergrößerung der Leber und Milz geben.

Literatur

Adams D, Wasserstein M. Free sialic acid storage disorders. 2003 Jun 13 [Updated 2020 Jan 23]. In: Adam MP, Everman DB, Mirzaa GM, et al., editors. GeneReviews® [Internet]. Seattle (WA): University of Washington, Seattle; 1993-2023.PMID: 20301643.

Arvio M, Mononen I. (2016) Aspartylglycosaminuria: a review. Orphanet J Rare Dis 11(1):162.

Brozkova DS, Varga L, Uhrova Meszarosova A et al. (2020) Variant c.2158-2A>G in MANBA is an important and frequent cause of hereditary hearing loss and beta-mannosidosis among the Czech and Slovak Roma population – evidence for a new ethnic-specific variant. Orphanet J Rare Dis 15(1):222.

Caciotti A, Melani F, Tonin R et al. (2020) Type I sialidosis, a normosomatic lysosomal disease, in the differential diagnosis of late-onset ataxia and myoclonus: An overview. Mol Genet Metab 129(2):47-58.

Castro RG, Pérez AMG, Curto MCR et al. (2019) A new case of Schindler disease. Eur J Case Rep Intern Med 6(11):001269.

Dyment DA, Bennett SAL, Medin JA, Levade T. ASAH1-related disorders. 2018 Mar 29. In: Adam MP, Everman DB, Mirzaa GM, et al., editors. GeneReviews® [Internet]. Seattle (WA): University of Washington, Seattle; 1993-2023. PMID: 29595935.

Gomez-Ospina N. Arylsulfatase A deficiency. 2006 May 30 [Updated 2020 Apr 30]. In: Adam MP, Everman DB, Mirzaa GM, et al., editors. GeneReviews® [Internet]. Seattle (WA): University of Washington, Seattle; 1993-2023.PMID: 20301309.

Gowda VK, Nagarajan B, Suryanarayana SG, Srinivasan VM (2021) Familial global developmental delay secondary to α-mannosidosis. J Pediatr Neurosci. 2021 Apr-Jun; 16(2): 149–152.

Gregersen PA, Savarirayan R. Type II collagen disorders overview. 2019 Apr 25. In: Adam MP, Everman DB, Mirzaa GM, Pagon RA, Wallace SE, Bean LJH, Gripp KW, Amemiya A, editors. GeneReviews® [Internet]. Seattle (WA): University of Washington, Seattle; 1993–2023. PMID: 31021589.

Hald JD, Beck-Nielsen S, Gregersen PA, Gjørup H, Langdahl B (2023) Pycnodysostosis in children and adults. Bone 169:116674.

Hoffman EP, Barr ML, Giovanni MA, Murray MF. Lysosomal Acid Lipase Deficiency. 2015 Jul 30 [updated 2016 Sep 1]. In: Adam MP, Everman DB, Mirzaa GM, Pagon RA, Wallace SE, Bean LJH, Gripp KW, Amemiya A, editors. GeneReviews® [Internet]. Seattle (WA): University of Washington, Seattle; 1993–2023. PMID: 26225414.

Huizing M, Hackbarth ME, Adams DR et al. (2021) FSASD Consortium. Free sialic acid storage disorder: Progress and promise. Neurosci Lett 755:135896.

Kaminiów K, Kozak S, Paprocka J (2022) Recent insight into the genetic basis, clinical features, and diagnostic methods for Neuronal Ceroid Lipofuscinosis. Int J Mol Sci. 2022 23(10):5729.

LeBlanc S, Savarirayan R. Pycnodysostosis. 2020 Nov 5. In: Adam MP, Everman DB, Mirzaa GM, Pagon RA, Wallace SE, Bean LJH, Gripp KW, Amemiya A, editors. GeneReviews® [Internet]. Seattle (WA): University of Washington, Seattle; 1993–2023. PMID: 33151655.

Leslie N, Bailey L. Pompe Disease. 2007 Aug 31 [updated 2017 May 11]. In: Adam MP, Everman DB, Mirzaa GM, Pagon RA, Wallace SE, Bean LJH, Gripp KW, Amemiya A, editors. GeneReviews® [Internet]. Seattle (WA): University of Washington, Seattle; 1993–2023. PMID: 20301438.

Lund TC, Miller WP, Eisengart JB et al. (2019) Biochemical and clinical response after umbilical cord blood transplant in a boy with early childhood-onset beta-mannosidosis. Mol Genet Genomic Med 7(7):e00712.

Malm D, Nilssen Ø. Alpha-mannosidosis. 2001 Oct 11 [Updated 2019 Jul 18]. In: Adam MP, Everman DB, Mirzaa GM, et al. editors. GeneReviews® [Internet]. Seattle (WA): University of Washington, Seattle; 1993-2023. PMID: 20301570.

Mashima R, Takada S (2022) Lysosomal acid lipase deficiency: genetics, screening, and preclinical study (2022) Int J Mol Sci. 23(24):15549.

Mehta A, Hughes DA. Fabry disease. 2002 Aug 5 [updated 2022 Jan 27]. In: Adam MP, Everman DB, Mirzaa GM, Pagon RA, Wallace SE, Bean LJH, Gripp KW, Amemiya A, editors. GeneReviews® [Internet]. Seattle (WA): University of Washington, Seattle; 1993–2023. PMID: 20301469.

Nicoli ER, Annunziata I, d'Azzo A, Platt FM, Tifft CJ, Stepien KM (2021) GM1 gangliosidosis-a mini-review. Front Genet 12:734878.

Orsini JJ, Escolar ML, Wasserstein MP, Caggana M. Krabbe disease. 2000 Jun 19 [updated 2018 Oct 11]. In: Adam MP, Everman DB, Mirzaa GM, Pagon RA, Wallace SE, Bean LJH, Gripp KW, Amemiya A, editors. GeneReviews® [Internet]. Seattle (WA): University of Washington, Seattle; 1993–2023. PMID: 20301416.

Pastores GM, Hughes DA. Gaucher disease. 2000 Jul 27 [updated 2018 Jun 21]. In: Adam MP, Everman DB, Mirzaa GM, Pagon RA, Wallace SE, Bean LJH, Gripp KW, Amemiya A, editors. GeneReviews® [Internet]. Seattle

(WA): University of Washington, Seattle; 1993–2023. PMID: 20301446.

Patterson M. Niemann-Pick disease type C. 2000 Jan 26 [updated 2020 Dec 10]. In: Adam MP, Everman DB, Mirzaa GM, Pagon RA, Wallace SE, Bean LJH, Gripp KW, Amemiya A, editors. GeneReviews® [Internet]. Seattle (WA): University of Washington, Seattle; 1993–2023. PMID: 20301473.

Regier DS, Tifft CJ, Rothermel CE. *GLB1*-Related Disorders. 2013 Oct 17 [updated 2021 Apr 22]. In: Adam MP, Everman DB, Mirzaa GM, Pagon RA, Wallace SE, Bean LJH, Gripp KW, Amemiya A, editors. GeneReviews® [Internet]. Seattle (WA): University of Washington, Seattle; 1993–2023. PMID: 24156116.

Roine U, Tokola AM, Autti T, Roine T (2023) Topological structural brain connectivity alterations in Aspartylglucosaminuria: a case-control study. Am J Neuroradiol 44(1):40-46.

Schlotawa L, Adang L, De Castro M, Ahrens-Nicklas R. Multiple sulfatase deficiency. 2019 Mar 21. In: Adam MP, Everman DB, Mirzaa GM, Pagon RA, Wallace SE, Bean LJH, Gripp KW, Amemiya A, editors. GeneReviews® [Internet]. Seattle (WA): University of Washington, Seattle; 1993–2023. PMID: 30896912.

Simonati A, Williams RE (2022) Neuronal Ceroid Lipofuscinosis: the multifaceted approach to the clinical issues, an overview. Front Neurol 13:811686.

Sparks SE, Krasnewich DM. Congenital disorders of N-linked glycosylation and multiple pathway overview. 2005 Aug 15 [Updated 2017 Jan 12]. In: Adam MP, Everman DB, Mirzaa GM, et al., editors. GeneReviews® [Internet]. Seattle (WA): University of Washington, Seattle; 1993-2023. PMID: 20301507.

Stepien KM, Ciara E, Jezela-Stanek A (2020) Fucosidosis - clinical manifestation, long-term outcomes, and genetic profile-review and case series. Genes (Basel) 11(11): 1383.

Sun A (2018) Lysosomal storage disease overview. Ann Transl Med 6(24):476.

Toro C, Shirvan L, Tifft C. *HEXA* disorders. 1999 Mar 11 [updated 2020 Oct 1]. In: Adam MP, Everman DB, Mirzaa GM, Pagon RA, Wallace SE, Bean LJH, Gripp KW, Amemiya A, editors. GeneReviews® [Internet]. Seattle (WA): University of Washington, Seattle; 1993–2023. PMID: 20301397.

Van den Dorpel JJA, van der Vlugt WMC, Dremmen MHG et al. (2022) Is the brain involved in patients with late-onset Pompe disease? J Inherit Metab Dis. 45(3): 493-501.

Wasserstein MP, Schuchman EH. Acid sphingomyelinase deficiency. 2006 Dec 7 [updated 2021 Feb 25]. In: Adam MP, Everman DB, Mirzaa GM, Pagon RA, Wallace SE, Bean LJH, Gripp KW, Amemiya A, editors. GeneReviews® [Internet]. Seattle (WA): University of Washington, Seattle; 1993–2023. PMID: 20301544.

Wiesinger T, Schwarz M, Mechtler TP et al. (2020) α-Mannosidosis - an underdiagnosed lysosomal storage disease in individuals with an 'MPS-like' phenotype. Mol Genet Metab 130(2):149-152.

Xiao C, Tifft C, Toro C. Sandhoff disease. 2022 Apr 14. In: Adam MP, Everman DB, Mirzaa GM, Pagon RA, Wallace SE, Bean LJH, Gripp KW, Amemiya A, editors. GeneReviews® [Internet]. Seattle (WA): University of Washington, Seattle; 1993–2023. PMID: 35420740.

Xiao C, Toro C, Tifft C. GM2 Activator Deficiency. 2022 Aug 25. In: Adam MP, Everman DB, Mirzaa GM, Pagon RA, Wallace SE, Bean LJH, Gripp KW, Amemiya A, editors. GeneReviews® [Internet]. Seattle (WA): University of Washington, Seattle; 1993–2023. PMID: 36007105.

Yu FPS, Amintas S, Levade T, Jeffrey A Medin JA (2018) Acid ceramidase deficiency: Farber disease and SMA-PME. Orphanet J Rare Dis 13(1):121.

6.2. Differenzialdiagnosen

Bei voller Ausprägung der klassischen klinischen Symptome einer Mukopolysaccharidose (MPS) oder ähnlichen lysosomalen Erkrankung (LSD) kann eine Diagnose wahrscheinlich eher gestellt werden. Schwierigkeiten entstehen dann, wenn Kleinkinder erst wenige der typischen Merkmale zeigen oder wenn Jugendliche oder Erwachsene nur einzelne der typischen Merkmale zeigen, wie eine Makrozephalie, Kleinwuchs, Organomegalie, Skelettveränderungen, eine ungewöhnliche Hyperaktivität, psychomotorische Entwicklungsverzögerung oder auffallende Gesichtszüge und Hände. Gerade diese Patienten stellen eine große Herausforderung in der Diagnosestellung dar. Daher ist es selbst bei großem Fachwissen und sorgfältiger Untersuchung immer wieder möglich, dass alle diagnostischen Abklärungen nicht zu der vermuteten Diagnose einer MPS oder einer ähnlichen LSD führen. Für den Arzt stellt sich dabei oft die Frage nach möglichen Differenzialdiagnosen.

Im Folgenden sollen daher einige ausgewählte – klinisch durchaus ähnliche – Krankheitsbilder vorgestellt werden, die als mögliche Differenzialdiagnose in Frage kommen. Bei den einzelnen Syndromen wird auf eine Ähnlichkeit mancher klinischer Symptome mit einer MPS/LSD hingewiesen. Wenn die häufig am Beginn eingeleiteten biochemischen Abklärungsschritte nicht auf eine MPS oder ähnliche LSD hinweisen, dann kann möglicherweise eine breit angelegte molekulargenetische Abklärung zielführend sein.

6.2.1. Williams-Beuren-Syndrom

Das **Williams-Beuren-Syndrom** (WBS, OMIM #194050) wird zumeist durch eine hemizygote Deletion am Chromosom 7q11.23 verursacht, in der sogenannten WBS-kritischen Region (WBSCR). Dabei ist auch das *ELN*-Gen betroffen, welches für das Elastin kodiert, einem Bestandteil des elastischen Bindegewebes. Dies erklärt, dass sich einige der klinischen Symptome durch Bindegewebsveränderungen erklären lassen.

Geburt und Frühsymptome

Bereits intrauterin kann es zu einer Wachstumsverzögerung kommen, die letztlich häufig in einem Minderwuchs der Betroffenen mündet. Der Muskeltonus ist herabgesetzt (muskuläre Hypotonie), das Füttern ist schwierig, die Gewichtszunahme beschränkt. Die Pubertät kann verfrüht einsetzen.

Gesicht und Schädel

Patienten mit einem WBS können – ähnlich wie jene mit einer MPS III (M. Sanfilippo) – durch ein hübsches Gesicht mit vollen Lippen, breiter Nasenwurzel und kleiner Nase auffallen (Abb. 6.4). Die Stirn ist breit, die Wangen voll, der Mund groß und das Kinn eher klein. Die Zähne sind klein und weiter auseinander stehend und können Zahnschmelzdefekte haben. Die Ohrmuscheln erscheinen groß.

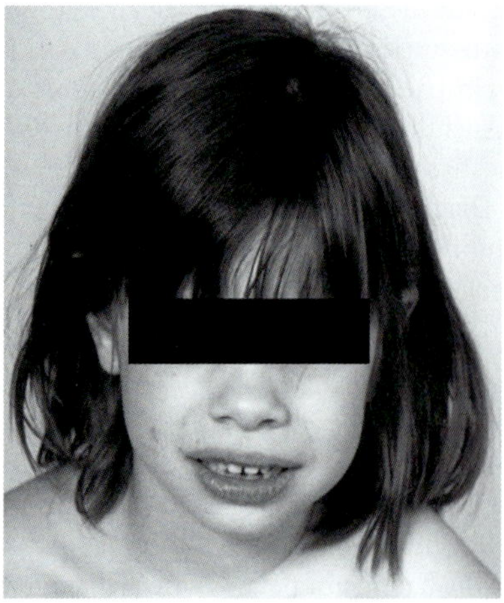

Abb. 6.4: Williams-Beuren-Syndrom: 6 Jahre altes Mädchen.

Rumpf und Extremitäten

Die Gelenke können überbeweglich sein, später aber auch mit eingeschränkter Beweglichkeit. Mit zunehmendem Alter können sich Wirbelsäulenfehlstellungen entwickeln (Kyphose, Lordose und Skoliose).

Herz und Lunge

Die Hauptschlagader und Lungenarterie sind oberhalb der jeweiligen Klappen eingeengt (supravalvuläreAortenstenose und/oder Pulmonalstenose), der Blutdruck ist erhöht. Die Mitralklappe kann ungenügend schließen (Mitralklappeninsuffizienz). Herzrhythmusstörungen können auftreten. Gefäßverengungen können auch die Hirn- oder Darmarterien betreffen. Das Narkoserisiko ist erhöht.

Bauchorgane

Leistenbrüche und/oder ein Nabelbruch kommen vor. Auch Zwerchfellhernien, Ausstülpungen der Blasenwand (Blasendivertikel) oder im Enddarm (Rektalprolaps) können auftreten. Eine chronische Obstipation ist häufig. Kalkeinlagerungen führen zu Nierensteinen und Nierenveränderungen.

Nervensystem

Es kann aufgrund der überbeweglichen Gelenke motorisch zum verspäteten Erreichen der Meilensteine der Entwicklung kommen. Im Allgemeinen ist die intellektuelle Entwicklung normal oder leicht vermindert, gelegentlich auch schwerer beeinträchtigt. Manche der Betroffenen fallen durch eine Hyperaktivität und ein Aufmerksamkeitsdefizit auf, manche sind jedoch ausgesprochen ängstlich, entwickeln Phobien, oder sie sind sehr zugänglich und freundlich. Schlafstörungen und Schlafapnoen werden beschrieben.

Sinnesorgane

Immer wiederkehrende Mittelohrentzündungen können die Sprachentwicklung verzögern und zunehmend zu einer Hörminderung führen. Später kann sich zusätzlich eine Innenohrhörminderung entwickeln, mit dem Resultat einer kombinierten Hörstörung. Die Stimme klingt (wahrscheinlich) aufgrund von Stimmbandveränderungen tief und heiser. Typisch für ein WBS ist ein sternförmiges Muster der Iris (Iris stellate), dazu kommen eine Fehlsichtigkeit und häufig ein Schielen (Strabismus). Später werden häufig Katarakte beobachtet.

Muskulatur

Es besteht zunächst eine muskuläre Hypotonie, mit zunehmendem Alter kann jedoch der Muskeltonus in den Extremitäten zunehmen.

Haut

Die Haut ist weich und wenig elastisch. Die Haare können früh ergrauen.

Skelett und radiologische Befunde

Eventuelle Skelettveränderungen sind unspezifisch.

Diagnostik bzw. Laborbefunde

Eine Verminderung des Kalziums im Blut und Urin, sowie eventuell eine Verminderung der Schilddrüsenhormone können nachgewiesen werden. Eine Tendenz zu einer diabetischen Stoffwechsellage ist möglich.

6.2.2. Coffin-Lowry-Syndrom

Das **Coffin-Lowry-Syndrom** (CLS, OMIM #303600) wird X-chromosomal vererbt (Xp22.12) und durch ein defektes *RPS6KA3*-Gen(hemizygot) verursacht. Obwohl in erster Linie männliche Patienten ein CLS haben, werden auch weibliche Betroffene (häufig die Mütter erkrankter Söhne) diagnostiziert, meist mit geringer ausgebildeten Symptomen. Dafür verantwortlich können eine ungünstige X-Inaktivierung oder weitere chromosomale Veränderungen am X-Chromosom sein (☞ Kapitel Genetik).

Geburt und Frühsymptome

Betroffene erscheinen bei der Geburt unauffällig, das Längenwachstum verzögert sich bereits sehr früh. Mit zunehmendem Alter fallen die sich verändernden Gesichtszüge auf. Zunächst wirkt das Gesicht dreieckig mit einem kleinen Kinn, jedoch nicht vergröbert. Die mentale Entwicklung kann unterschiedlich stark beeinträchtigt sein, doch sie besteht bereits vom Kleinkindesalter an und ist nicht zunehmend wie bei den LSDs. Es kann Probleme beim Füttern geben.

Gesicht und Schädel

Die Gesichtszüge vergröbern sich zunehmend, weshalb durchaus an eine MPS gedacht wird. Die Stirn ist nach vorne gewölbt, die Augen sind weit auseinander stehend (Hypertelorismus) mit nach seitlich absteigender Lidachse. Die Augenbrauen sind kräftig ausgebildet, besonders an den seitlichen Partien. Die Lippen sind dick, die Nasenwurzel ist flach, die Nasenlöcher klein aufgrund der dickeren Nasenflügel. Der Mund ist breit und meist offen, die Lippen sind dick (Abb. 6.5). Die Zähne sind klein mit Fehlstellungen, manche können nicht ausgebildet sein oder früher ausfallen.

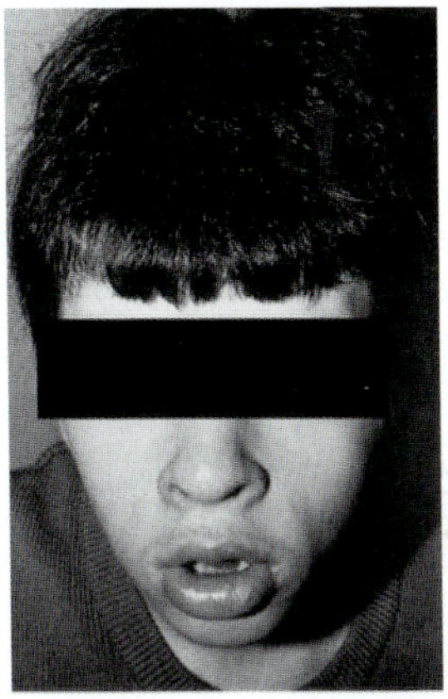

Abb. 6.5: Coffin-Lowry-Syndrom: 14 Jahre alter Junge.

Rumpf und Extremitäten

Es entwickelt sich zunehmend ein Minderwuchs, eventuell erscheinen die unteren Extremitäten verkürzt. Schon früh können Fehlstellungen der Wirbelsäule auffallen, wie eine Kyphose (Gibbus) oder Skoliose. Das Brustbein kann nach vorgewölbt oder nach innen gezogen sein (Hühnerbrust oder Trichterbrust). Die Hände sind klein, weich und werden besonders an den Fingerenden dünner, was an die Tatzenhände bei MPS erinnert. Die Unterarme können fleischig wirken. Die Finger selbst sind überbeweglich.

Herz und Lunge

Es kann Klappenveränderungen an allen Herzklappen geben, der Herzmuskel kann verdickt sein im Sinne einer Kardiomyopathie. Die Aorta und die Lungenschlagader können sich nahe dem Herzen ausweiten.

Ein Lungenemphysem und der wenig bewegliche Brustkorb können die Lungenfunktion obstruktiv und restriktiv beeinträchtigen. Es kann zu Schlafapnoen kommen. Aspirationen sind häufig.

Bauchorgane

Verschiedene Bauchorgane können vereinzelt Auffälligkeiten zeigen, wie z.B. eine Pylorusstenose, einen Uterus- und Rektumprolaps, oder Darmdivertikel etc.

Nervensystem

Die sprachliche und intellektuelle Entwicklung kann schwer beeinträchtigt sein, es gibt jedoch sowohl bei männlichen als auch bei weiblichen Betroffenen Patienten mit nur milden Defiziten. Betroffene können fröhlich wirken, aber auch Verhaltensauffälligkeiten und eine Tendenz zur Selbstverletzung zeigen. Besonders auffallend sind Anfälle, die durch verschiedene Reize ausgelöst werden (getriggert), sogenannte Stimulus-induzierte Fall-Attacken (SIDAs). Dazu sind tonische und epileptische Anfälle möglich.

Im Gehirn finden sich eine geringe Hirnatrophie und Veränderungen der weißen Substanz. Das Rückenmark kann im Bereich des großen Hinterhauptloches eingeengt werden und zur Schwäche oder Lähmung der Gliedmaßen führen. Hirninfarkte sind im späteren Alter möglich. Gerade bei milder betroffenen Patienten können sich die neurologischen Probleme in Form von psychischen Auffälligkeiten (Psychosen oder Schizophrenie) manifestieren.

Sinnesorgane

Eine zunehmende Innenohrschwerhörigkeit ist beschrieben. Es können Augenveränderungen (Katarakt, Optikusatrophie und/oder Veränderungen der Netzhaut) auftreten.

Muskulatur

Sie kann im frühen Alter hypoton sein, mit zunehmendem Alter wird die Muskelmasse weniger. Durch die neurologischen Veränderungen können sich die Reflexantworten verändern und eine Spastik auftreten.

Haut

Es sind keine Auffälligkeiten bekannt.

Skelett und radiologische Befunde

Die Patienten sind minderwüchsig, wobei oft eine ausgeprägte Kyphose im Brust- und Lendenbereich besteht. Einen solchen Gibbus am thorakolumbalen Übergang beobachtet man auch bei etlichen Erkrankungen aus dem Spektrum der LSDs. Radiologisch lässt sich eine leichte Deformierung der Lendenwirbelkörper mit ventraler Spornbildung erkennen (Abb. 6.6). Dazu kommen Veränderungen an den Beckenschaufeln, Hüftgelenken, X-Beinstellung und an den Fingerknochen. Die Schädelknochen können verdickt sein, mit vergrößerten Stirnhöhlen. Der Durchmesser des großen Hinterhauptloches ist verringert.

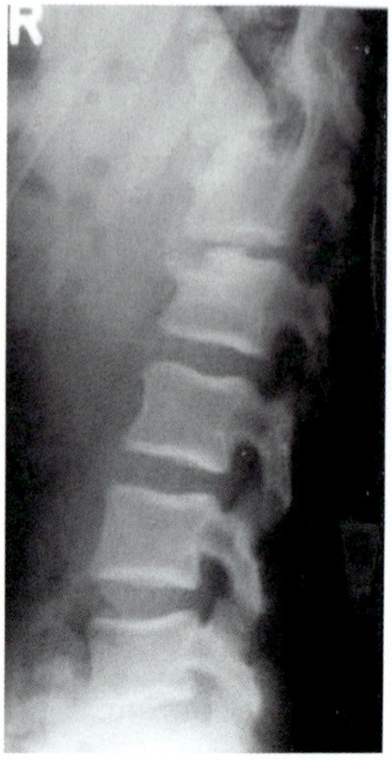

Abb. 6.6: Coffin-Lowry-Syndrom: leichte Deformierung der Wirbelsäule mit ventraler Spornbildung.

6.2.3. Smith-Magenis-Syndrom

Das **Smith-Magenis-Syndrom** (SMS, OMIM #182290) wird durch eine Veränderung auf dem Chromosom 17p11.2 verursacht (entweder Deletion oder Genveränderung im *RAI1*-Gen). Optisch und im Verhalten kann es teilweise schwierig sein, Patienten mit SMS von jenen mit einer MPS III – M. Sanfilippo abzugrenzen.

Geburt und Frühsymptome

Die Kinder erscheinen bei der Geburt unauffällig, sie sind jedoch muskelhypoton, zeigen schwache Reflexe und sind schwer zu Füttern. Dies kann vorübergehend zu einer Wachstumsverminderung führen, was dann eventuell wieder aufgeholt wird.

Gesicht und Schädel

Der Schädel hat einen kurzen Durchmesser (Brachyzephalie). Das Gesicht ist breit mit breiter Stirn und Mittelgesichtshypoplasie und kleiner, nach oben gerichteter Nase. Die Augen scheinen tiefliegend, die Augenbrauen können vorne zusammen gewachsen sein. Der Mund ist groß, mit zeltförmig nach oben gezogener Oberlippe, er ist meist geöffnet (Abb. 6.7). Mit zunehmendem Alter vergröbern sich die Gesichtszüge und das anfangs eher kleine Kinn wird zunehmend prominent. Die Zähne können teilweise fehlen. Selten werden Spaltbildungen im Bereich des Gaumens gefunden.

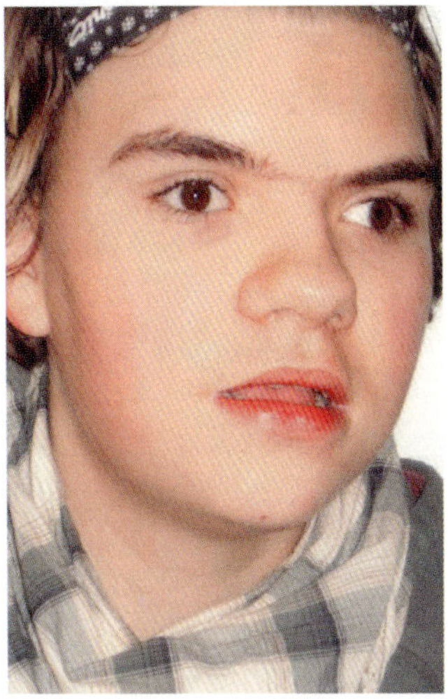

Abb. 6.7: Smith-Magenis-Syndrom (12 Jahre altes Mädchen): auffälliges Gesicht mit vergröberten Gesichtszügen, prominierenden zusammengewachsenen Augenbrauen.

Rumpf und Extremitäten

Während es anfangs eher zu einer fehlenden Gewichtszunahme kommt, werden Patienten mit zunehmendem Alter adipös. Wirbelsäulenveränderungen sind gering, die Hände klein. Mit dem Alter können sich Fußfehlstellungen entwickeln.

Herz und Lunge

Es können eventuell Veränderungen an den Herzklappen oder der Herzscheidewand zu finden sein, auch Einengungen der Aorta oder Lungenschlagader oberhalb der Herzklappen.

Bauchorgane

Fehlbildungen an den Nieren oder harnableitenden Strukturen, sowie im Bereich des Genitale sind möglich. Ein gastroösophagealer Reflux ist möglich, ebenso eine chronische Obstipation.

Nervensystem

Das Besondere an Patienten mit einem SMS ist das Verhalten. Es kann zu milden bis moderaten Entwicklungsverzögerungen kommen, dazu kommen jedoch geringe Aufmerksamkeit, Hyperaktivität, Rastlosigkeit, Aggressivität, Stereotypien und auffälliges autoaggressives Verhalten mit Selbstverletzungen und Einführen von Gegenständen in alle Körperöffnungen. Schlafstörungen können sehr ausgeprägt sein, was auf einen gestörten Zirkadianrhythmus zurückzuführen ist, ähnlich wie bei einer MPS III. Bei älteren Kindern kann das Verhalten autistische Züge annehmen. Epileptische Anfälle sind möglich. Die Reflexe sind allgemein abgeschwächt. Mit zunehmendem Alter kann sich eine periphere Neuropathie entwickeln, die das Schmerzempfinden herabsetzt.

Sinnesorgane

Häufig finden sich Veränderungen an den Stimmbändern, sodass die Stimme tief und rau klingt. Durch erniedrigte Immunglobuline mitverursacht, kommt es vermehrt zu Mittelohrentzündungen, Nasennebenhöhlenentzündungen und Infekten im oberen Atmungstrakt. Zu der anfänglichen Schallleitungsschwerhörigkeit entwickelt sich später eine Innenohrschwerhörigkeit, was eine Sprachentwicklung zusätzlich verzögert.

Man beobachtet eine Fehlsichtigkeit, besonders eine starke Kurzsichtigkeit, sowie Schielen und Veränderungen an der Iris. Im späteren Alter können Veränderungen der Netzhaut hinzukommen.

Muskulatur

Es besteht eine Muskelhypotonie, die besonders nach der Geburt ausgeprägt ist.

Haut

Man beobachtet eine vermehrte Körperbehaarung.

Skelett und radiologische Befunde

Die Wirbelkörper der Brustwirbelsäule zeigen geringe Veränderungen, es kann sich eine Wirbelsäulenfehlstellung entwickeln (Skoliose).

Diagnostik bzw. Laborbefunde

Die Blutfette können erhöht sein, die Immunglobuline vermindert (besonders das IgA). Gelegentlich besteht eine Schilddrüsenunterfunktion.

6.2.4. Beckwith-Wiedemann-Syndrom

Das **Beckwith-Wiedemann-Syndrom** (BWS, OMIM #130650) wird durch besondere Veränderungen auf dem Chromosom 11p15.5 verursacht, in den sogenannten Imprinting Zentren 1 und 2. Deutlich seltener ist eine Genveränderung im

CDKN1C-Gen krankheitsauslösend (Chromosom 11p15.4).

Betroffene Kinder sind bereits bei der Geburt sehr groß, mit vergrößerter Leber (Hepatomegalie), einem (eventuell ausgeprägten) Nabelbruch, großer Zunge (Makroglossie) und vergröberten Gesichtszügen. Diese Kennzeichen finden sich auch bei einer MPS oder etlichen anderen LSDs, sodass eine Abklärung häufig mit der Suche nach einer lysosomalen Stoffwechselstörung beginnt. Ein großer Bauch mit Nabelhernie, eine große Zunge und ein insgesamt großes Kind sind gleichermaßen die führenden Symptome des BWS, das deshalb auch als Exomphalos-Makroglossie-Gigantismus-Syndrom (EMG-Syndrom) bezeichnet wird. Ein weiteres sonst seltenes Merkmal ist eine Hemihypertrophie, die ein Organ, eine Gesichtshälfte, eine gesamte Extremität oder den halben Körper betreffen kann. Diese Abschnitte sind größer als jene der Gegenseite, dadurch wirken diese Anteile unsymmetrisch. Ein BWS ist eines jener seltenen genetischen Ursachen, wo sich bereits im sehr frühen Kindesalter maligne Tumoren entwickeln können (in den Nieren, der Leber etc.)

Erstsymptome

Schon während der Schwangerschaft kann zu viel Fruchtwasser oder ein für den Termin zu großes Kind auffallen, was vermehrt zu einer Frühgeburt führen kann.

Geburt und Frühsymptome

Die Neugeborenen sind sehr groß und schwer, alle Körpermaße sind über der Norm (somatischer Gigantismus). Die Plazenta ist häufig überdurchschnittlich schwer.

Gesicht und Schädel

Auffallend ist eine vergrößerte Zunge, wobei das Zungenbändchen zusätzlich zu kurz sein kann und die Zunge weniger beweglich macht, der Mund ist meist offen. Dies erschwert das Saugen und Trinken. Die Gesichtszüge wirken leicht vergröbert. (Abb. 6.8).

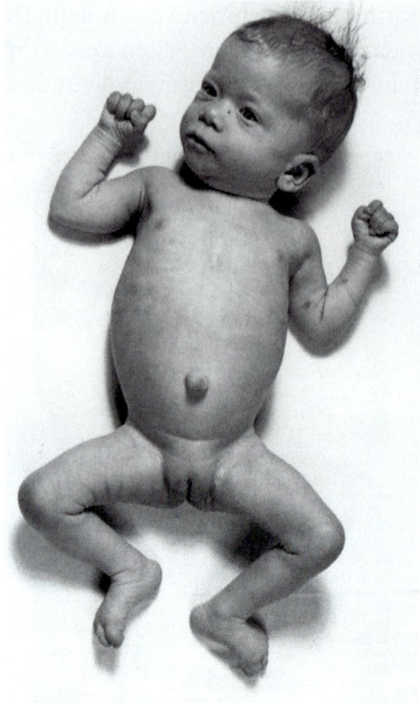

Abb. 6.8: Beckwith-Wiedemann-Syndrom (4 Monate alter Säugling): auffälliges Gesicht mit eingesunkener Nasenwurzel, Hepatosplenomegalie, Nabelhernie.

Rumpf und Extremitäten

Im Rahmen der Hemihypertrophie können Arme oder Beine ungleich lang sein.

Herz und Lunge

Das Herz kann eventuell vergrößert sein.

Bauchorgane

Schon bei der Geburt können Leber und Milz vergrößert sein, dazu auch die Nieren, die Bauchspeicheldrüse oder Nebennieren. Die Nieren können im weiteren Verlauf eine Verkalkung (Nephrokalzinose) und Funktionseinschränkungen entwickeln. Ein Nabelbruch kann unterschiedlich schwer ausgeprägt sein, im schwersten Fall können sogar Anteile des Bauchinhaltes darin sein. Die Bauchwand kann zu wenig fest sein (Rektusdiastase).

Nervensystem

Die neurologische Entwicklung ist meist unauffällig, wenngleich es eventuell einige Betroffene mit autistischen Zügen geben soll.

Sinnesorgane

Die Ohren können an den Ohrmuschelrändern oder Ohrläppchen kleine Veränderungen zeigen, wie Kerben oder kleine Einziehungen (Abb. 6.9).

Es kann sich eine kombinierte Schwerhörigkeit entwickeln.

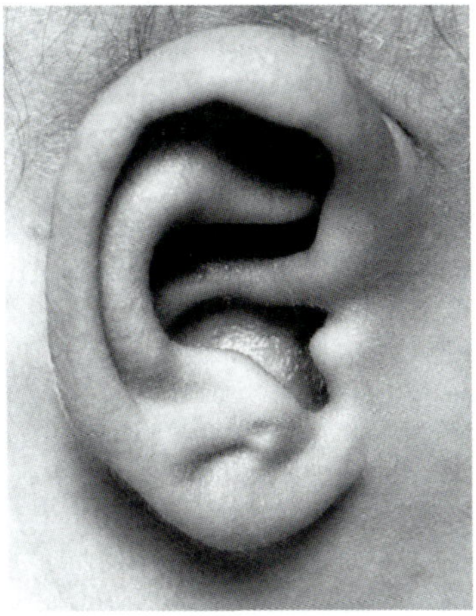

Abb. 6.9: Beckwith-Wiedemann-Syndrom: typische Kerbe am Ohrläppchen.

Muskulatur, Haut, Skelett und radiologische Befunde

Es sind keine Besonderheiten bekannt. Im Rahmen des Tumorscreenings sind jedoch immer wieder bildgebende Untersuchungen nötig.

Diagnostik bzw. Laborbefunde

Im Neugeborenenalter können immer wiederkehrende Unterzuckerungen (Hypoglykämien) auftreten. Die Blutfette und die Zahl der Blutkörperchen können erhöht sein, die Schilddrüsenparameter entsprechen einer Unterfunktion. Die Kalziumwerte sind erhöht, was die Entwicklung von Nierenverkalkungen begünstigt.

6.2.5. Angeborene Hypothyreose

Mit einer Häufigkeit von etwa einem von dreitausend Neugeborenen handelt es sich bei einer **angeborenen Schilddrüsenunterfunktion** um die häufigste angeborene Hormonstörung. Sie ist gut behandelbar und daher in den meisten Programmen bei Neugeborenen-Screenings enthalten. Bei Neugeborenen aus Ländern, die nicht im Rahmen eines Neugeborenen-Screenings erfasst und anschließend therapiert werden, kann unbehandelt eine angeborene Schilddrüsenunterfunktion sehr ähnliche Symptome wie eine MPS Typ I (Hurler-Phänotyp), MPS VI oder eine Mukolipidose (insbesondere ML II)oder eine Infantile Sialinsäure-Speicherung (ISSD) zeigen und differenzialdiagnostische Schwierigkeiten hervorrufen. Eine Makrozephalie, auffallendes Gesicht, Makroglossie und Entwicklungsverzögerung werden auch bei einer angeborenen Schilddrüsenunterfunktion beobachtet, was bei manchen Beschreibungen der ersten Patienten mit einer MPS bzw. LSD immer wieder primär zur (falschen) Diagnose einer angeborenen (konnatalen) Hypothyreose führte (z.B. bei Hunter und Hurler).

Die Ursache einer angeborenen Schilddrüsenunterfunktion kann in einer organischen Fehlanlage der Schilddrüse liegen, oder seltener in einer genetisch bedingten Störung der Bildung von Schilddrüsenhormonen, z. B. durch Genveränderungen im *TSH*R-Gen. Eine genetisch verursachte Schilddrüsenunterfunktion ist auch im Rahmen mehrerer anderer Syndrome möglich, sodass eine molekulargenetische Abklärung breit angelegt werden soll.

Geburt und Frühsymptome

Bei der Geburt erscheinen die Neugeborenen meist noch gesund, sie erhalten bis dahin meist ausreichend Schilddrüsenhormone über das mütterliche Blut. Innerhalb von wenigen Wochen entwickeln sie jedoch eine Muskelhypotonie, herabgesetzte Reflexe und Lethargie. Das Schreien klingt tiefer und heiser.

Gesicht und Schädel

Die Gesichtszüge vergröbern sich zusehends, die Nasenwurzel ist flach, die Zunge vergrößert, der Mund meist offen. Die Fontanellen können zu groß sein.

Rumpf und Extremitäten

Die Muskelhypotonie ist vorherrschend. Mit der Zeit kann sich ein Minderwuchs entwickeln. Gelenksschmerzen kommen vor. Betroffene sind besonders kälteempfindlich.

Herz und Lunge

Durch ödematöse Veränderungen der Schleimhäute - auch in den Atemwegen (Myxödem) - können diese eingeengt sein, die Atmung ist behindert und laut. Der Puls ist verlangsamt, der Blutdruck erniedrigt.

Bauchorgane

Der Bauch wirkt aufgetrieben, Nabelbrüche können sich entwickeln. Eine Obstipation ist häufig.

Nervensystem

Eine unbehandelte Schilddrüsenfunktion führt zu Hirnreifungsstörungen und nachfolgend zu intellektuellen Einschränkungen. Störungen der Sprachentwicklung, der Konzentration und des Gedächtnisses können auftreten, ebenso wie Depressionen und andere psychische Auffälligkeiten.

Sinnesorgane

Eine Hörminderung ist möglich.

Muskulatur

Die Muskulatur ist hypoton und schwächer.

Haut

Die Haut ist verdickt (teigig-weich), trocken und erscheint fleckig, die Körpertemperatur erniedrigt. Die Haare wirken trocken und fallen leicht aus.

Diagnostik bzw. Laborbefunde

Die Gelbsucht nach der Geburt kann verlängert sein. Die Schilddrüsenhormone sind pathologisch, eine Anämie ist möglich.

6.2.6. Typ II-Kollagenerkrankungen – Kollagenopathien Typ II

Das Bindegewebe enthält zahlreiche unterschiedliche Kollagentypen, wobei das Kollagen Typ II ein wichtiger Bestandteil der extrazellulären Matrix ist, in welcher sich auch die GAGs befinden. Es ist wesentlich für die Entwicklung von Knochen, die zuvor in Knorpelgewebe angelegt sind und dann verknöchern. Es ist aber auch wichtig für die Bildung der Gelenke, die Gelenksfunktionen, das Auge und das Innenohr.

Bei einer **angeborenen Störung des Kollagens Typ II** ist das Spektrum an Schweregraden außerordentlich breit und teilweise abhängig vom genauen Ort der Genveränderung im *COL2A1*-Gen am Chromosom 12q13.11. Während es im schwersten Fall bei hochgradigen Skelettveränderungen bereits zum Tod vor der Geburt oder unmittelbar danach kommt, können einige der nur wenig Betroffenen erst im Erwachsenenalter durch eine vorzeitige Gelenksarthrose und vielleicht etwas geringere Körpergröße auffallen. Den meisten Erkrankungen aus dem Spektrum der Kollagenopathien Typ II ist gemeinsam, dass es zahlreiche Skelettveränderungen (an den Wirbelkörpern, Brustbein, Becken, langen und kurzen Röhrenknochen) gibt, wobei die Fehlbildung des zweiten Halswirbelkörpers (mit Spaltbildung und/oder dem mangelhaft ausgebildeten Zahn – Dens axis) besonders erwähnt werden soll. Diese können zu einer Instabilität im kraniozervikalen Übergang und zu einer Querschnittslähmung führen. Der aufgrund des kurzen Brustkorbs dysproportionierte Minderwuchs kann teilweise extrem sein, bei Erkrankungen aus dem Spektrum der kindlichen oder erwachsenen Manifestationen (z.B. Stickler-Syndrom Typ 1) nur moderat.

Zusätzlich können Veränderungen an den Augen (wechselnd ausgeprägte Kurzsichtigkeit, Netzhautablösung, Katarakt und Glaskörperveränderungen) sowie an den Ohren (Innenohrschwerhörigkeit) manifest werden, womit diese Erkrankungen einer MPS IV – M. Morquio sehr stark ähneln und differenzialdiagnostisch in Betracht gezogen werden können. Im Gegensatz zur MPS IV fehlt jedoch eine Hornhauttrübung.

Häufig findet sich ein rumpfbetonter(dysproportionierter) Minderwuchs durch abgeflachte und unregelmäßige (ovoide) Wirbelkörper (Platyspondylie), der Hals erscheint kurz. Dazu kommen eine angeborene Hüftluxation, X-Bein-Stellung mit einem „watschelnden“ Gang, eine ausgeprägte lumbale Lordose (Abb. 6.10).

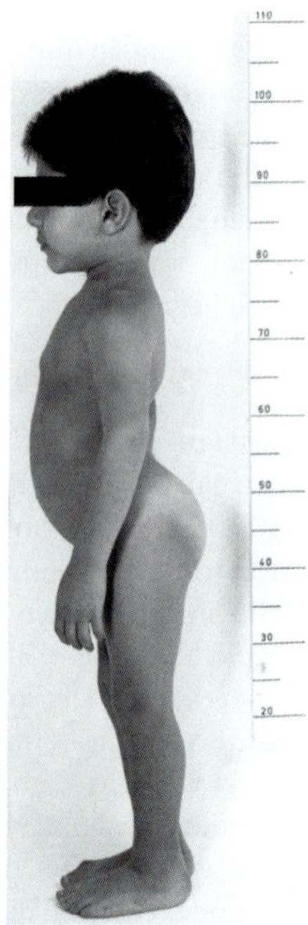

Abb. 6.10: 8 Jahre alter Junge mit einer Kongenitalen Spondyloepiphysären Dysplasie (SEDC).

Das Brustbein kann vorstehend oder eingezogen sein (Hühnerbrust oder Trichterbrust). Gelegentlich werden auch überbewegliche Gelenke beobachtet, andere können eine eingeschränkte Beweglichkeit haben. Viele der äußerlichen Symptome ähneln jenen einer MPS IV, zudem kann teilweise eine erhöhte Ausscheidung von Keratansulfat nachgewiesen werden, offenbar als Ausdruck eines gestörten Stoffwechsels im Knorpel-/Knochengewebe.

Um zwei Vertreter der bereits nach der Geburt manifesten Formen einer Kollagenopathie Typ II herauszugreifen, soll hier eine **Kongenitale Spondyloepiphysäre Dysplasie** (SEDC, OMIM #183900) und die **Kniest-Dysplasie** (OMIM #156550) etwas genauer vorgestellt werden, aufgrund der Ähnlichkeiten in nur einer Übersicht.

Geburt und Frühsymptome

Der Minderwuchs mit kleinem Brustkorb ist bereits bei der Geburt manifest, kann sich jedoch noch in den ersten Lebensjahren erheblich verstärken. Anfängliche Atemstörungen sind beschrieben.

Gesicht und Schädel

Das Gesicht erscheint rund, flach, mit eingesunkener Nasenwurzel. Die Augen stehen etwas vor. Der meist normal große Schädel erscheint wegen des Minderwuchses relativ zu groß, der Hals ist kurz.

Rumpf und Extremitäten

Teilweise finden sich zusätzlich verkürzte und gebogene Arme und Beine, letztere mit X-Bein-Stellung. Das Radiusköpfchen im Ellbogenbereich kann deformiert und luxiert sein. Die Fußfehlstellungen können zur Bildung von Klumpfüßen führen. Die Wirbelsäule ist nicht nur verkürzt, durch die fehlgeformten Wirbelkörper können Fehlstellungen (Skoliose, Lordose und Kyphose) auftreten. Der Thorax ist glockenförmig geformt, das Brustbein nach vorne gewölbt oder eingezogen. Die Gelenke sind verdickt und zunehmend eingeschränkt beweglich, mit schmerzhaften und frühen arthrotischen Veränderungen.

Herz und Lunge

Durch die eingeschränkte Beweglichkeit des kleinen Brustkorbs (und eventuelle Spaltbildungen im Gaumenbereich) ist die Atmung behindert.

Bauchorgane

Die Bauchwand kann schwach sein, Leisten- und Nabelbrüche kommen vor.

Nervensystem

Üblicherweise zeigen die Betroffenen eine unauffällige intellektuelle Entwicklung, doch kann eine Schwerhörigkeit oder starke Fehlsichtigkeit einen negativen Einfluss auf die Entwicklung haben. Die Instabilität der Halswirbelsäule kann zur Abklemmung des Rückenmarks und Lähmung führen. Schlafapnoen sind möglich.

Sinnesorgane

Oft besteht bereits ab der Geburt eine Kurzsichtigkeit. Im weiteren Verlauf kann eine Netzhautablösung hinzukommen, es entwickelt sich eine Linsentrübung (Katarakt). Eine Innenohrschwerhörigkeit kann sich entwickeln.

Muskulatur

Der Minderwuchs, die schweren Gelenksveränderungen und die Schmerzen schränken die Mobilität erheblich ein. Durch die Beschädigung des Rückenmarks kann die Muskulatur zusätzlich geschwächt werden, oder gelähmt.

Skelett und radiologische Befunde

Fehlbildungen der Halswirbelkörper können eine atlanto-okzipitale Instabilität begründen. Das Becken ist klein, die Femurköpfe sind nicht ausreichend ausgebildet, was oft durch eine bereits angeborene Hüftgelenksluxation auffällt. Anhand charakteristischer Merkmale können mittels bildgebender Verfahren bereits Hinweise auf die Unterform der Kollagenopathie Typ II erkannt werden, da es - je nach Dysplasieform - dabei teilweise sehr typische Veränderungen gibt.

Diagnostik bzw. Laborbefunde

Eventuell ist Keratansulfat im Urin nachweisebar, ein Biomarker der eigentlich typisch für eine MPS IV ist.

6.2.7. Dyggve-Melchior-Clausen-Syndrom und Smith-McCort-Dysplasie Typ 1

Das **Dyggve-Melchior-Clausen-Syndrom** (DMCS, OMIM #223800) und die **Smith-McCort Dysplasie Typ 1** (SMC1, OMIM #607326) gehören beide zu den spondyloepimetaphysären Dysplasien. Sie haben viele Gemeinsamkeiten mit einer MPS Typ

IV (M. Morquio), allerdings fehlen eine Hornhauttrübung, Schwerhörigkeit oder die Ausscheidung von Keratansulfat im Urin. Das Spektrum an Schweregraden der klinischen Symptome kann sehr breit sein.

Die Ursache für diese beiden Manifestationsformen von Erkrankungen ist in Genvarianten im selben Gen zu finden, im *DYM*-Gen auf dem Chromosom 18q21.1, das für das Dymeclin-Protein kodiert. Dabei handelt es sich um ein Protein, das vor allem eine Rolle zwischen dem Endoplasmatischen Retikulum und Golgi-Apparat und Transport innerhalb von Zellen spielt (☞ Kap. 3.2.).

Charakteristische Symptome sind in beiden Fällen ein hochgradiger Minderwuchs durch eine Rumpfverkürzung, eine sternale Protrusion und eine Hyperlordose im Lendenwirbelbereich. Die relativ kleinen Hände weisen leichte Kontrakturen auf, was für Patienten mit MPS IV nicht typisch ist. Bis auf wenige Ausnahmen haben Patienten mit einem DMCS eine moderat bis schwere Entwicklungsverzögerung mit Sprachstörungen, was bei den klinisch ähnlichen MPS IV-Patienten und Betroffenen mit SMC1 nicht vorkommt. Eine Hornhauttrübung oder Hörstörungen sind in beiden Fällen nicht nachweisbar, die Mukopolysaccharid-Ausscheidung ist normal.

Geburt und Frühsymptome

Ein dysproportionierter Minderwuchs ist meist bereits bei der Geburt sichtbar oder entwickelt sich nach der Geburt. Anfangs können Fütterungsschwierigkeiten auftreten.

Gesicht und Schädel

Eventuell ist der Kopfumfang vermindert. Teile der Schädelknochen können verdickt sein, die Sella turcica ist verformt. Die Gesichtszüge vergröbern sich, das Kinn ist betont. Der Augenabstand kann vergrößert sein.

Rumpf und Extremitäten

Die Gliedmaßen wirken verkürzt. Der Rumpf ist stark verkürzt und wirkt fassförmig. Die Wirbelkörper sind abgeflacht und unregelmäßig geformt, mit typischen radiologischen Veränderungen wie einer Platyspondylie und unregelmäßigen Begrenzungen. Die Wirbelsäule zeigt Fehlstellungen im Sinne einer lumbalen Hyperlordose und thorakalen Kyphoskoliose. Der Zahn des zweiten Halswirbelkörpers kann mangelhaft ausgebildet (hypoplastisch) sein, was zur Instabilität im kraniozervialen Übergang und Luxationen führen kann, mit der Gefahr der Muskelschwäche und Paraplegie.

Die Fingergelenke sind eingeschränkt beweglich und ähneln einer Klauenhand. Die fünften Finger zeigen eine Verbiegung (Klinodaktylie). Einzelne Finger und Zehen können verkürzt sein. Die Knie zeigen eine X-Beinstellung, der Gang ist watschelnd. Die Fersen sind betont, man beobachtet Plattfüße (Abb. 6.11).

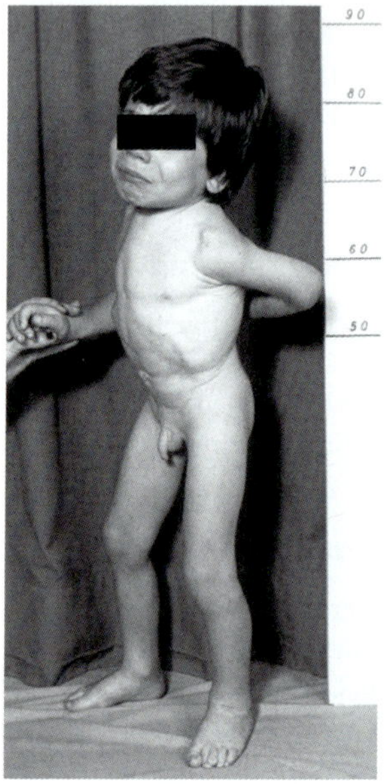

Abb. 6.11: Dyggve-Melchior-Clausen-Syndrom bei einem 4 Jahre alten Jungen (Größenangabe in cm).

Herz, Lunge, Bauchorgane, Sinnesorgane

Sie zeigen keine Auffälligkeiten.

Nervensystem

Nur beim DMCS werden die Meilensteine der Entwicklung eventuell spät erreicht. Bei manchen Betroffenen kommt es zu moderaten bis schweren intellektuellen Einschränkungen. Bei Patienten mit einer SMC1 beobachtet man eine unauffällige intellektuelle Entwicklung.

Muskulatur

Diese kann durch die Einklemmung des Rückenmarks am kraniozervikalen Übergang geschwächt oder gelähmt sein, auch eine Spastik kann sich entwickeln.

Skelett und radiologische Befunde

Radiologisch unterscheiden sich die Skelettveränderungen dieser beiden Erkrankungen deutlich von einer Dysostosis multiplex, was die Abgrenzung zu einer MPS (insbesondere MPS IV) erleichtert. Neben dem besonderen Aussehen des Beckens sind Veränderungen nicht nur an der Wirbelsäule und den Epiphysen der Knochen, sondern auch an den Metaphysen zu bemerken (spondyloepimetaphysäre Dysplasie). Das Becken selbst ist charakteristisch verändert: es ist klein, auffällig geformt und der Beckenkamm ist nicht glatt, sondern weist eine unregelmäßige Struktur auf.

Diagnostik bzw. Laborbefunde

Eine vermehrte Ausscheidung von GAGs wird nicht gefunden. Die Diagnostik wir durch eine breit angelegte Genuntersuchung erleichtert.

6.2.8. Cornelia de Lange-Syndrom

Das **Cornelia de Lange-Syndrom** (CdLS, OMIM #122470) ist eine syndromale Erkrankung, die durch mehrere Gene ausgelöst werden kann, bei welchen diese auf den Autosomen (z.B. *NIPBL*-Gen) oder auf dem X-Chromosom (z.B. *HDAC8*-Gen) liegen können. Sie alle sind Gene aus dem Cohesin-Komplex, weshalb man beim CdLS von einer Cohesinopathie spricht. Cohesin ist wichtig für die biologischen Vorgänge rund um die Chromosomen (Teilung, Struktur, Genexpression etc.).

Das CdLS manifestiert sich in einem sehr breiten klinischen Spektrum, wobei die klassischen schweren Formen eher aufgrund der typischen Merkmale erkannt werden. Dazu gehören ein auffallendes Gesicht mit starken, vorne zusammengewachsenen Augenbrauen, mit einer kurzen Nase mit nach oben gerichteten Nasenlöchern, langem Philtrum (Länge zwischen Nase und Oberlippe), dünner Oberlippe und Defekten im Bereich der Hände (selten Füße) bzw. einem angeborenen Zwerchfellbruch. Insgesamt werden die Ausprägungen der einzelnen Symptome auch durch das jeweilige involvierte Gen beeinflusst.

Das dichte Haar, die zusammengewachsenen Augenbrauen, die Hyperaktivität, Sprach- und Schlafstörungen im Rahmen einer mentalen Retardierung weisen einige Gemeinsamkeiten mit den MPS auf, insbesondere mit einer MPS III - M. Sanfilippo. Die Entwicklungsverzögerung beginnt allerdings schon sehr früh und zeigt keinen Verlust bereits erworbener Fähigkeiten.

Mögliche Erstmanifestationen

Auffallende Gesichtszüge, Fehlbildungen an den Extremitäten oder am Herzen können unter Umständen bereits bei vorgeburtlichen Untersuchungen erkannt werden.

Geburt und Frühsymptome

Betroffene können bei der Geburt kleiner sein, oder im Verlauf im Rahmen einer Wachstumsstörung ein geringeres Längenwachstum zeigen. Der Kopfumfang ist etwas geringer. Anfangs kann es Fütterungsprobleme geben, das Schreien ist mit tiefer Stimme.

Gesicht und Schädel

Die Patienten zeigen eine charakteristische Fazies mit einem tiefen Haaransatz, buschigen in der Mitte zusammengewachsenen Augenbrauen, langen Wimpern und einer eingesunkenen Nasenwurzel, nach oben gerichteten Nasenlöchern, dünner Oberlippe, wobei der Mund nach unten gebogen sein kann. Das Philtrum ist lang und wenig akzentuiert. Die Zähne sind klein, weit auseinanderstehend und können Fehlstellungen zeigen. Karies und Beschädigungen sind möglich. Der Gaumen ist hoch, eventuell mit einer Spaltbildung. Das Kinn ist klein und erscheint spitz.

Rumpf und Extremitäten

Die Hände (eventuell auch Füße) sind klein. Es können sich (symmetrische oder asymmetrische) Fehlbildungen an den oberen (selten unteren) Extremitäten wechselnder Ausprägung zeigen: entweder ist der 5. Finger nach innen gebogen (Klinodaktylie), oder es sind (einzelne) Finger zu kurz, fehlend, oder Teile des Arms nicht angelegt. Der Mittelhandknochen der Daumen kann verkürzt sein, sodass der Daumen tiefer angesetzt erscheint.

Herz und Lunge

Es können Defekte an der Scheidewand der Herzvorhöfe oder Kammern vorhanden sein, bis hin zu komplexen Herzfehlbildungen (z.B. Fallotsche Tetralogie). Die Pulmonalklappe oder die Pulmonalarterie kann eine Verengung zeigen. Infekte der oberen Atemwege und immer wiederkehrende Pneumonien (auch aufgrund des Refluxes) werden beobachtet.

Bauchorgane

Häufig wird ein angeborener Zwerchfellbruch beobachtet, mit einer starken Refluxkrankheit. Es kann eine Pylorusstenose geben, sowie eine nicht korrekte Rotation des Darmes. Eine chronische Obstipation ist möglich. Nierenfehlbildungen sowie Anlagefehlbildungen des inneren und äußeren Genitales sind möglich. Die Brustwarzen und der Nabel können nur klein ausgebildet sein.

Nervensystem

Eine mentale Beeinträchtigung kann mild bis ausgeprägt sein. Das Spektrum psychischer Auffälligkeiten ist breit und reicht von Hyperaktivität, Autismus, selbstverletzendem Verhalten, Ängstlichkeit und Schlafstörungen. Das Sprachvermögen kann eingeschränkt sein. Wenige Betroffene mit CdLS entwickeln eine Epilepsie.

Sinnesorgane

Die Ohren sind tiefer angesetzt, es sind Höreinschränkungen beschrieben, sowohl im Sinne von Schallleitungsschwerhörigkeit als auch Innenohrschwerhörigkeit. Im Bereich der Augen kann es einen Verschluss des Tränennasengangs geben, die Augenlider können hängen (Ptose). Augenzittern (Nystagmus), Augenschielen, eine Kurzsichtigkeit, ein erhöhter Augendruck und eine Optikusatrophie können auftreten.

Muskulatur

Aufgrund der schweren Hüftveränderungen (oder eventuellen Fußfehlbildungen) kann sich eine eingeschränkte Mobilität entwickeln.

Haut

Die Körperbehaarung ist typischerweise vermehrt und betrifft das Gesicht, die Ohren, den Rücken und die Arme.

Skelett und radiologische Befunde

Wirbelsäulenfehlstellungen im Sinne einer thorakalen Skoliose werden beobachtet. Im Bereich der Hüftgelenke sind Hinweise auf eine Perthes-Erkrankung möglich.

Diagnostik bzw. Laborbefunde

Die molekulargenetische Abklärung sollte breit angelegt sein. Nicht immer müssen alle Körperzellen die Genveränderungen zeigen (Mosaik).

6.2.9. Costello-Syndrom

Das **Costello-Syndrom** (CSTLO, OMIM # 218040) ist ein seltenes Syndrom mit Involvierung vieler Organe. Es wird durch Genveränderungen im *HRAS*-Gen (Chromosom 11p15.5) verursacht, einem Gen das gemeinsam mit anderen Genen für zahlreiche Vorgänge innerhalb von Zellen verantwortlich ist, wie Zellzyklus, Zellteilung, Zelldifferenzierung, Beweglichkeit, Zellalterung und Zelltod. Alle Erkrankungen mit Involvierung dieser Gene werden in der Gruppe der Rasopathien zusammengefasst.

Das Costello-Syndrom hat ab dem Kleinkindalter eine Reihe von Ähnlichkeiten mit einer MPS, wie ein auffallendes Gesicht, große Zunge, Minderwuchs, Skelett- und Herzveränderungen, sowie auch eine mentale Retardierung. Da die GAG-Ausscheidung im Urin unauffällig ist, wurde diese Erkrankung früher als „Pseudo-Mukopolysaccharidose" bezeichnet. Es handelt sich dabei um keine lysosomale Speichererkrankung. Das Costello-Syndrom zählt heute zum Formenkreis der kardiofazio-kutanen (CFC)-Syndrome, womit Auffälligkeiten im Herzen, Gesicht und der Haut gemeint sind.

Das Spektrum kann von sehr schwer verlaufend, bis zu nur milden Symptomen und nur wenig eingeschränkter Lebenserwartung reichen. Das CSTLO gehört zu jenen seltenen Syndromen, bei denen sich (früh-)kindliche (maligne) Tumoren entwickeln können.

Mögliche Erstmanifestationen

Das mangelhafte Schlucken führt häufig zu vermehrtem Fruchtwasser und einer Frühgeburtlichkeit. Herz- und Nierenfehlbildungen, sowie verkürzte Extremitäten und/oder die auffallende Handhaltung können eventuell bereits vor der Geburt zur Diagnose führen.

Geburt und Frühsymptome

Bei der Geburt sind die Körpermaße zunächst oft im oberen Bereich der Perzentilen, jedoch führen die Schwierigkeit der Fütterung und das mangelnde Gedeihen in den ersten Lebensjahren zu einer deutlichen Dystrophie und Minderwuchs. Verkompliziert wird dies durch eine Muskelhypotonie, einen starken Reflux, Intoleranz etwas in den Mund zu bekommen und einem Hyperinsulinismus ab der Geburt mit wiederkehrenden Unterzuckerungen. Im Laufe der ersten Lebensmonate/-jahre entwickeln die Patienten mit CSTLO jedoch zunehmend einen Minderwuchs, zusätzlich verstärkt durch einen Mangel an Wachstumshormon. Mit zunehmendem Alter kann das Gesicht aufgrund der Haar- und Hautveränderungen vorzeitig gealtert aussehen.

Gesicht und Schädel

Die anfangs unauffälligen Gesichtszüge vergröbern sich in den ersten Monaten zusehends. Betroffene haben weit auseinander stehende Augen, eine eingesunkene Nasenwurzel, volle Wangen, dicke Lippen, eine große Zunge, ein kleines Kinn, eine breite Stirn, einen hohen Haaransatz und tiefer angesetzte große Ohren. Der Kopfumfang ist im Gegensatz zur Körperlänge relativ zu groß (Abb. 6.12).

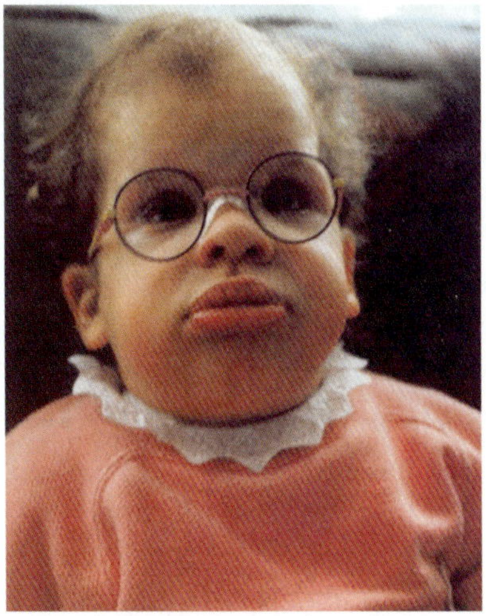

Abb. 6.12: Vierjähriges Mädchen mit Costello-Syndrom.

Die Stimme wirkt tiefer und heiser. Die Zähne zeigen Zahnschmelzdefekte und sind durch Reflux, Abriebe durch starkes Zähneknirschen und Karies beschädigt. Wimpern und Brauen sind spärlich.

Rumpf und Extremitäten

Der Rumpf ist gedrungen, das Brustbein vorgewölbt. Die Extremitäten können verkürzt sein, die Handstellung ist nach seitlich (ulnarwärts) gedreht. Besonders die kleinen Gelenke sind überbeweglich. An den Füßen können sich Fußfehlstellungen entwickeln (Plattfuß, Klumpfuß, betonte Ferse). Manche Gelenke (Hüfte etc.) sind in ihrer Beweglichkeit eingeschränkt, die zunehmende Steifheit der Achillessehne führt zu einem Zehengang.

Herz und Lunge

Das Herz kann insgesamt, aber auch nur in bestimmten Abschnitten eine Verdickung zeigen, im Sinne einer hypertrophen Kardiomyopathie. Die Lungenarterie kann eingeengt sein. Selten sind die Koronararterien verdickt und führen zu einer frühen koronaren Herzkrankheit. Manche Herzklappen können verdickt oder fehlgebildet sein, ein erhöhter Blutdruck oder eine geringe Ausweitung der aufsteigenden Aorta ist möglich. Typisch sind Herzrhythmusstörungen (z.B. Vorhof-Tachykardien), die eventuell bereits in der Fetalperiode bemerkt werden können.

Die Atmung ist durch die große Zunge und vergrößerte Rachen- und Gaumentonsillen eingeschränkt, die Atmung erfolgt mit offenem Mund und ist laut. Die Schleimproduktion ist vermehrt. Häufige Infekte der oberen Atemwege und Pneumonien (durch Aspirationen), aber auch Veränderungen von Luftröhre, Bronchien und des Lungengewebes selbst, führen zu einer respiratorischen Insuffizienz. Schlafapnoen können auftreten.

Bauchorgane

Eine Pylorusstenose kann vorhanden sein und den Reflux verstärken. Die Nieren können selbst, aber auch im harnableitenden System Fehlbildungen zeigen.

Nervensystem

Betroffene zeigen, je nach Ausprägung der Symptome, eine milde bis schwere Entwicklungsverzögerung. Das Sprechen erster Worte erfolgt sehr spät, oft erst nach Tolerierung einer normalen Nahrungszufuhr. Die motorische Entwicklung ist durch die Muskelhypotonie und Fußfehlstellungen verzögert. Mit zunehmendem Alter wächst das Kleinhirn stärker als der Platz in der hinteren Schädelgrube zulässt. Dadurch kann es zu Einklemmungen im großen Hinterhauptsloch, Ausweitung der Hirnkammern, Hydrozephalus und neurologischen Störungen kommen (Schwäche der Beine, Gangauffälligkeiten, Empfindungsstörungen). Einige Betroffene entwickeln eine Epilepsie. Patienten mit einem CSTLO haben ein sehr soziales und freundliches Wesen, sie können aber auch ängstlich sein.

Sinnesorgane

Schielen, Augenzittern (Nystagmus), Astigmatismus und Fehlsichtigkeiten können die Sehfähigkeit einschränken.

Muskulatur

Von Beginn an besteht eine ausgeprägte Muskelhypotonie, zudem liegt eine Reduktion der Muskelmasse vor.

Haut

Die verdickte Haut ist typischerweise schlaff, hyperelastisch und zeigt eine vermehrte Faltenbildung. An den Händen und Füßen ist sie verdickt und hyperkeratotisch, die Furchung der Handflächen und Fußsohlen ist auffallend ausgeprägt und tiefreichend. Hautareale können auch eine auffallende dunkle Pigmentierung aufweisen (Acanthosis nigricans). Im Kindesalter entwickeln sich Papillome an verschiedenen Körperstellen, insbesondere im Bereich der Nase, des Rachens und um den After, aber auch im Gesicht, auf den Ohren oder dem Rumpf. Die Haare können sehr spärlich und eingedreht sein, leicht brechen und frühzeitig ergrauen. Die Nägel sind dünn und brüchig.

Skelett und radiologische Befunde

Der Brustkorb kann unsymmetrisch sein mit einem vorgewölbten Brustbein. Dazu entwickelt sich häufig eine Kyphoskoliose. Die distalen Phalangen können deutlich ausgebildet sein und betonte Fingerendglieder verursachen. Das Sprungbein zeigt eine Fehlbildung, die Knöchel rutschen nach innen ab. Kinder oder junge Erwachsene können einen (ein- und beidseitigen) M. Perthes entwickeln, der zur nicht immer angeborenen Hüftgelenksluxation führt und die Mobilität deutlich einschränkt. Die Knochendichte kann vermindert sein.

Diagnostik bzw. Laborbefunde

Eine molekulargenetische Untersuchung sollte breit angelegt werden, da auch andere – klinisch teilweise ähnliche – Erkrankungen aus dem RAS-Spektrum vorliegen können. In den ersten Lebensmonaten besteht ein Hyperinsulinismus mit Hypoglykämien. Das Wachstumshormon kann erniedrigt sein, ebenso die Schilddrüsenfunktion. Im Rahmen des regelmäßigen Tumorscreenings sind regelmäßige Untersuchungen, auch der Tumormarker, nötig.

6.2.10. 3M-Syndrom

Das **3M-Syndrom** (3MS, früher auch dolichospondyläre Dysplasie genannt) ist nach den drei Erstbeschreibern „3M“ genannt (Miller, McKusick, Malvaux). Mit einem hochgradigen Minderwuchs, Skelettauffälligkeiten, etwas veränderten Gesichtszügen, schlaffen Bändern und einer uneingeschränkten intellektuellen Entwicklung kann eine klassische MPS IV – M. Morquio durchaus in die differenzialdiagnostischen Erwägungen mit einbezogen werden. Typisch bei den Patienten mit 3MS ist jedoch, dass diese bereits bei der Geburt deutlich kleinwüchsig sind, was gerade bei Neugeborenen mit MPS im Allgemeinen nicht zutrifft.

Das 3M-Syndrom wird in drei Unterformen eingeteilt (3M1, 3M2, 3M3), wofür 3 unterschiedliche Gene verantwortlich zeichnen (das *CUL7*-, *OBSL1*- und das *CCDC8*-Gen). Aufgrund der klinischen Ähnlichkeit werden sie in der OMIM-Datenbank unter der Bezeichnung des Phänotypenspektrums OMIM PS 273750 geführt. Die Vererbung ist autosomal-rezessiv.

Geburt und Frühsymptome

Bereits bei der Geburt kann ein deutlicher Minderwuchs manifest sein, der sich weiter verstärkt.

Gesicht und Schädel

Der Kopf ist relativ zu groß (Makrozephalie) und kann wegen der vorzeitigen Verknöcherung einzelner Schädelnähte eine abweichende Form haben. Er sitzt auf einem kurzen, breiten Hals, die Schultern sind ebenfalls breit. Das Gesicht ist klein und wirkt dreieckig durch ein kleines Kinn. Das Mittelgesicht ist kleiner, die Nasenwurzel eingesunken, die Nasenlöcher können nach oben gerichtet sein. Die Stirn ist vorgewölbt, die Augenbrauen dicht. Die Zunge kann Auffälligkeiten haben (Kerben etc.). Die Zähne zeigen Zahnschmelzdefekte, eventuell können Fehlstellungen auftreten.

Rumpf und Extremitäten

Der Brustkorb ist breit, verkürzt und vorgewölbt, mit quer verlaufenden dünnen Rippen. Die Wirbelsäule zeigt Fehlstellungen, wie eine thorakale Kyphoskoliose und eine lumbale Hyperlordose. Die Schulterblätter sind klein und stehen flügelartig ab. Die Röhrenknochen sind lang und dünn. Die Gelenke sind überbeweglich, mit Luxationsneigung, besonders im Hüftbereich. Die Wirbelkörper sind im Querdurchmesser etwas verkürzt, wodurch sie zu hoch erscheinen. Fußfehlstellungen (Plattfüße) sind möglich, die Fersen können betont sein.

Bauchorgane

Der Bauch kann durch die starke Lordose der Lendenwirbelsäule vorgewölbt erscheinen.

Nervensystem

Die psychomotorische Entwicklung ist unauffällig.

Herz und Lunge, Sinnesorgane, Muskulatur und Haut

Sie zeigen keine Auffälligkeiten.

Skelett und radiologische Befunde

Radiologisch finden sich ein verzögertes Knochenalter, dünne Rippen und Röhrenknochen. Skelettveränderungen können an mehreren Knochen auffallen (Beckenknochen, Unterarmknochen, Fingerknochen), sie unterscheiden sich jedoch von einer Dysostosis multiplex wie sie für die LSDs charakteristisch ist.

Literatur

Deardorff MA, Noon SE, Krantz ID. Cornelia de Lange Syndrome. 2005 Sep 16 [Updated 2020 Oct 15]. In: Adam MP, Everman DB, Mirzaa GM, et al., editors. GeneReviews® [Internet]. Seattle (WA): University of Washington, Seattle; 1993-2023. PMID: 20301283.

Gaboon NEA, Parveen A, Ahmad KA et al. (2020) A Novel Homozygous Frameshift Variant in *DYM* Causing Dyggve-Melchior-Clausen Syndrome in Pakistani Patients. Front Pediatr 8:383.

Gregersen PA, Savarirayan R. Type II Collagen Disorders Overview. 2019 Apr 25. In: Adam MP, Everman DB, Mirzaa GM, et al., editors. GeneReviews® [Internet]. Seattle (WA): University of Washington, Seattle; 1993-2023. PMID: 31021589.

Gripp KW, Morse LA, Axelrad M et al. (2019) Costello syndrome: clinical phenotype, genotype, and management guidelines. Am J Med Genet A179(9):1725-1744.

Gripp KW, Rauen KA. Costello Syndrome. 2006 Aug 29 [Updated 2019 Aug 29]. In: Adam MP, Everman DB, Mirzaa GM, et al., editors. GeneReviews® [Internet]. Seattle (WA): University of Washington, Seattle; 1993-2023. PMID: 20301680.

Irving M, Holder-Espinasse M. Three M Syndrome. 2002 Mar 25 [Updated 2019 Feb 7]. In: Adam MP, Everman DB, Mirzaa GM, et al., editors. GeneReviews® [Internet]. Seattle (WA): University of Washington, Seattle; 1993-2023. PMID: 20301654.

Kline AD, Moss JF, Selicorni A et al. (2018) Diagnosis and management of Cornelia de Lange syndrome: first international consensus statement. Nat Rev Genet 19(10):649-666.

Morris CA. Williams Syndrome. 1999 Apr 9 [Updated 2023 Apr 13]. In: Adam MP, Everman DB, Mirzaa GM, et al., editors. GeneReviews® [Internet]. Seattle (WA): University of Washington, Seattle; 1993-2023. PMID: 20301427.

Rogers RC, Abidi FE. *RPS6KA3*-Related Intellectual Disability (Coffin-Lowry Syndrome). 2002 Jul 16 [Updated 2023 Mar 16]. In: Adam MP, Everman DB, Mirzaa GM, et al., editors. GeneReviews® [Internet]. Seattle (WA): University of Washington, Seattle; 1993-2023. PMID: 20301520.

Simsek-Kiper PO, Taskiran E, Kosukcu C et al. (2019) Further expanding the mutational spectrum and investigation of genotype-phenotype correlation in 3M syndrome. Am J Med Genet A179(7):1157-1172.

Smith ACM, Boyd KE, Brennan C, et al. Smith-Magenis Syndrome. 2001 Oct 22 [Updated 2022 Mar 10]. In: Adam MP, Everman DB, Mirzaa GM, et al., editors. GeneReviews® [Internet]. Seattle (WA): University of Washington, Seattle; 1993-2023. PMID: 20301487.

Van Trotsenburg P, Stoupa A, Léger J et al. (2021) Congenital hypothyroidism: a 2020-2021 consensus guidelines update - an ENDO-European reference network initiative endorsed by the European Society for Pediatric Endocrinology and the European Society for Endocrinology. Thyroid 31(3):387-419.

Weksberg R, Shuman C, Beckwith JB (2010) Beckwith-Wiedemann syndrome. Eur J Hum Genet 18(1);8-14.

7. Mukolipidosen

Die Mukolipidosen (ML) sind sehr seltene angeborene Stoffwechselerkrankungen, die ihre Ursache im mangelhaften Abbau der Glykosaminoglykane (GAG), Glykoproteine/Oligosaccharide (OS) und der Glykosphingolipide (GSL) haben. Diese Vielfalt ist durch die unterschiedlichen Ursachen für diese Erkrankungen begründet, von welchen es vier Unterformen gibt (Tab. 7.1).

Es besteht eine große Variabilität im Beginn der Erkrankung und im Schweregrad.

Man kann:

- kongenitale (= bereits bei der Geburt vorhanden)
- infantile (= frühkindlicher Beginn)
- spätinfantile (= Beginn im späteren Kindesalter)
- juvenile (= Beginn im Jugendlichenalter) und
- adulte (= Beginn im Erwachsenenalter)

Formen beobachten.

7.1. Zugrunde liegende Pathomechanismen

Obwohl der gemeinsame Name Mukolipidose eine Ähnlichkeit impliziert, liegen doch verschiedenartige genetisch-bedingte Störungen zugrunde.

Krankheitsname/ Vererbungsmodus	Eponym	Genname/ Genlokus	Enzymdefekt	Speichermaterial bzw. Störung	Schweregrade
Mukolipidose I Autosomal-rezessiv	Sialidose Typ II, Neuraminidase-Defizienz	*NEU1*/ Chromosom 6p21.33	Neuraminidase 1	mit Sialinsäure versehene OS, Glykopeptide, LAMP1, Amyloid Precursor Protein	kongenital, infantil und juvenil
Mukolipidose II α/β Autosomal-rezessiv	I-cell-disease	*GNPTAB*/ Chromosom 12q23.2	N-Azetylglukosamin-1-phosphotransferase subunits α/β	OS, GAG, GSL	infantil
Mukolipidose II α/β Autosomal-rezessiv	Pseudo-Hurler-Polydystrophie	*GNPTAB*/ Chromosom 12q23.2	N-Azetylglukosamin-1-phosphotransferase subunits α/β	OS, GAG, GSL	spät-infantil oder juvenil
Mukolipidose III γ Autosomal-rezessiv	Pseudo-Hurler-Polydystrophie, Mukolipidose IIIC	*GNPTG*/ Chromosom 16p13.3	N-Azetylglukosamin-1-phosphotransferase subunit γ	OS, GAG, GSL	Juvenil oder adult
Mukolipidose IV Autosomal-rezessiv	Sialolipidose	*MCOLN1*/ Chromosom 19p13.2	Defekt des Mukolipin 1-Proteins	Phospholipide, Ganglioside und GAG	infantil

Tab. 7.1: Übersicht über die Mukolipidosen.

Die **Mukolipidose I** oder auch Sialidose Typ II wird durch einen Defekt des lysosomalen Enzyms Neuraminidase 1, einer Hydrolase, ausgelöst. Sie soll Sialinsäure von Oligosacchariden und Glykolipiden abspalten. Sie verläuft schwerer als die Sialidose Typ I (☞ Kap. 6.1)

Bei den **Mukolipidosen Typ II und III alpha/beta und gamma** (ML II a/β, ML III a/β und ML III γ) beruht der biochemische Defekt darauf, dass die im Golgi-Apparat der Zelle synthetisierten Enzyme nicht mit dem Mannose-6-Phosphat-Marker versehen werden (☞ Kap. 3.). Somit können diese Enzyme nicht an den Mannose-6-Phosphat-Rezeptor gekoppelt werden und daher nicht in die Lysosomen gelangen, sie verlassen die Zelle und reichern sich in den Körperflüssigkeiten an. Daraus lässt sich leicht ableiten, dass eine ganze Reihe von Enzymen in den Lysosomen der Zellen fehlt, dass aber außerhalb der Zellen, z.B. im Serum, deutlich erhöhte Aktivitäten dieser Enzyme gemessen werden können.

Ursächlich dafür ist ein Mangel an einer spezifischen komplex zusammengesetzten Phosphotransferase (N-Azetylglukosamin-1-Phosphotransferase). Die Genprodukte des *GNPTAB*- und *GNPTG*-Gens kodieren für die 6 Untereinheiten (auch Hexamer genannt) des Enzyms. Das *GNTPAB*-Gen sorgt für die Bildung der α- und β-Untereinheiten, das *GNTPG*-Gen für die γ-Untereinheiten. Jeweils zwei alpha-, zwei beta- und zwei gamma-Untereinheiten gemeinsam bilden das Enzym.

Krankheitsverursachende Genveränderungen führen zu Störungen an verschiedenen Stellen dieses Enzyms, das für die posttranslationale Modifikation der Enzyme zwischen Golgi-Apparat und Lysosom verantwortlich ist, im Sinne der Markierung mit Mannose-6-Phosphat (☞ Kap. 3.). Damit kann keines jener Enzyme in die Lysosomen gelangen, die einen solchen M6P-Marker benötigen, was zu einer Vielfalt verschiedener nicht abgebauter und gespeicherter Substanzen führt.

Während die Bezeichnung ML II und ML III ganz allgemein den beiden möglichen Enden der klinischen Symptomausprägung entspricht - ML II ist schwer verlaufend, ML III ist später beginnend und „milder" verlaufend - lässt sich bei der ML III noch feststellen, dass sich die ML III γ nochmals weniger schwerwiegend manifestiert als die ML III α/β. Eine retrospektive Untersuchung zum natürlichen Verlauf von 843 Patienten in den vergangenen 50 Jahren hat diskrete Hinweise auf eine Genotyp-Phänotyp-Korrelation aufgezeigt: die häufigste krankheitsverursachende Variante bei einer ML II fand sich im *GNPTAB*-Gen an Position c.3503_3504del, hingegen bei der ML III α/β an Position c.22A>G (*Dogterom, 2021*).

Die **Mukolipidose IV** resultiert aus einer gestörten Funktion des Mukolipin 1-Proteins, welches ein integrales Membranprotein der Lysosomen ist, wo es einen „Kanal" zum Durchtritt aus Stoffen bildet. Mukolipin 1 ist eines von drei Proteinen die man zur Superfamilie der Transienten Rezeptor-Potential Superfamilie (TRP) kennt. Das bedeutet, dass mit Hilfe des Mukolipin 1 abgebautes Material aus den Lysosomen hinaus in die Zelle gelangen soll. Unterbleibt dies, bleiben die lysosomalen Substratfragmente in den Lysosomen gespeichert, obwohl die lysosomalen Enzyme selbst vorhanden sind. Diese Einschlüsse können jenen bei Mukopolysaccharidosen oder Gangliosidosen sehr ähneln.

Eine andere Funktion des Mukolipin 1-Proteins ist, dass es zum Austritt von Kalzium und anderen Kationen aus den Lysosomen dient, zum sogenannten Kalzium-Efflux. Damit sorgt es für das saure Milieu innerhalb der Lysosomen. Es ist für das Zusammenspiel der Endosomen und Lysosomen verantwortlich, was die „Verdauung" (Autophagie) begünstigt. Zuletzt spielt es eine Rolle in der mTORC1/TFEB Achse, was letztlich die Aktivierung (Transkription) der lysosomalen Gene mitbeeinflusst (☞ Kap. 3.). Mukolipin 1 spielt eine wichtige Rolle in der Entwicklung des Nervensystems, vor allem im Kleinhirn und an der Netzhaut.

7.2. Klinik der Mukolipidosen

7.2.1. Mukolipidose I

Bei der Mukolipidose I (OMIM #256550) handelt es sich um eine sehr seltene und schwer verlaufende lysosomale Erkrankung (LSD) mit genetischbedingtem Mangel der Neuraminidase 1 (Sialidase).

Mögliche Erstmanifestation

Schon bei der Geburt kann eventuell ein Hydrops fetalis oder ein Neugeborenen-Aszites nachgewiesen werden. Anfangs bestehen Trinkschwierigkeiten.

Gesicht/Schädel

Es finden sich auffallende Gesichtszüge ähnlich einem M. Hurler, mit flacher Nasenwurzel, geschwollenen Augenlidern, verdicktem Zahnfleisch und vergrößerter Zunge (Makroglossie).

Herz und Lunge

Das Herz ist vergrößert im Sinne einer Kardiomegalie/Kardiomyopathie. Rezidivierende Infekte der oberen Atemwege werden beobachtet. Die Luftröhre kann nicht ausreichend versteift sein im Sinne einer Laryngomalazie.

Bauchorgane

Die Leber und Milz sind stark vergrößert (Hepatosplenomegalie). Bereits bei der Geburt können Leistenhernien vorhanden sein.

Skelett

Man beobachtet typische Zeichen einer Dysostosis multiplex, mit angeborener Hüftluxation, Wirbelsäulenfehlhaltungen (Kyphose, Skoliose), vorstehendem Brustbein, zunehmendem Minderwuchs. Die Knochendichte ist vermindert.

Sinnesorgane

Am Augenhintergrund lässt sich ein kirschroter Makulafleck nachweisen. Eine Hornhauttrübung kann beobachtet werden, gelegentlich auch eine Linsentrübung. Primär besteht eine Innenohrschwerhörigkeit.

Nervensystem

Es kommt zur Entwicklung einer zunehmenden, schweren psychomotorischen Retardierung. Krampfanfälle (Myoklonus), Myotonien, Ataxie, Tremor und gesteigerte Sehnenreflexe werden beobachtet. Es kommt zu zunehmenden Kau- und Schluckschwierigkeiten.

Muskulatur

Es besteht eine zunehmende Muskelhypotonie.

Haut

Eventuell sind Angiokeratome nachweisbar.

Laborbefunde

Ein erster orientierender Nachweis ist mittels Untersuchung der Oligosaccharide bzw. vermehrter Sialinsäuren im Urin möglich. Eventuell können im peripheren Blutausstrich Speichervakuolen in den weißen Blutzellen nachgewiesen werden. Ein Nachweis des Enzymdefekts und/oder eine molekulargenetische Abklärung sind anzuschließen. Nur die klinische Ausprägung erlaubt die Zuordnung zu einer Sialidose Typ II (schwere Form) oder zur Sialidose Typ I, da sie durch Genveränderungen auf demselben Gen (*NEU1*-Gen) verursacht werden. Milder verlaufende Krankheitsmanifestationen zeigen eventuell noch geringe Restaktivitäten des involvierten Enzyms.

7.2.2. Mukolipidose II alpha/beta (ML II α/β), auch I-cell-disease

Bei dieser seltenen LSD (OMIM #252500) werden zahlreiche Produkte in den Lysosomen nicht abgebaut, was bereits sehr früh zu einer Speicherung verschiedenster Komponenten in den Lysosomen führen kann.

Mögliche Erstmanifestation

Bereits bei der Geburt fällt ein Minderwuchs auf, mit vor allem proximal verkürzten Extremitäten, gebogenen unteren Extremitäten und Fußfehlstellungen (Abb. 7.1).

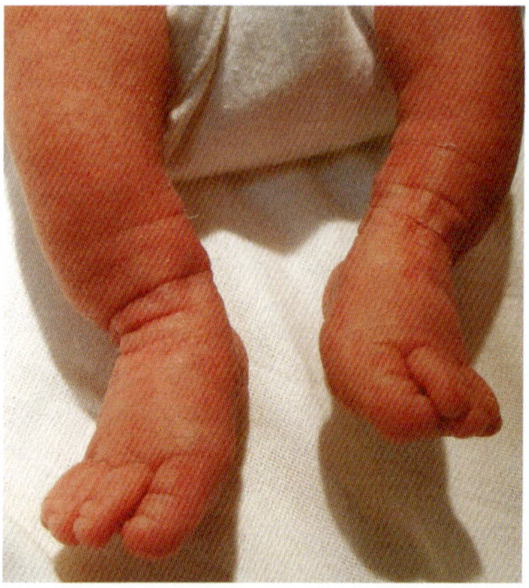

Abb. 7.1: Neugeborenes mit ML IIα/β (I-cell-disease): auffallend gebogene Unterschenkel und Fußfehlstellungen nach der Geburt.

Es besteht ein Glockenthorax mit kleinem Lungenvolumen. Häufig findet sich eine angeborene Hüftluxation. Bereits von Beginn an kann es Schluckstörungen und Trinkschwierigkeiten geben. Deutliche Hinweise auf die Stoffwechselstörung finden sich durchwegs im Alter von wenigen Monaten.

Gesicht/Schädel

Schon früh auffallend sind vergröberte Gesichtszüge mit dicken, geschwollenen Wangen, geschwollenen Augenlidern mit buschigen, eventuell zusammengewachsenen Augenbrauen, eine kleine Nase mit sehr breiter, flacher Nasenwurzel und nach oben gerichteten Nasenlöchern, sowie ein langes Philtrum (Abstand zwischen Mund und Nase). Eine hohe Stirn, dichte Haare und tiefsitzende Ohren mit großen Ohrläppchen sind weitere typische Merkmale. Die Augen sind in den flacheren Augenhöhlen leicht vorstehend. Der Mund ist breit mit großer Zunge, der Unterkiefer ist klein. Das Zahnfleisch ist hochgradig verdickt. Die Zähne kommen spät, sie sind klein, unregelmäßig ausgebildet, weit auseinander stehend und überragen nicht immer das Zahnfleisch. Insgesamt erscheint der Kopf im Verhältnis zum klein bleibenden Körper zu groß, der Hals zu kurz (Abb. 7.2).

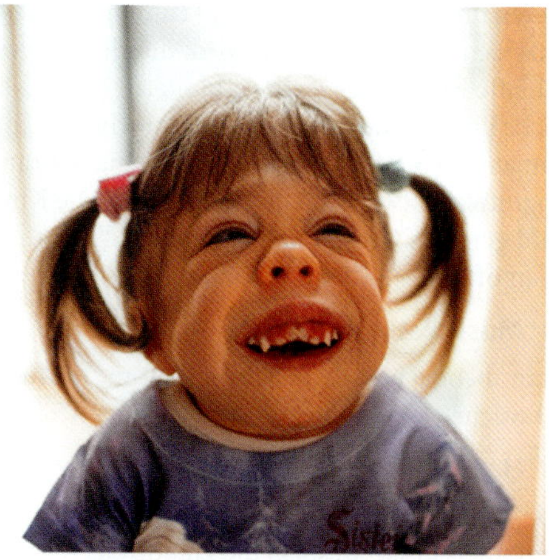

Abb. 7.2: Sechsjähriges Mädchen im ML II α/β: charakteristisches Gesicht mit einem hochgradigen Kleinwuchs.

Herz und Lunge

Durch den engen, steifen und wenig beweglichen Brustkorb kommt es häufig zu Infekten der oberen Luftwege und Lungenentzündungen. Diese werden durch die Einengung der Atemwege verstärkt. Im Bereich des Zungengrunds, im Kehlkopf und in der Luftröhre wird Speichermaterial abgelagert, zudem ist die Luftröhre eventuell verdreht oder durch die Knorpelspangen nicht ausreichend steif, was die Atmung erschwert. Nachts kann es zu obstruktiven Schlafapnoen kommen.

Die Herzklappen, vor allem die Aortenklappe, zeigen eine starke Verdickung, in deren Folge es zu Veränderungen an den Herzklappen und zur sekundären Vergrößerung des Herzens und hypertrophen Kardiomyopathie kommt. Schon früh können Herzgeräusche auskultiert werden. Eventuell ist vermehrt Flüssigkeit im Herzbeutel nachweisbar.

Bauchorgane

Die vergrößerte Leber (weniger die Milz) führt zu einem stark vergrößertem Abdomen, verstärkt durch die schlaffen Bauchmuskeln und eine Rektusdiastase. Dies begünstigt das Auftreten von Leistenhernien und Nabelhernien. Wiederholte Durchfälle können mit Nahrungsmitteln in Zusammenhang stehen, sie können jedoch auch durch Involvierung des autonomen Nervensystems im Rahmen der Grunderkrankung gehäuft vorkommen.

Skelett

Während in den ersten Lebensmonaten osteodystrophische Veränderungen, ähnlich einer chronischen Osteitis fibrosa cystica, vorherrschen, zeigen sich dann später die typischen Zeichen einer schweren Dysostosis multiplex. Neben einer epiphysären Dysplasie der Knochen nahe den Gelenken findet man auffallende Formen der Rippen, eine Platyspondylie und hypoplastische Beckenschaufeln. Später kann eine Sklerosierung der Knochen mit kleinen Kalkablagerungen („stippling") auf die Diagnose hinweisen.

Äußerlich erkennbaren Anzeichen sind zu kurze Extremitäten, vor allem durch zu kurze Oberarme und Oberschenkel, häufig angeborene Hüftgelenksluxationen und Deformitäten der Beine. Angeborene Knochenbrüche (Rippen, Unterschenkel) im Rahmen einer meist herabgesetzten Knochendichte (Osteopenie) sind keine Seltenheit (Abb. 7.3). Die Osteopenie und die gebogenen Unterschenkel können zur Fehldiagnose einer konnatalen Rachitis führen.

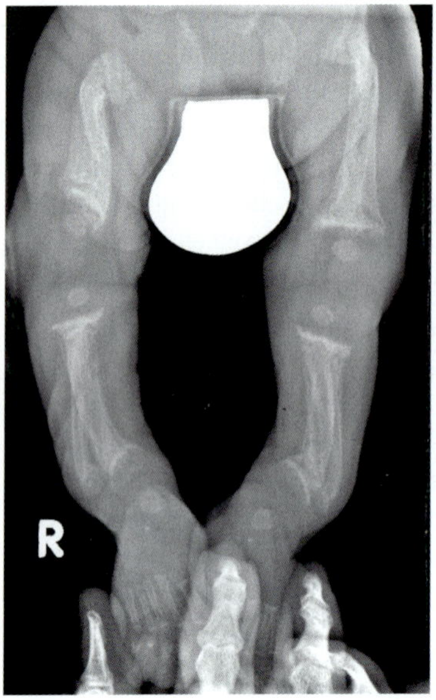

Abb. 7.3: Neugeborenes mit ML II α/β: radiologisch Osteopenie und rachitisähnliche Veränderungen mit Frakturen.

Eine eingeschränkte Gelenkbeweglichkeit im Bereich der Schulter, der Arme, der Beine und im Hüftgelenk ist typisch, ebenso wie Kontrakturen der Finger mit Ausbildung von Tatzenhänden. Bereits im Kindesalter kann ein Karpaltunnelsyndrom erkannt werden. Das Körperwachstum ist verzögert und kommt ab dem zweiten Lebensjahr zum Stillstand, so dass die Patienten selten über neunzig Zentimeter groß werden. Eine Vorwölbung des Sternums (Hühnerbrust), eine Kyphose und/oder und ein ausgeprägter lumbaler Gibbus stellen deutlich sichtbare Skelettveränderungen dar. Eine Fehlbildung der Wirbelkörper kann auch die ersten beiden Wirbelkörper betreffen, was zu einer Instabilität des Atlantoaxialgelenks führt. Vor Narkosen soll daher dieser Bereich radiologisch abgeklärt werden, um eine Überstreckung des Kopfes bei dieser Pathologie zu vermeiden.

Sinnesorgane

In der Spaltlampenuntersuchung des Auges kann schon früh eine leichte Hornhauttrübung gesehen werden. Es können auch Veränderungen am Sehnerv oder ein erhöhter Augendruck beobachtet werden.

Durch die häufigen Mittelohrentzündungen, aber auch durch die zunehmende Einschränkung der Beweglichkeit der Gehörknöchelchen, kommt es früh zur Schallleitungsschwerhörigkeit, die später durch eine Innenohrschwerhörigkeit – bedingt durch Speichermaterial – verstärkt wird. Die Rachen- und Gaumenmandeln sind vergrößert, die kleine Nase ist zumeist durch Sekret verlegt. Das führt zum Atmen mit offenem Mund, wobei die vergrößerte Zunge auffällt.

Nervensystem

Zunächst verzögerte statomotorische Entwicklung, ab dem 6. Lebensmonat wird eine psychomotorische Entwicklungsverzögerung bemerkbar, die selten über die Entwicklung hinausgeht, die einem Säugling entspricht. Die Patienten lernen spät das Krabbeln und Sitzen, vielleicht auch noch das Stehen; das Gehen ist jedoch selten und meist nur mit Hilfe möglich. Die betroffenen Kinder werden niemals sauber und müssen immer gefüttert werden. Sie lernen selten einige Worte zu sprechen, haben jedoch ein gutes Sprachverständnis und können gut mit Familienangehörigen kommunizieren und ihre Bedürfnisse mit Lauten und Gesten anzeigen. Das Sprechen wird durch die große schlaffe Zunge, das stark verbreiterte Zahnfleisch, dicke Lippen, die anatomischen Knochenveränderungen im Kieferbereich und die eingeschränkte kognitive Entwicklung beeinträchtigt. Die Kinder sind gerne in Gesellschaft, sehr freundlich und lachen oft.

Muskulatur

Man beobachtet eine (rumpfbetonte) Muskelschwäche (Hypotonie).

Haut

Die Haut erscheint ganz allgemein teigig verdickt und unelastisch, weshalb die Hände das Aussehen von Tatzenhänden bekommen. Ein Karpaltunnelsyndrom ist möglich und kann zur zusätzlichen Behinderung der Handfunktion führen. Die kleinen Patienten zeigen eventuell ein unerwartet helles bis weißes Haar. Die Körperbehaarung kann vermehrt sein (Hirsuitismus).

Laborbefunde

Postpartal können vorübergehend hohe Konzentrationen an Parathormon und alkalischer Phosphatase nachgewiesen werden, was als ein neonataler Hyperparathyreoidismus interpretiert werden könnte. Diese ungewöhnlichen Befunde sind sekundär durch die lysosomale Speicherung bedingt und können innerhalb der ersten Lebensmonate wieder verschwinden. Selbst in den weißen Blutkörperchen eines peripheren Blutausstriches können charakteristische Speichervakuolen (angeschwollene Lysosomen) erkannt werden, den sogenannten Einschlusskörperchen (englisch: *inclusion bodies*), die der Erkrankung den Namen *I-cell-disease* gegeben haben.

Biochemisch lässt sich die Mukolipidose II am leichtesten im Serum indirekt nachweisen: die lysosomalen Enzyme sind auf das Zehn- bis Hundertfache des Normwertes erhöht. Innerhalb der Zellen (oder angezüchteter Hautfibroblasten im Rahmen der Abklärung) ist die Aktivität der Enzyme jedoch vermindert.

7.2.3. Mukolipidose III alpha/beta (ML III α/β)

Die Mukolipidose III α/β (OMIM #252600), früher als Pseudo-Hurler-Polydystrophie bezeichnet, wird ebenfalls durch Genveränderungen in beiden Genabschnitten des *GNTPAB*-Gens hervorgerufen und stellt das milder betroffene Ende des breiten Spektrums möglicher Schweregrade dar. Sie zeigt viele Ähnlichkeiten mit einem M. Scheie (MPS IS), der milderen Form des Iduronidasemangels. Die Pubertät verläuft normal oder leicht verzögert, die Patienten sind fertil. Es muss jedoch damit gerechnet werden, dass es im Falle einer Schwangerschaft zu unvorhersehbaren körperlichen Problemen kommen kann (☞ Kap. 11. und 12.). Die Patienten mit einer Mukolipidose III α/β können sich im Alltag gut behaupten. Es ist ihnen möglich, ein selbständiges Leben zu führen und berufstätig zu sein, wenn auch bei der Berufswahl die körperlichen Einschränkungen mitunter berücksichtigt werden müssen. Vor allem sind dabei der Kleinwuchs und die Probleme von Seiten des Hüftgelenkes zu berücksichtigen, so dass die Betroffenen oft auf einen Rollstuhl angewiesen sind.

Gesicht/Schädel

Erst in den ersten Lebensjahren wird eine leichte Vergröberung der Gesichtszüge mit breitem Mund und eher kleiner Nase gefunden. Der Kopf erscheint durch den Minderwuchs relativ groß, der Hals verkürzt (Abb. 7.4).

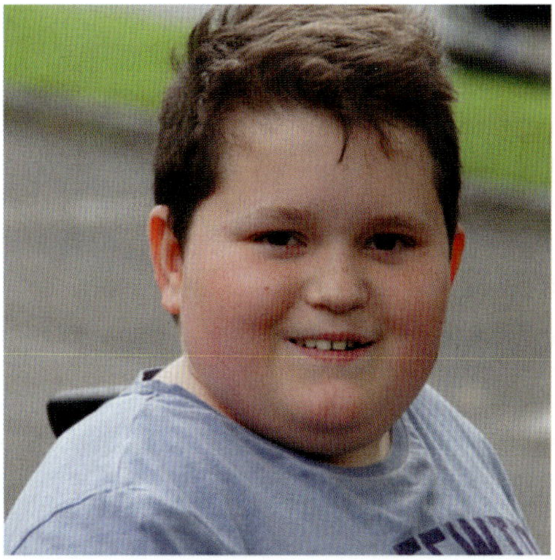

Abb. 7.4: Zwölfjähriger Junge mit Mukolipidose III a/β. Die schweren Hüftprobleme erfordern die Benützung eines Rollstuhls.

Rumpf/Körperbau

Das Wachstum ist in den ersten Jahren verzögert und kommt etwa in der zweiten Lebensdekade zum Stillstand. Dies führt zu einem Minderwuchs, obwohl manche der Patienten mit einem milden (attenuierten) Verlauf auch eine (nahezu) normale Körperlänge erreichen können.

Häufig finden sich ein kurzer Nacken und eine Verkrümmung der Wirbelsäule mit Skoliose/Kyphoskoliose. Die fehlgebildeten Wirbelkörper können auch eine Fehlbildung der ersten beiden Halswirbelkörper umfassen, mit der Gefahr einer atlantoaxialen Instabilität. Die Situation soll vor einer geplanten Narkose unbedingt abgeklärt werden.

Extremitäten

Ein Frühsymptom der Erkrankung ist eine Steifigkeit der Finger und Schultern, sowie auch anderer Gelenke, mit Zeichen einer begleitenden Osteoarthritis mit Osteolyse, welche häufig als rheumatoide Arthritis fehlgedeutet wird. Die Rheumafaktoren sind dabei jedoch negativ. Zunehmende Kontrakturen der Finger, meist auch im Gefolge eines Karpaltunnel-Syndroms, führen zur Ausbildung von Tatzenhänden mit herabgesetzter Feinmotorik. Die schweren Veränderungen im Hüftgelenk verursachen Schmerzen und eine starke Einschränkung der Beweglichkeit und können den Gebrauch eines Rollstuhls notwendig machen. Eine Hüftgelenksendoprothese sollte nicht vor

Beendigung der Pubertät eingesetzt werden. Viele der Patienten haben jedoch auch starke Probleme und Schmerzen in den Schultergelenken, Ellbogen und Kniegelenken. Orthopädische Hilfen zur Fuß- und Achsenkorrektur (X-Bein-Stellung) sowie physiotherapeutischen Maßnahmen sind hilfreich.

Herz und Lungen

Durch Verdickung der Herzklappen kommt es zur Entwicklung von Herzgeräuschen, meist sind diese Veränderungen jedoch bis ins Erwachsenenalter ohne hämodynamische Auswirkung. Sollten Probleme durch Herzinsuffizienz auftreten, kann eine Herzklappen-Operation notwendig werden. Einige der Patienten haben wegen einer Kardiomyopathie eine Herztransplantation erhalten. Die Steifigkeit in den Schultergelenken und eingeschränkte Brustkorbgröße können mit einer eingeschränkten Atemfunktion einhergehen.

Bauchorgane

Bei Patienten mit einem milden Krankheitsverlauf ist eine Vergrößerung von Leber und Milz nur diskret nachweisbar.

Sinnesorgane

Charakteristische Augenveränderungen sind eine erst spät auftretende Hornhauttrübung, welche unter Umständen nur mit der Spaltlampenuntersuchung nachgewiesen werden kann. Zudem findet man eine Veränderung an der Netzhaut (Retinopathie) und Weitsichtigkeit mit Astigmatismus.

Nervensystem

Eine in der Regel normale Intelligenz kennzeichnet die Patienten mit einer Mukolipidose III α/β (Abb. 7.4). In manchen Fällen wurde eine verzögerte Sprachentwicklung oder eine leichte Einschränkung kognitiver Fähigkeiten beobachtet.

Ein Karpaltunnel-Syndrom macht unter Umständen eine Operation erforderlich, Rezidive lassen sich dadurch jedoch nicht vermeiden. Es ist ungewöhnlich bereits in so frühem Alter ein solches Karpaltunnelsyndrom zu diagnostizieren, zumal es ohne typische Schmerzen sein kann.

Eine Instabilität im Atlantoaxialgelenk kann unbehandelt zur Rückenmarkskompression führen, was sich in Sensibilitätsstörungen und Schwäche in den Armen und/oder Beinen zeigt. Sollten diese Symptome auftreten, ist umgehend eine Abklärung des kraniozervikalen Übergangs zu veranlassen und gegebenenfalls eine operative Entlastung und Stabilisierung zu planen. Sollte eine Narkose durchgeführt werden, ist zuvor die anatomische Beschaffenheit der oberen Halswirbelsäule abzuklären.

Radiologische Befunde

Es finden sich die typischen Veränderungen im Sinne einer Dysostosis multiplex mit großer Ähnlichkeit zu Patienten mit einer MPS Typ IV (M. Morquio). Es gibt jedoch radiologische Merkmale im Bereich des Hüftgelenkes, die für eine ML III α/β charakteristisch sind. In den Gelenken kann eine Osteoarthritis mit Knochenläsionen nachgewiesen werden.

Laborbefunde

Typisch für eine ML ist, dass es weder auffällige Ausscheidungen der GAG, OS oder Sialinsäuren gibt. Im peripheren Blutausstrich lassen sich vereinzelt vakuolisierte Lymphozyten nachweisen, welche jedoch keineswegs so auffallend wie bei der ML II α/β sind. Der Krankheitsnachweis erfolgt über angezüchtete Hautfibroblasten oder mit molekulargenetischen Methoden.

7.2.4. Mukolipidose III gamma (ML III γ)

Die Mukolipidose III γ (OMIM #252605) wurde früher auch als ML IIIC bezeichnet, sie gilt als eine "variante Form einer ML". Im Allgemeinen ist der Verlauf ähnlich wie bei einer ML III α/β, eventuell noch „milder“.

Frühsymptome

Bei der Geburt erscheinen die Kinder gesund.

Gesicht

Die Gesichtszüge sind nur wenig vergröbert.

Neurologie

Eine psychomotorische Retardierung wird kaum beobachtet.

Sinnesorgane

Bei vereinzelten Patienten wurde eine Kurzsichtigkeit diagnostiziert.

Skelett

Innerhalb der ersten Lebensjahre entwickelt sich eine Wachstumsverzögerung mit zunehmendem Minderwuchs, mit Skelettveränderungen im Sinne einer milden Dysostosis multiplex bzw. spondyloepiphysären Dysplasie. Radiologisch finden sich Auffälligkeiten der Beckenschaufeln, Hüftgelenke und Oberschenkelköpfe, begleitet von einer X-Beinstellung. Die Rippen erscheinen teilweise verbreitert. Die Wirbelsäule zeigt eine Platyspondylie mit unregelmäßiger Begrenzung der Wirbelkörper, Skoliose und Hyperlordose. Der Rumpf erscheint dadurch verkürzt, mit kurzem Hals. Die Schulter-, Hüft- und Fingergelenke haben Kontrakturen und sind nur eingeschränkt beweglich, sie verursachen Schmerzen. Ein Karpaltunnelsyndrom kommt vor und beeinträchtigt die Feinmotorik der Hände. Die Knochen der Finger und Zehen können eine verminderte Knochendichte aufweisen. Eine häufige Fehldiagnose ist eine rheumatoide Arthritis.

Herz/Lunge

Eine Involvierung von Herz und Lunge wird seltener beobachtet. Bei ausgeprägten hämodynamisch-wirksamen Klappenveränderungen (Mitral- und Aortenklappe) kann eine Herzklappenoperation notwendig sein.

Bauchorgane

Leber und Milz sind nicht vergrößert.

Diagnostik

Keine vermehrte Ausscheidung von GAG, OS oder Sialinsäuren. Die Unterscheidung zu einer ML III α/β kann nur auf genetischer Basis erfolgen.

7.2.5. Mukolipidose IV

Die Mukolipidose IV (ML IV) oder Sialolipidose (OMIM #252650) ist eine sehr seltene lysosomale Erkrankung, die bisher nur bei wenigen Populationen beobachtet wurde.

Geburt

Kinder werden zunächst scheinbar gesund geboren.

Frühzeichen

Sie haben Schluckstörungen, Trinkschwierigkeiten, vermehrten Speichelfluss, und eine reduzierte Gesichtsmimik.

Gesicht

Es können gering vergröberte Gesichtszüge auffallen, mit einem langen Gesicht, einer verbreiterten Nasenwurzel, geschwollen erscheinenden Augenlidern, großen Ohren. Der Mund ist oft geöffnet, mit vollen Lippen, unregelmäßig geformten Zähnen. Diese Beobachtungen stützen sich nur auf einzelne der extrem selten diagnostizierten Patienten, sodass es keine spezifischen Gesichtsauffälligkeiten gibt.

Skelett

Patienten entwickeln in den ersten Lebensmonaten eine Wachstumsverzögerung, jedoch ohne Zeichen einer Dysostosis multiplex. Bei manchen Patienten besteht eine Mikrozephalie.

Neurologie

In der Kindheit beobachtet man eine zunehmende psychomotorische Retardierung. In schweren Fällen manifestiert sich dies mit einer spastischen Paraplegie (Diplegie oder Quadriplegie), Ataxie und Hypotonie. Verstärkte Sehnenreflexe und eine fehlende Sprachentwicklung sind charakteristisch. Selten lernen die Kinder zu gehen oder sitzen nur mit Unterstützung. Bei langsamem Verlauf entwickeln die Betroffen die Symptome erst im Erwachsenenalter.

In milder ausgeprägten Fällen haben Erwachsene eine reduzierte Sprachfunktion und aufgrund einer zunehmenden Myopathie (vor allem der unteren Extremitäten) Schwierigkeiten zu gehen. Dazu kommen milde motorische Defizite und psychische Symptome, wie Depression. Man beobachtet pathologische EEG-Veränderungen, jedoch nur selten Krampanfälle.

Sinnesorgane

Eine Hornhauttrübung oder Linsentrübung kann eventuell schon sehr früh beobachtet werden. Gelegentlich finden sich Veränderungen am N. opticus (Atrophie) oder Netzhautveränderungen (Retinitis pigmentosa). Eventuell besteht ein Nystagmus, eine Ptose, Esotropie. Die Augenveränderungen können im Erwachsenenalter zur Blindheit führen. Vereinzelt wurde ein Hörverlust beobachtet (sensorineural).

Bauchorgane

Eine Organomegalie wird selten beobachtet. Veränderungen an den Parietalzellen des Magens (durch Speicherung) führen zu einer chronischen Gastritis und Atrophie. Diarrhoen können gehäuft auftreten. Bei Erwachsenen kann es zu Nierenfunktionsstörungen kommen (fokale segmentale Glomerulosklerose).

Bildgebende Verfahren (Hirn-MRI)

Typisch sind ein atrophes Corpus callosum und eine Kleinhirnatrophie, Veränderungen der weißen Substanz und Ferritinablagerungen im Bereich der Stammganglien. In schweren Fällen können Änderungen am Gehirn bereits intrauterin oder bei Neugeborenen erkannt werden.

Laborbefunde

Typisch für eine Mukolipidose IV sind eine Erniedrigung des Eisens im Blut (mit Eisenmangelanämie) und eine Achlorhydrie. Das Gastrin im Blut kann erhöht sein, ebenso wie die Kreatinkinase (CK).

Literatur

Boudewyn LC, Walkley SU (2019) Current concepts in the neuropathogenesis of mucolipidosis type IV. J Neurochem 148(5): 669-689.

David-Vizcarra G, Briody J, Ault J et al. (2010) The natural history and osteodystrophy of mucolipidosis types II and III. J Paediatr Child Health 46(6):316-22.

Dogterom EJ, Wagenmakers MAEM, Wilke M et al. (2021) Mucolipiosis type II and type III: a systematic review of 843 published cases. Genet Med 23(11):2047-2056.

Jezela-Stanek A, Ciara E, Stepien KM (2020) Neuropathophysiology, genetic profile, and clinical manifestation of mucolipidosis IV-A Review and Case Series. Int J Mol Sci. 21(12):4564 (1-19).

Khan SA, Tomatsu SC (2020) Mucolipidoses overview: past, present, and future. Int J MolSci 21(18): 6812 (1-20).

MiskoA, Wood L, Kiselyov K, Slaugenhaupt S, Grishschuk Y (2021) Progress in elucidating pathophysiology of mucolipidosis IV. Neurosci Lett 755:135944 (1-14).

Oussoren E, Van Eerd D, Murphy E et al. (2018) MucolipidosisTyp III, a series of adult patients. J Inherit Metab Dis 41(5):839-848.

Raas-Rothschild A, Spiegel R (updated 2019 Nov 21). Mucolipidosis III Gamma. In: Adam MP, Mirzaa GM, Pagon RA et al., editors. GeneReviews® - NCBI Bookshelf, in der jeweils aktuellen Fassung. PMID: 20301784.

Scott-Warren VL, Walker R (2021) Perioperative management of patients with Mucolipidosis II and III: Lessons from a case series. Paediatr Anaesth 31(3):260-267.

Unger S, Paul DA, Nino MC et al. (2005) Mucolipidosis II presenting as severe neonatal hyperparathyroidism. Eur J Pediatr 164(4):236-43.

Zerem A, Ben-Sira L, Vigdorovich N et al. (2021) White matter abnormalities and iron deposition in prenatal mucolipidosis IV- fetal imaging and pathology. Metab Brain Dis 36(7):2155-2167.

8. Therapie

Eine vollständige Heilung lysosomaler Speicherkrankheiten ist trotz bereits verfügbarer Enzymersatztherapien und anderer Therapieansätze wie beispielsweise Stammzelltransplantation bisher nicht möglich. Symptomatische Therapien spielen daher eine große Rolle. Eine optimale Therapie besteht immer – soweit vorhanden – aus einer kausalen Therapie (Enzymersatztherapie oder Stammzelltransplantation etc.) in Kombination mit regelmäßigen Verlaufskontrollen und entsprechender symptomatischer Therapie. Wichtig ist, die lebenslimitierenden und die Lebensqualität einschränkenden Krankheitskomplikationen so früh wie möglich zu erkennen und zu behandeln bzw. diesen möglichst vorzubeugen. Da innerhalb der verschiedenen Formen der Mukopolysaccharidosen eine beträchtliche Variabilität hinsichtlich der Ausprägung und des zeitlichen Auftretens einzelner Symptome und auch des Verlaufes mit unterschiedlichen Schweregraden der Erkrankung besteht, ist es schwierig, generelle Empfehlungen zu geben. Es gibt aber für einige MPS-Formen bereits Richtlinien, die angeben zu welchem Zeitpunkt welche Organsysteme untersucht werden sollen und es werden therapeutische Empfehlungen gegeben. Letztlich muss sich die Behandlung des einzelnen Patienten jedoch an den individuellen Symptomen des Patienten orientieren, zudem sollte sie multidisziplinär erfolgen und von Stoffwechselerfahrenen Spezialisten koordiniert werden.

8.1. Symptomatische Behandlung

8.1.1. Bewegungsapparat

Glykosaminoglykane/Mukopolysaccharide sind Bestandteile des Bindegewebes des Körpers. Bei Mukopolysaccharidosen lagern sich diese bevorzugt in Knorpel, Bändern, Sehnen und Gelenken ab. Dies führt zu Knochen- und Gelenkveränderungen. Die Mukopolysaccharidosen gehören deshalb nicht nur zu den Stoffwechselerkrankungen, sondern auch zu den Skeletterkrankungen.

Bezüglich operativer Maßnahmen (☞ auch orthopädische Behandlungen) ist – insbesondere wegen des möglicherweise erhöhten Anästhesierisikos – prinzipiell eine Nutzen-Risiko-Abwägung zu treffen. Einige Operationen sind bei Patienten mit Mukopolysaccharidosen nicht indiziert. Eine Verbesserung der Wachstumsstörung ist beispielsweise operativ nicht zu erreichen. Sehnen- und Bandverlängerungen bei MPS I, II und VI, sowie bandverkürzende Operationen bei MPS IVA haben sich als unwirksam erwiesen. Manchmal kann aber eine operative Korrektur der Hüftdysplasie oder der X-Beine notwendig sein. Konservative orthopädische Maßnahmen wie Korsettversorgungen, Orthesen, Einlagen und spezielle Schuhe sind bei vielen Patienten durchaus sinnvoll. Ein besonderer Stellenwert kommt jedoch der Krankengymnastik zu.

Krankengymnastik

Physikalische Maßnahmen sind essenziell zur Verbesserung von Krankheitskomplikationen des Bewegungsapparates, dienen der Beweglichkeits- und Gleichgewichtserhaltung und sind zur Stärkung der Rücken- und Bauchmuskulatur indiziert. So ist, insbesondere bei Morbus Morquio, die Stabilität der Wirbelsäule nicht nur durch die Deformierung der knöchernen Strukturen, sondern auch durch die Schwäche des Bandapparates beeinträchtigt.

Durch Physiotherapie kann, wenn auch nur in begrenztem Umfang, der Versteifung großer und kleiner Gelenke (z.B. der Finger) vorgebeugt werden. Die Kontrakturen der Finger stellen eine schwerwiegende Behinderung dar.

Es werden intensive Dehnungen aller Gelenke empfohlen. Hier ist insbesondere auch auf die Dehnung der Hüftgelenksbeugemuskulatur zu achten. Zum Muskelaufbau bieten sich isometrische Muskelübungen an. Für betroffene Kinder werden entweder eine Therapie nach Vojta oder Krankengymnastik nach Bobath empfohlen. Auch ergotherapeutische Ansätze zur Verbesserung der Feinmotorik können hilfreich sein oder Reittherapien zur Schulung des Gleichgewichtes. Osteopathische und chiropraktische Behandlungen sollten nur nach Rücksprache mit dem behandelnden Stoffwechselarzt erfolgen, um zuvor eine eventuelle Instabilität der Halswirbelsäule abzuklären, können aber gute Effekte erzielen. Patienten profitieren von regelmäßigen Rehabilitationsaufenthalten mit intensiver Physiotherapie.

Orthopädische Behandlung

Bei jedem orthopädischen Eingriff ist zu beachten, dass die Veränderung/Operation an einem Gelenk oder Knochen eine Auswirkung auf die umliegenden Gelenke beziehungsweise die Statik des Körpers hat. Vor Erstellung eines individuellen Therapieplanes müssen folgende Fragen beantwortet werden:

- Was ist die Ursache des orthopädischen Problems?
- Was kann durch orthopädische/chirurgische Maßnahmen verbessert werden?
- Wann muss eine Behandlung einsetzen?
- Stehen Anästhesierisiko und Nutzen der Operation im Einklang

Die orthopädische Behandlung umfasst sowohl konservative als auch chirurgische Maßnahmen. Diese haben das Ziel, Deformierungen und Fehlstellungen von Knochen und Gelenken möglichst vorzubeugen, aber auch bereits manifeste Veränderungen zu korrigieren.

Die knöchernen Deformierungen der Wirbelkörper an sich lassen sich nicht korrigieren, allenfalls die daraus resultierende Skoliose und/oder Kyphose. Die meisten Kyphoskoliosen befinden sich im thorako-lumbalen Übergang, dem Bereich des Überganges von Brust- zu Lendenwirbelsäule. Zur Diagnostik einer solchen Wirbelsäulenverkrümmung zählen: eine Röntgenuntersuchung der gesamten Wirbelsäule in 2 Ebenen sowie eine Kernspintomographie (MRT) der gesamten Wirbelsäule, um Rückenmarkskompressionen auszuschließen. Mittels einer dreidimensionalen Computertomographie (3D-CT) können auch Drehungen der Wirbelkörper (Rotationen) erkannt werden. Da das Fortschreiten der knöchernen Wirbelsäulenveränderung von vielen Faktoren abhängig ist und demnach von Patient zu Patient sehr unterschiedlich ist, sollte neben regelmäßigen Verlaufskontrollen auch eine konservative Behandlung mit einem individuell gefertigten Korsett zur Stabilisierung der Deformierung überdacht werden. Die Indikation für eine Korsettbehandlung oder einer operativen Stabilisierung der betroffenen Wirbelkörper sollte einem MPS-erfahrenen Orthopäden oder Wirbelsäulenchirurgen überlassen bleiben. Bei nachgewiesener Progredienz einer (Kypho-)Skoliose oder Einengungen des Rückenmarkes ist eine operative Stabilisierung des entsprechenden Wirbelsäulenabschnittes meist unausweichlich.

Viele Kinder mit MPS leiden bereits an einer schweren Deformierung des Hüftgelenkes, einer sogenannten Hüftdysplasie. Diese kann zu starken Schmerzen und Schwierigkeiten beim Laufen führen. Hier kann eine Umstellungsoperation des Hüftgelenkes indiziert ist. Diese ist allerdings ein großer Eingriff und muss auch im Zusammenhang mit der Beschaffenheit der anderen Gelenke gesehen werden. Bei MPS-Patienten treten oft im 2. oder 3. Lebensjahrzehnt starke Beschwerden durch die ausgeprägten degenerativen Veränderungen im Hüftgelenk (Hüftgelenksarthrose) auf. In diesen Fällen ist eine Umstellungsoperation oder die Implantation eines künstlichen Hüftgelenksersatzes zu erwägen.

Um Kontrakturen an den unteren Extremitäten vorzubeugen, sind Orthesen oder Nachtlagerungsschienen zu empfehlen. Bei Morbus Morquio auch zur Stabilisierung der Knie- und Fußgelenke. Eine Korrektur von X-Beinen kann mittels einer sogenannten Hemiepiphysiodese erreicht werden. Hierbei wird eine Seite der Wachstumsfuge durch eine kleine Metallplatte in ihrem Wachstum blockiert, die andere bleibt offen, so dass das Bein „aus dem X herauswächst". Dies kann ergänzend auch in den Sprunggelenken durchgeführt werden. Die Operation sollte jedoch noch während des Wachstums erfolgen. Andernfalls sind auch Umstellungsoperationen möglich, die aber deutlich aufwendiger sind.

Grundsätzlich sollte das orthopädische Management immer auf den individuellen Krankheitsverlauf des einzelnen Patienten abgestimmt werden; hierzu ist die Beurteilung durch einen MPS erfahrenen Orthopäden unerlässlich.

Finger- oder Handschienen zur Kontrakturbehandlung haben sich nicht bewährt. Hier sind physiotherapeutische Maßnahmen notwendig. Eine weitere orthopädische Krankheitskomplikation ist der schnellende Finger. Dieser kann durch eine Ringbandspaltung operativ behoben werden.

Durch den Einsatz frühzeitiger konservativ-orthopädischer Maßnahmen wie Einlagenversorgung, Fuß- oder Beinorthesen, Korsetts usw. können Langzeitschäden hinausgezögert werden.

8.1.2. Neurologische Probleme

Zu den neurologischen Begleiterscheinungen bei Mukopolysaccharidosen gehören Nervenschädigungen (wie ein Karpaltunnelsyndrom oder eine Einengung des Sehnervs), Einengungen des Rückenmarkes auf unterschiedlichen Höhen der Wirbelsäule und ein Hydrocephalus. Manche Patienten entwickeln eine Epilepsie. Bei den Formen MPS I, II und VII sind Entwicklungsverzögerungen, ein Verlust bereits erlernter Fähigkeiten und Verhaltensauffälligkeiten möglich, bei MPS III immer vorhanden.

8.1.2.1. Zentrale und lokale Nervenschädigung

Einengung des Rückenmarks im Kopf-Hals-Übergang (craniocervicale Stenose)

Bei Patienten mit MPSI I, IV, VI und VII kann es durch Einlagerung von Glykosaminoglykanen in das das Rückenmark umgebende Bindegewebe zu Einengungen des Rückenmarkes kommen. Dies führt zu neurologischen Ausfallserscheinungen wie Parästhesien in den Beinen, Schwäche der Beine und letztlich sogar zu Lähmungen. Regelmäßige Kontrollen sind deshalb notwendig. Hierzu zählen eine neurologische Untersuchung, eine elektrophysiologische Untersuchung (somatosensorisch evozierte Potentiale, SSEP) sowie eine bildgebende Diagnostik mittels Kernspintomographie (☞ Abb. 5.16). Zudem muss – insbesondere bei MPS IV – eine Instabilität im Bereich der ersten beiden Halswirbelkörper, eine sogenannte atlanto-axiale Instabilität, ausgeschlossen werden. Bei dieser Instabilität können sich die beiden Halswirbelkörper gegeneinander verschieben und somit das Rückenmark einengen. Das kann zu einer plötzlichen Querschnittslähmung führen, insbesondere bei ruckartigen Kopfbewegungen im Auto, bei einem Sturz, Trampolinspringen oder Purzelbaumschlagen. Zunächst kann dieser Bereich durch eine Zervikalstütze (feste Halskrause) geschützt werden, es sollte allerdings eine neurochirurgische Vorstellung erfolgen und eine operative Stabilisierung in Betracht gezogen werden. Bei jeglicher symptomatischer Rückenmarkseinengung ist eine Entlastungsoperation (Dekompression) notwendig. Dies gilt auch für die thorakolumbalen Stenosen (☞ orthopädische Behandlung).

Einengung des Sehnervs

In seltenen Fällen kommt es bei Patienten mit MPS I oder MPS VI zur Ablagerung von Glykosaminoglykanen in der bindegewebigen Nervenscheide und somit zur Einengung des Sehnervs (Nervus opticus), was zu Blindheit führen kann. Diese Einengung ist in einer Kernspintomographie sichtbar, der Nerv kann operativ entlastet werden.

Karpaltunnel-Syndrom

Das Vorkommen eines Karpaltunnel-Syndroms ist im Kindesalter selten, kommt aber gehäuft bei Kindern mit MPS I, II und VI vor. Da typische Symptome wie Kribbelparästhesien, Schmerzen und Gefühlsstörungen in den ersten drei Fingern fehlen, wird es oft erst zu spät erkannt. Hierfür sind regelmäßige Messungen der Nervenleitgeschwindigkeit des betroffenen Nerven, des Nervus medianus, notwendig, bevor ein irreversibler Nervenschaden auftritt. Die Therapie ist immer operativ. Der Nervus medianus, der durch Glykosaminoglykanablagerungen in dem ihn umgebenden Bindegewebe eingeengt wird, muss entlastet werden. Bei Beschwerden können bis zur Operation entlastende Schienen zur Nacht Linderung bringen. Seltener tritt eine Einengung des Nervus ulnaris auf, der für die Versorgung des Ring- und Zeigefingers zuständig ist.

8.1.2.2. Entwicklungsverzögerung, Verlust geistiger Fähigkeiten, Verhaltensauffälligkeiten und epileptische Anfälle

Die Speicherung des Glykosaminoglykans Heparansulfat in den Nervenzellen (Neuronen) führt zu schweren Störungen des Nervensystems, die insbesondere bei Patienten mit M. Hurler, M. Hunter, und M. Sly auftreten und mit einem Verlust kognitiver Fähigkeiten und/oder Verhaltensauffälligkeiten einhergehen. Abhängig vom MPS Typ und dem Schweregrad der Erkrankung kommt es im Kindes- bzw. Vorschulalter zunächst zu einer Entwicklungsverzögerung, an die sich ein schubweiser Verlust bereits erlernter Fähigkeiten anschließt. Hier handelt es sich um Gangstörungen, Verlust an fein- und grobmotorischen Fähigkeiten, Rückkehr der Inkontinenz, Verlust an Sprache usw. Bei Patienten mit MPS I (Hurler) ist die einzige Therapie, die diesen fortschreitenden Verlust an kognitiven Fähigkeiten aufhalten kann, eine frühzeitige Stammzell- oder Knochenmarktransplantation. Diese ist allerdings nur erfolgsversprechend, wenn sie vor dem Alter von zwei bis zweieinhalb Jahren durchgeführt wird. Bei anderen MPS-Formen sind die Erfolgschancen deutlich geringer. Zur weiteren Therapie stehen lediglich symptomatische Ansätze zur Verfügung. Regelmäßige Entwicklungskontrollen helfen, den individuellen und aktuellen Förderbedarf des Kindes festzulegen, um es nicht zu über- oder unterfordern.

Die Verhaltensauffälligkeiten und Schlafstörungen, die bei neurologisch betroffenen MPS-Patienten beobachtet werden, bedeuten für die Familien eine große Herausforderung. Typische Symptome sind beispielsweise Hyperaktivität, Aggressivität, Sturheit oder die Unfähigkeit, Gefahren einzuschätzen.

Wichtig ist, dass der Wohnraum auf die entsprechenden Bedürfnisse des Kindes ausgerichtet ist und dass das Kind sich nicht verletzen kann (☞ Abb. 8.1). Trotz des autistisch wirkenden Verhaltens sind Kinder mit MPS sehr kommunikativ und lieben Sozialkontakte. Medikamente gegen Hyperaktivität haben sich nicht als wirksam erwiesen, können aber bei einem kombinierten Krankheitsbild (MPS und ADHS) helfen. Medikamente, die die Unruhe etwas eindämmen, können ebenfalls sinnvoll sein.

Auch essen viele MPS-Kinder im Allgemeinen gerne und viel, ein Sättigungsgefühl haben sie meist nicht. Zudem verschlucken sie sich oft, was zu sogenannten Aspirationspneumonien führen kann. Dies bedeutet, dass Nahrungs- oder Flüssigkeitsanteile in die Luftröhre gelangen und Lungenentzündungen auslösen kann. Dies passiert vor allem auch beim Trinken. Hier kann die Flüssigkeit angedickt werden. Zudem hilft eine Schlucktherapie. Im fortgeschrittenen Krankheitsverlauf kann es notwendig sein, den Patienten über eine Sonde, PEG oder Gastrotube künstlich zu ernähren, um einen ausreichenden Ernährungszustand zu gewährleisten (☞ Abb. 8.2).

Die Schlafstörungen umfassen Ein- und Durchschlafstörungen, diese können in der Regel gut mit Melatonin behandelt werden. Hinzu kommen schlafhygienische Maßnahmen wie ein regelmäßiger Schlafrhythmus, gewohnte Umgebung, Einschlafrituale usw.

Kinder mit neurologischer Verlaufsform einer MPS benötigen viel Routine, da sie in einem unruhigen Umfeld schnell reizüberflutet sind. Hilfreich sind auch Snoezle-Räume und beruhigende Musik.

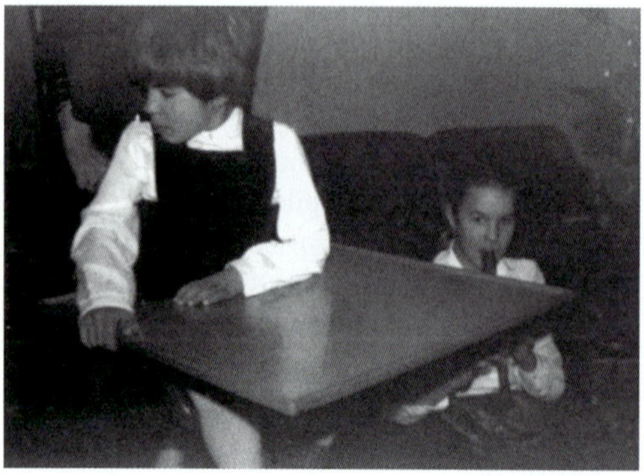

Abb. 8.1: Fixierung einer Patientin mit M. Sanfilippo an einem Schalensitz mit fester Unterlage.

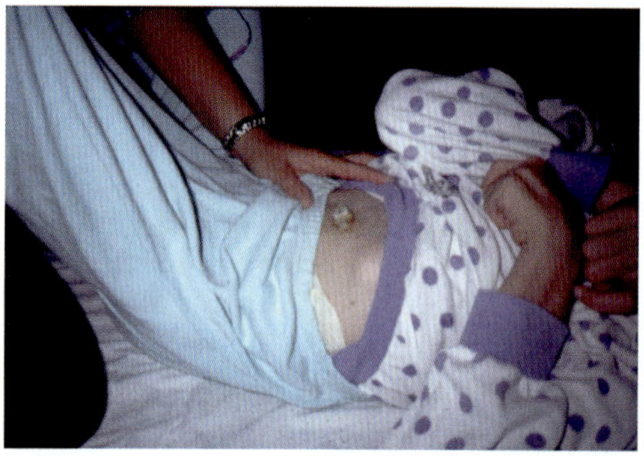

Abb. 8.2: Kind mit M. Sanfilippo: Direkte Magensonde.

Pathologische EEG-Veränderungen sind typisch bei neurologischen MPS-Formen und bedürfen keiner therapeutischen Maßnahmen. Lediglich ein Auftreten von epileptischen Anfällen erfordert ein therapeutisches Eingreifen. Bei der Wahl des Medikamentes sind die allgemeinen Richtlinien der Epilepsie-Therapie zu berücksichtigen. Die Unterscheidung zwischen fokalen epileptischen Anfällen und Stereotypien ist bei MPS III nicht immer einfach, zur Differenzierung eignen sich Langzeit-EEG-Untersuchungen.

8.1.2.3. Hydrozephalus

Die Diagnose eines Hydrozephalus (Wasserkopf) ist bei neurologischen Formen der MPS nicht einfach. Zum einen führt der Untergang von Nervengewebe zu einer Verkleinerung des Gehirns und somit zu einer Erweiterung der inneren und äußeren Nervenwasserräume, zum anderen kann aus der Verdickung der Hirnhäute eine Störung der Nervenwasserzirkulation (Liquorzirkulation) resultieren mit einer möglichen Hirndruckerhöhung. Normalerweise äußert sich ein Hirndruck durch Übelkeit, Erbrechen und massiven Kopfschmerzen, an der Netzhaut des Auges kann man eine sogenannte Stauungspapille sehen. Bei MPS entwickelt sich der Hirndruck allerdings deutlich langsamer und die Beschwerden bleiben nahezu aus. Zusätzlich ist der Hirndruck meist schwankend, so dass auch die Symptome nur zeitweise auftreten. Hinzu kommt, dass die Patienten aufgrund ihrer mentalen Beteiligung ihre Beschwerden nicht äußern können. In der Kernspinuntersuchung ist eine mögliche Hirndruckerhöhung schwer zu erkennen. Bei zunehmenden Kopfschmerzen oder Verhaltensänderungen kann eine Hirndruckmessung über 24 Stunden notwendig sein. Hierbei wird auf einer Intensivstation der Druck in den Hirnkammern direkt mit einer Sonde gemessen. Wenn sich eine Druckerhöhung bestätigt, ist eine Entlastung durch einen ventrikuloperitonealen Shunt (Ableitung des Nervenwassers aus den Hirnkammern in den Bauchraum) indiziert.

8.1.3. Sinnesorgane

Hören und Sehen sind für die Entwicklung eines Kindes essenziell. Da MPS-Patienten häufig an einem Seh- und Hörverlust leiden, sind regelmäßige Kontrollen – insbesondere bei Kindern mit MPS – unabdingbar.

Auge

Ein schlechtes Sehvermögen ist bei vielen MPS-Patienten zu beobachten, meist liegt eine Weitsichtigkeit vor und eine Brillenversorgung ist nötig. Hinzu können eine Augeninnendruckerhöhung (Glaukom), eine Netzhautdegeneration oder eine Einengung des Sehnervs auftreten. Im Laufe des Lebens können – bei MPS I, II und VI – auch Gesichtsfeldeinschränkungen auftreten. Regelmäßige Augenuntersuchungen sind deshalb sehr wichtig.

Eine weitere Augenkomplikation ist die Hornhauttrübung. Durch fortscheitende Einlagerung von Glykosaminoglykanen in die Hornhaut des Auges kann es bei Patienten mit einer Mukopolysaccharidose Typ I, VI und VII zu einer Beeinträchtigung der Sehfähigkeit kommen. Durch eine Hornhauttransplantation lässt sich die Sehkraft wieder verbessern.

Eine Hornhauttransplantation setzt eine eingehende Untersuchung voraus: Durch Augendruckmessung, Fundoskopie und Elektroretinogramm (soweit möglich) muss geklärt werden, in welchem Maße das Auge durch andere Veränderungen bereits geschädigt ist.

Ohr

Die Einlagerung von Glykosaminoglykanen führt zu Polypen mit hochgradiger Einengung der Ohrtrompete. Dadurch hervorgerufene häufig wiederkehrende Mittelohrentzündungen führen dann zu Hörstörungen im Sinne einer Schallleitungsschwerhörigkeit (Mittelohrschwerhörigkeit). Daneben liegt jedoch häufig auch eine Innenohrschwerhörigkeit vor. Eine Entfernung der Polypen und das gleichzeitige Einsetzen von Paukenröhrchen werden empfohlen, um den häufigen Mittelohrentzündungen vorzubeugen. Auch der Einsatz von Hörgeräten kann notwendig sein. Bei Kindern mit einer Hörstörung kommt es oft zu einer Sprachentwicklungsverzögerung. Es ist daher besonders wichtig, auf ein gutes Hörvermögen zu achten. Ein eingeschränktes Hörvermögen tritt oft sehr frühzeitig bei Kindern mit MPS II auf.

8.1.4. Atemwege und Lungen

Die Atemwege sind bei Patienten mit einer Mukopolysaccharidose durch Einlagerung von Mukopolysacchariden in die Zunge, die Schleimhäute der Atemwege, der Luftröhre und der Bronchien verengt. Sie führen zu sogenannten obstruktiven Lungenfunktionsstörungen. Auch die chronische Rhinitis bei Hurler-Patienten ist auf die Schleimhautverdickung zurückzuführen. Polypen (Adenoide) begünstigen Infekte der oberen Luftwege, der Lunge und des Mittelohres sowie eine Mittelohrschwerhörigkeit (☞ Ohr).

Besonders bei Patienten mit MPS I, II und VI können nächtliche Atemaussetzer (Apnoen) auftreten. Diese führen zu einer verminderten Sauerstoffversorgung des Gehirns und zu einem gestörten Schlafzyklus. Man unterscheidet obstruktive und zentrale Apnoen. Ursächlich für die obstruktiven Apnoen ist eine Verengung der Luftwege durch Mukopolysaccharid-Einlagerungen.

Eine Einengung des Rückenmarkes/Hirnstammes im Bereich des Kopf-Hals-Überganges kann die zentrale Atemregulation beeinträchtigen und sogenannte zentrale Apnoen auslösen. Zum anderen kann ein Hochdruck im kleinen Kreislauf (pulmonale Hypertonie) entstehen, der sich ungünstig auf die Funktion der Lungen und des Herzens auswirkt. Apnoen können durch eine Schlaflaboruntersuchung erkannt und gegebenenfalls mit einer nächtlichen Sauerstoffversorgung oder einer nächtlichen Maskenbeatmung behandelt werden.

Auch durch die Deformierung des im Verhältnis zu kleinen Brustkorbs und die horizontal gestellten Rippen sind die Atembewegungen eingeschränkt (restriktive Lungenfunktionsstörungen), wodurch die Lungen nur unzureichend belüftet werden. Dies begünstigt die Besiedlung mit pathogenen Keimen und damit das Auftreten von Lungenentzündungen. Um die Belüftung der Lungen zu verbessern, ist eine frühzeitige Atemtherapie/Atemgymnastik zu empfehlen. Generell empfiehlt sich bei bronchialen Infekten ein eher rascher Einsatz von Antibiotika. Auch sollten Impfungen gegen Pneumokokken und Grippe durchgeführt werden, ebenso eine Immunisierung gegen Covid-19. Inhalationen mit hochprozentigem Kochsalz oder auch bronchienerweiternden Medikamenten sind hilfreich und unterstützen den Heilungsprozess.

Durch Lungenfunktionstest können obstruktive und restriktive Lungenfunktionsstörungen erkannt werden.

8.1.5. Kardiovaskuläres System

Die Lebenserwartung von Patienten mit einer MukopolysaccharidoseTyp I, II, VI und VII kann durch die Herzbeteiligung beeinträchtigt sein. Mit einer Echokardiographie lassen sich Verdickungen der Herzwände, der Herzzwischenwand (Septum) und der Herzklappen nachweisen, mittels EKG eventuelle Herzrhythmusstörungen.

Am häufigsten treten Verdickungen der Herzklappen auf, die zu einem eingeschränkten Herzklappenschluss führen. Insbesondere bei erwachsenen MPS-Patienten kann die Implantation einer künstlichen Herzklappe notwendig sein.

Liegt eine Herzbeteiligung vor, sollte bei allen Infekten und vor invasiven Eingriffen ein Antibiotikum entsprechend den aktuellen Empfehlungen zur Endokarditis-Prophylaxe eingesetzt werden. Eine Kardiomyopathie ist durch die Infiltration mit Mukopolysacchariden bedingt und kann noch im späteren Erwachsenenalter zu Komplikationen führen. Eine Herzinsuffizienz kann den Einsatz von Medikamenten zur Entlastung des Herzens erforderlich machen. Regelmäßige kardiologische Kontrollen mit Echokardiographie und EKG sind notwendig.

8.1.6. Anästhesieprobleme

Eine Narkose bei Patienten mit einer Mukopolysaccharidose erfordert eine große Erfahrung des Narkosearztes und sollte deshalb nur in speziell darauf ausgerichteten Kliniken durchgeführt werden. So ist eine Intubation durch die große Zunge und die engen Atemwege erschwert. Mit einem speziellen Bronchoskop, einer Fiberglas-Optik, kann der Patienten im Wachzustand intubiert werden ohne zuvor muskelentspannende Medikamente zu bekommen.

Man sollte den Patienten nach dem Eingriff so rasch wie möglich – möglichst noch im Operationssaal – extubieren. Eine lange Intubationszeit kann zu einer Schwellung der bereits verengten Atemwege führen. Eine Kortisongabe vor dem Eingriff kann eine Schleimhautschwellung reduzieren. Auch kann es bei der Extubation zu einem Kollaps der Luftröhre kommen. Bei bekannten Atemwegsverengungen sollte ein HNO-Arzt informiert sein, um notfalls eine Tracheostomie durchzuführen. Es sollte immer ein Intensivbett für eventuelle Komplikationen bereitstehen. Vor einem Eingriff sollten eine Spiegelung der Atemwege, eine Herz- und Lungenuntersuchung sowie ggf. eine CT der Atemwege durchgeführt werden. Besonders bei verkürztem Brustkorb durch die flachen Wirbelkörper (Platyspondylie) kann es zur S-förmigen Verdrehung und Knickung der normal lang gewachsenen Luftröhre kommen, was bildgebende Untersuchungen vorher aufzeigen können.

Eine weitere Komplikation – insbesondere bei Patienten mit Morbus Morquio – stellt die Instabilität der ersten beiden Halswirbel dar. Wird der Kopf überstreckt, können sich die beiden ersten Halswirbel gegeneinander verschieben und engen das Rückenmark ein, was zu einer Querschnittslähmung führen kann. Es sollte daher vor jeder geplanten Narkose eine diagnostische Abklärung der Halswirbelsäule erfolgen.

Eine Herzinsuffizienz oder Herzklappeninsuffizienz sollte vor einem operativen Eingriff abgeklärt werden (s. oben). Ebenso ist es wichtig die Funktion der Lunge zu überprüfen. Es wird empfohlen, sich einen Anästhesieausweis für MPS-Patienten ausstellen zu lassen, in dem die wichtigsten MPS-Komplikationen und die Narkosemerkmale des Patienten erfasst werden (☞ auch Kap. 9.).

Literatur

Ademhan Tural D, Emiralioglu N, Dogru D, Ozsezen B, Ipek OF, Sunman B, Nayir Buyuksahin H, Guzelkas I, Ciki K, Kilic K, Vardar Yagli N, Yalcin E, Kiper N, Sivri S, Ozcelik U. Evaluation of sleep-disordered breathing and its relationship with respiratory parameters in children with mucopolysaccharidosis Type IVA and VI. Am J Med Genet A. 2021 Aug;185(8):2306-2314.

Akyol MU, Alden TD, Amartino H et al. MPS Consensus Programme Steering Committee; MPS Consensus Programme Co-Chairs. Recommendations for the management of MPS VI: systematic evidence- and consensus-based guidance. Orphanet J Rare Dis 2019;14(1): 118.

Akyol MU, Alden TD, Amartino H, et al. Recommendations for the management of MPS IVA: systematic evidence- and consensus-based guidance. Orphanet J Rare Dis 2019;14(1):137.

Bianchi PM, Gaini R, Vitale S. ENT and mucopolysaccharidoses. Ital J Pediatr 2018;44(Suppl 2):127.

Clarke LA. Mucopolysaccharidosis Type I. 2002 Oct 31 [updated 2021 Feb 25]. In: Adam MP, Feldman J, Mirzaa GM, Pagon RA, Wallace SE, Bean LJH, Gripp KW, Amemiya A, editors. GeneReviews® [Internet]. Seattle (WA): University of Washington, Seattle; 1993–2023. PMID: 20301341

D'Avanzo F, Rigon L, Zanetti A, Tomanin R. Mucopolysaccharidosis Type II: One Hundred Years of Research, Diagnosis, and Treatment. Int J Mol Sci 2020;21(4): 1258.

Eisengart JV, Rudser KD, Xue Y, et al. Long-term outcomes of systemic therapies for Hurler syndrome: an international multicenter comparison, Genet Med 2018; 20(11):1423-1429.

Escolar ML, Jones SA, Shapiro EG, et al. Practical management of behavioral problems in mucopolysaccharidoses disorders, Mol Genet Metab 2017;122:35-40.

Hampe CS, Wesley J, Lund TC et al. Mucopolysaccharidosis Type I: Current Treatments, Limitations, and Prospects for Improvement. Biomolecules 2021;11(2):189.

Kuiper, GA, Langereis EJ, Breyer S, et al. Treatment of thoracolumbar kyphosis in patients with mucopolysaccharidosis type I. Results of an International Consensus Procedure, Orphanet J Rare Dis 2019;14:17.

Pal AR, Langereis EJ, Saif MA, et al. Sleep disordered breathing in mucopolysaccharidosis I: a multivariate analysis of patient, therapeutic and metabolic correlators modifying long term clinical outcome. Orphanet J Rare Dis 2015;10:42.

Patel P, Antoniou G, Clark D, Ketteridge D, Williams N. Screening for Carpal Tunnel Syndrome in Patients With Mucopolysaccharidosis. J Child Neurol 2020;35(6):410-417.

Scarpa M. Mucopolysaccharidosis Type II. 2007 Nov 6 [updated 2018 Oct 4]. In: Adam MP, Feldman J, Mirzaa GM, Pagon RA, Wallace SE, Bean LJH, Gripp KW, Amemiya A, editors. GeneReviews® [Internet]. Seattle (WA): University of Washington, Seattle; 1993–2023. PMID: 20301451

Solanki GA, Martin KW, Theroux MC, et al. Spinal involvement in mucopolysaccharidosis IVA (Morquio-Brailsford or Morquio A syndrome): presentation, diagnosis and management, J Inherit Metab Dis 2013;36: 339-355.

Terai H, Nakamura H. Surgical Management of Spinal Disorders in People with Mucopolysaccharidoses. Int J Mol Sci 2020;21(3):1171.

Tomatsu S, Pitz S, Hampel U. Ophthalmological Findings in Mucopolysaccharidoses. J Clin Med 2019;8(9): 1467.

Tomatsu S, Alméciga-Díaz CJ, Montaño AM, et al. Therapies for the bone in mucopolysaccharidoses. Mol Genet Metab 2015;114(2):94-109.

Valayannopoulos V, Nicely H, Harmatz P, Turbeville S: Mucopolysaccharidosis VI, Orphanet J Rare Dis 2010;5: 5.

8.2. Kausale Therapien

Als kausale Therapien für Mukopolysaccharidosen stehen aktuell die Transplantation von hämatopoetischen Stammzellen (HSCT) und Enzymersatztherapien (EET, auch enzyme replacement therapy, ERT) zur Verfügung. Als Goldstandard gilt die HSCT bei Patienten mit dem schweren Phänotyp von MPS I – Hurler (MPS I-H), wenn die Therapie im Alter von bis zu 2,5 Jahren durchgeführt werden kann (De Ru et al, 2011). Bei älteren MPS I-Patienten und anderen MPS-Formen ist die HSCT nicht generell empfohlen. Enzymersatztherapien sind zum Zeitpunkt der Veröffentlichung des Buches für MPS I, II, IV, VI und VII zugelassen. Diese EET-Präparate sind für die systemische Anwendung in Form von periphervenösen Infusionen zugelassen und wirken kaum bis gar nicht auf MPS-Symptome im Gehirn und dem Skelett. Daraus ergibt sich, dass weitere Therapien dringend benötigt werden. Im Folgenden werden zunächst die zugelassenen Therapien (HSCT und EET) und dann einige innovative Therapieansätze beschrieben.

8.2.1. Hämatopoetische Stammzelltransplantation (HSCT)

Die HSCT wird für Patienten mit MPS I-H bis zu einem Alter von 2,5 Jahren empfohlen (De Ru et al., 2011) und ist aktuell die einzige zugelassene Therapie mit nachgewiesener Wirksamkeit auf neurokognitive MPS-Symptome.

Erstmals wurde 1981 im Westminster Hospital in London ein Patient mit Morbus Hurler mit elterlichen Zellen transplantiert. Seither wurden auch Patienten mit Mukopolysaccharidosen Typ II, III, IV, VI und VII transplantiert, jedoch ist die Wirksamkeit bei diesen weniger überzeugend als bei MPS I-H-Patient*innen.

Das Prinzip der Transplantation von hämatopoetischen Stammzellen besteht darin, blutbildende Vorläuferzellen des Patienten durch Zellen eines gesunden Spenders zu ersetzen. Die Stammzellen zirkulieren durch den Körper, überwinden dabei auch die Blut-Hirn-Schranke und differenzieren im Gewebe zu Makrophagen und Mikrogliazellen, welche das in Patientenzellen fehlende Enzym (z.B. Iduronidase A) produzieren. Das Enzym kann von lokalen Zellen aufgenommen bzw. über die Blutzirkulation im Körper verteilt werden. Man hofft, dass die fremden Zellen in der Lage sind, ausreichend Enzym herzustellen, um den bestehenden Enzymmangel teilweise oder vollständig zu korrigieren und somit den Krankheitsverlauf aufzuhalten oder rückgängig zu machen.

Konkret wurden folgende Therapieeffekte nachgewiesen: Verbesserung der Atemwegsobstruktion, der Hepatosplenomegalie, der kardiovaskulären Funktion, des Hörens, des Visus, des Wachstums sowie der neurokognitiven Entwicklung. Eine vorbestehende Dysostosis multiplex, Gelenkskontrakturen und eine Neuronopathie werden hingegen kaum verbessert. Eine Heilung ist nicht zu erwarten und Langzeitstudien zeigen einen erheblichen Leidensdruck auch nach frühzeitiger Transplantation. Ein großer Vorteil gegenüber der EET liegt darin, dass die HSCT nur einmalig durchgeführt wird und damit finanziell deutlich günstiger ist, als eine Langzeitbehandlung mit EET, wobei einige Transplantationsprotokolle die zusätzliche Verabreichung der EET einige Monate vor und nach der Transplantation vorsehen. Dieses Vorgehen verbessert z.B. die kardiale und respiratorische Symptomatik vor der Transplantation und reduziert die Komplikationsrate des Eingriffs. Das Verfahren der Transplantation ist aufwendig und bringt relevante Risiken mit sich.

Im Wesentlichen können hämatopoetische Stammzellen aus Knochenmark, peripherem Blut (PBSC) und Nabelschnurblut (UCB) gewonnen werden. Als Spender kommen gesunde Verwandte des Patienten oder auch fremde Personen, die sich in einer der großen Knochenmarkspenderdateien registrieren ließen, in Frage. Ziel ist es, einen Spender zu finden, der möglichst viele Erbmerkmale mit dem Patienten gemeinsam hat. Diese Merkmale umfassen insbesondere die so genannten HLA-Gewebemerkmale (Humanes Leukozytenantigen). Je identischer die HLA-Gewebemerkmale des Spenders mit denen des Patienten sind, desto besser ist die Gewebeverträglichkeit.

Damit die körperfremden Spenderzellen angenommen und nicht abgestoßen werden, wird mit einer hochdosierten Chemotherapie und zum Teil zusätzlich mit Bestrahlung in der so genannten Konditionierung das Knochenmark des Patienten zerstört. Die infundierten Spenderzellen können nun das Patienten-Knochenmark ersetzen. Das neue Knochenmark produziert nach etwa 3 Wochen wieder Blutzellen. Eine Immunsuppression ist jedoch zunächst weiter erforderlich. Werden die Spenderzellen nicht angenommen, spricht man vom Transplantatversagen. Diese Komplikation ist durch schwere Infektionen oder akute Blutungen oft lebensbedrohlich.

Die erneute Produktion von Blutzellen birgt ebenfalls Risiken, nämlich die Entstehung einer sogenannten Graft-versus-Host-Reaktion. Dies bedeutet, dass fremde (transplantierte) Immunzellen das eigene Gewebe des Patienten angreifen, was mit schweren Symptomen wie Haut- und Darmblutungen, Leberversagen und Schock einhergehen kann.

Die HSCT bietet zusammenfassend eine Möglichkeit vor Auftreten der Organmanifestationen das Fortschreiten der Erkrankung zu mildern. Besonders vorteilhaft ist, dass die Blut-Hirn-Schranke überwunden werden kann und die einmalige

Durchführung. Dem gegenüber sind v.a. die Risiken für Transplantatversagen und Graft-versus-Host-Reaktionen abzuwägen. Dieses Nutzen-Risiko-Verhältnis ist immer individuell zu beurteilen. Bei MPS I-H Patienten vor einem Alter von 2,5 Jahren ist das Verhältnis oft günstig, bei anderen Patienten bei weitem nicht immer (Taylor et al, 2019).

8.2.2. Systemische Enzymersatztherapie (EET, ERT)

Die Enzymersatztherapie ist aktuell der Goldstandard für die kausale Behandlung von MPS I, MPS II, MPS IV A, MPS VI, MPS VII. Bezüglich MPS I ist zu ergänzen, dass die EET durchgeführt wird, wenn eine HSCT nicht möglich ist oder erfolglos war, bzw. häufig auch begleitend in den Monaten vor und nach einer HSCT.

Die EET ist also sowohl bei MPS aber auch darüber hinaus bei anderen lysosomalen Erkrankungen (z.B. M. Fabry, M. Gaucher Typ I, M. Pompe) aktuell das führende kausale Therapieprinzip. Dabei wird das fehlende Enzym als Arzneimittel infundiert. Die Herstellung erfolgt in großen Bioreaktoren mittel tierischer, pflanzlicher oder menschlicher Zellen, die genetisch so verändert sind, dass sie hocheffizient das benötigte Enzym produzieren. Das aufgereinigte Enzym wird pharmazeutisch verarbeitet, so dass es als Infusion periphervenös verabreicht werden kann. Aus der Blutzirkulation gelangt das Enzym in Zellen und weiter in die Lysosomen. Dies funktioniert, weil die Enzyme über einen so genannten Mannose-6-Phosphat-Rest verfügen, der an spezielle Rezeptoren bindet, die auf der Zellmembran und der Oberfläche von Lysosomen sitzen und in einem Schlüssel-Schlossvorgang die Aufnahme bis in die Lysosomen hinein ermöglichen.

Diese Aufnahme erfolgt nicht an allen Organen gleicht gut. Gering durchblutete Organe wie die Knochen und Knorpel werden vom Enzym schlechter erreicht. Ebenso verhindern die Blut-Hirn-Schranke und die Blut-Augen-Schranke die Aufnahme in diese Organe. Dies trägt dazu bei, dass die EET nicht alle MPS-Symptome verbessern kann. Zudem bleibt die Konzentration des Enzyms nach der Infusion nicht anhaltend hoch, sondern sinkt rasch wieder ab. Körpereigene Proteasen, die das Enzym abbauen sowie Immunreaktionen gegen das körperfremde Enzym spielen hierbei eine Rolle. Letztlich ist die Wirksamkeit der Therapie auch davon abhängig, wie ausgeprägt die Zell- und Organschäden bereits zum Zeitpunkt des Therapiestarts sind. All dies trägt dazu bei, dass die Enzymersatztherapie keine Heilung erzielt, sie kann jedoch Symptome verbessern und das Voranschreiten der Grunderkrankung mindern. Die klinische Wirksamkeit der EET wird im Folgenden nach Organsystemen strukturiert zusammengefasst.

Die erhöhte Ausscheidung von Glykosaminoglykanen im Urin wurde in fast allen Zulassungsstudien als allgemeiner pharmakodynamischer Biomarker genutzt. In den ersten 6-12 Monaten nach Therapiestart sinkt die Gesamt-GAG-Konzentration im Urin typischerweise stark und normalisiert sich über die Jahre bei fast allen behandelten Patienten. Die spezifische Ausscheidung von Heparansulfat (bei MPS I und II) bzw. Keratansulfat (bei MPS IV A) können auch unter einer EET erhöht bleiben, was nach heutigem Verständnis zu einer chronischen Inflammationsreaktion führt, die für das Voranschreiten einiger Symptome trotz Therapie ursächlich sein kann (Wiesinger et al, 2022).

Auch die Hepatosplenomegalie spricht in der Regel sehr gut auf eine EET an, sodass sich bei vielen Patienten unter Therapie die Leber- und Milzgröße normalisieren. In den oberen Atemwegen und Ohren führt eine MPS in der Mehrheit der Patient*innen zu Makroglossie, Hypertrophie der Adenoide und Tonsillen, Atemwegsobstruktion, rezidivierende Otitiden, Schlafapnoen und anderen Schlafstörungen. Inwiefern diese Symptome auf die Therapie ansprechen kann nicht eindeutig beantwortet werden, da verschiedene Studien zu unterschiedlichen Ergebnissen kommen. Es scheint jedoch so zu sein, dass Schafapnoen und –störungen sowie die Häufigkeit von Atemwegsinfekten verbessert werden, während vorbestehende GAG-Akkumulationen durch die EET nicht aufgelöst werden können. Auch in den unteren Atemwegen sprechen vorbestehende Pathologien, wie die relativ häufige Tracheomalazie, nicht relevant auf EET an. Lungenfunktionsparameter, wie z.B. das forcierte Exspirationsvolumen (FEV1) und die funktionelle Vitalkapazität, verbessern sich hingegen oder zeigen gegenüber Unbehandelten eine geringere Progredienz. Die hypertrophe Kardiomyopathie und die Auswurfleistung sprechen im Allgemeinen auf eine EET an, während es im Hinblick auf Herzklappenalterationen sehr stark von einem frühen Therapiestart abhängt, ob dies der Fall ist. Die Gelenksbeweglichkeit, die Mobilität und die Fähigkeit alltägliche Aufgaben zu bewältigen (ADL) konnte in einigen Studien verbessert werden, in anderen nicht. Hier scheint das Ansprechen stark von individuellen Unterschieden und dem Zeitpunkt des Therapiestarts abzuhängen. Die Ausdauer und die Gehstrecke pro Zeit werden durch eine EET häufig verbessert bzw. verschlechtern sich mit geringerer Dynamik als bei Unbehandelten. Ebenso konnten positive Effekt auf die Lebensqualität und andere *Patient Reported Outcomes* nachgewiesen werden. Auf das Hören, die Augensymptome, die ZNS- und Knochenpathologie konnten keine relevanten Effekte nachgewiesen werden. Insgesamt muss angemerkt werden, dass es nur sehr eingeschränkt möglich ist, Studienergebnisse auf den individuellen Patienten anzuwenden. Zeitpunkt der Therapiestarts, Schwere des Verlaufs bzw. Dynamik der Progression und andere Faktoren können zu ausgeprägten interindividuellen Unterschieden führen. Auch Einzelfälle von sehr früh therapierten Geschwisterkindern haben ein deutlich besseres Ansprechen gezeigt als Studienpatienten.

Insgesamt sind die bisher verfügbaren Enzymersatztherapien sehr gut verträglich und akute Infusionsreaktionen die einzigen relevanten unerwünschten Wirkungen. Infusionsreaktionen sind meist mild bis moderat und können sich in Form eines Exanthems, mit Urtikaria, Angioödem, Bronchokonstriktion, Rhinitis, Fieber, Übelkeit, Erbrechen, Bauchschmerzen und Diarrhoe manifestieren. Sie sind in der Regel leicht durch eine Unterbrechung der Infusion und die Verabreichung von Antihistaminika und Kortikosteroiden kontrollierbar. In sehr seltenen Fällen kann es zu anaphylaktoiden Reaktionen kommen, die eine intramuskuläre Injektion von Adrenalin erforderlich machen. Das Vermeiden von Infusionen während floriden Infekten, nach aktiven Impfungen und anderen Zuständen mit erhöhter Immunaktivität, sowie der ordnungsgemäße und schonende Umgang mit dem Enzympräparat, senken das Risiko für Infusionsreaktionen. Für Patienten, die Infusionsreaktionen gezeigt haben, wird die Verwendung von einer Prämedikation 30 Minuten vor der Infusion empfohlen. Üblicherweise werden Antihistaminika, Kortikosteroide und z.T. auch Antipyretika hierfür eingesetzt. Da die Infusionsreaktionen - anders als klassische allergische Reaktionen vom Soforttyp - dosisabhängig sind, wird nach stattgehabter Infusionsreaktion meist wieder mit reduzierter Infusionsrate begonnen. Neben den akuten Infusionsreaktionen können MPS-Patienten auch Antikörper gegen die EET entwickeln. Es ist jedoch für die MPS nicht geklärt, ob diese die Wirksamkeit der EET reduzieren, wie dies bei anderen lysosomalen Erkrankungen (z.B. bei M. Fabry, M. Pompe etc.) der Fall sein kann (Parini et al, 2020).

Vor dem Beginn einer Enzymersatztherapie ist den Betroffenen oder deren Eltern der zu erwartende Krankheitsverlauf, alle zur Verfügung stehenden therapeutischen Möglichkeiten und deren Grenzen, sowie Gründe für eine Therapiebeendigung, umfassend und verständlich durch einen Spezialisten zu erläutern. Eine interdisziplinäre Basisdiagnostik zur Erfassung des allgemeinen Krankheitsstatus vor Einleitung der Therapie sowie regelmäßige klinische Verlaufskontrolle unter Therapie zum Nachweis eines Behandlungseffektes sind unerlässlich und können von entsprechenden erfahrenen Zentren angeboten werden.

Es wird derzeit empfohlen, die EET zu Beginn über einen Zeitraum von mindestens 3 Monaten in einem Spezialzentrum für lysosomale Speichererkrankungen durchzuführen, da in dieser Zeit die Gefahr des Auftretens einer allergischen Reaktion am wahrscheinlichsten ist. Die Fortführung der Therapie kann anschließend heimatnah in einer Arztpraxis oder einem regionalen Krankenhaus erfolgen, bzw. als Heimtherapie von spezialisiertem Pflegepersonal durchgeführt werden. Da die Infusionen in Heimtherapie von Pflegenden alleine verabreicht werden, ist es für die Patientensicherheit unabdingbar, dass die Pflegenden speziell, z.B. im Management von akuten Infusionsreaktionen, ausgebildet sind und die Versorgung in qualitätsgesicherter Weise erfolgt. Werden diese Voraussetzungen erfüllt, so ist von einer sehr hohen Versorgungsqualität und Patientensicherheit auszugehen.

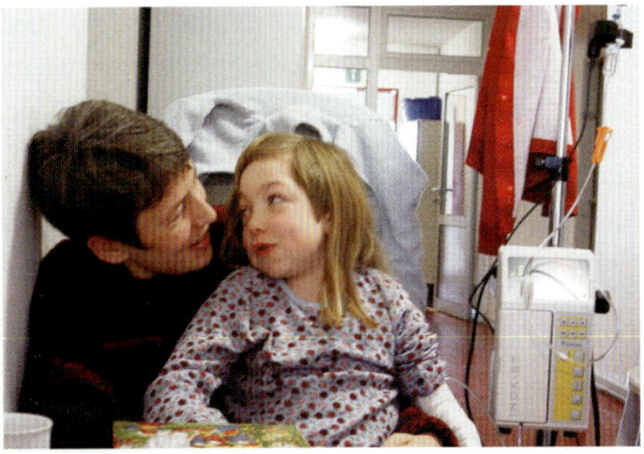

Abb. 8.3: 8 Jahre alte Patientin mit M. Scheie unter Enzymersatztherapie.

Insgesamt ist aktuell also weder die HSCT noch die EET eine befriedigende Behandlungsoption, sodass innovative Therapieansätze dringend benötigt werden. Im Folgenden werden die wesentlichen Ansätze hierzu diskutiert.

8.2.3. Substratreduktion (SRT): Genistein

Die Substratreduktion/Substratinhibition, also der pharmakologische Stoffwechselblock vor dem genetisch verursachten Stoffwechselblock, ist ein schon sehr lange bekanntes Prinzip und bei anderen lysosomalen Speicherkrankheiten klinisch etabliert (z.B. M. Gaucher). Bei den MPS besteht jedoch die Schwierigkeit, dass viele Zwischenprodukte in der Synthese von GAGs in vielen Stoffwechselwegen eine Rolle spielen. D.h. eine substantielle Verminderung der GAG-Synthese (Substratinhibition) würde wahrscheinlich mit anderen Stoffwechselprozessen kritisch interferieren. Daher gibt es im Wesentlichen nur den Versuch der indirekten Substratinhibition mittels Genistein. Dies ist ein Nahrungsergänzungsmittel, das bisher therapeutisch in der Frauenheilkunde eingesetzt wurde. Es handelt sich um einen Isoflavonextrakt aus Sojabohnen. Trotz vielversprechender Ergebnisse in präklinischen Studien mit einer Reduktion der GAG-Akkumulation und -Ausscheidung im Tierversuch und der ZNS-Gängigkeit von Genistein, konnten positive Effekte in kontrollierten klinischen Studien, auch mit sehr hohen Dosierungen, nicht bestätigt werden (Gosh et al, 2021; Lagler et al, 2020).

8.2.4. Pharmakologische Chaperone (PC)

PC sind kleine Moleküle, die in der Lage sind, fehlerhaft aufgebaute und gefaltete Enzyme durch selektive Bindung so zu verändern, dass deren biochemische Funktionalität wieder hergestellt wird. So können die Enzyme wieder ins Lysosom aufgenommen werden und dort wirken. Für andere lysosomale Speicherkrankheiten sind PC bereits klinisch etabliert (z.B. M. Fabry). Bei den Mukopolysacchariden gibt es interessante präklinische Ergebnisse, v.a. bei MPS IIIB und MPS IIIC, jedoch aktuell keine klinischen Studien. Durch die kleine Molekülgröße haben PC prinzipiell ein hohes Potential ZNS-gängig zu sein (Losada Díaz et al, 2019; Lagler et al, 2020).

8.2.5. ZNS-gängige Enzymersatztherapie

Motiviert durch die technischen Möglichkeiten die Blut-Hirn-Schranke durch Arzneimittelreservoirs im ZNS zu umgehen, wie dies in der Onkologie lange etabliert war, wurden früh Versuche unternommen, eine EET auf ähnliche Weise ins ZNS einzubringen. Während dieser Ansatz bei einer anderen lysosomalen Speicherkrankheit (CLN2, Neuronale Zeroidlipofuszinose Typ 2) sehr erfolgreich war und mittlerweile klinisch etabliert ist, war er bei MPS weniger erfolgreich. Verfahren, welche die Blut-Hirn-Schranke passieren, haben daher in den letzten Jahren höhere Priorität erfahren. Das therapeutische Prinzip, das in Anlehnung an die griechische Mythologie auch als „Trojanisches Pferd"-Ansatz bezeichnet wird, basiert auf dem Schlüssel-Schloss-Prinzip der Rezeptor-vermittelten Transzytose (RMT). Das bedeutet, dass durch Bindung an einen Rezeptor die Passage eines großen Moleküls, wie z.B. das therapeutische Enzym, durch die Blut-Hirn-Schranke ermöglicht wird. Die am häufigsten hierfür genutzten Rezeptoren sind der Insulin- und der Transferrin-Rezeptor, d.h. das therapeutische Enzym (z.B. Iduronidat-2-Sulfatase bei MPS II) wird mit einem Insulin- oder Transferrin-Antikörper fusioniert, so dass es durch RMT über die Blut-Hirn-Schranke ins ZNS gelangt. Einige klinische Studien hierzu laufen aktuell und Details dazu sind in der Studienplattform www.clinicaltrials.gov unter folgenden Kennziffern dokumentiert: MPS I (NCT02262338, NCT04227600, NCT03053089),

MPS II (NCT03568175, NCT03359213, NCT04573023, NCT04251026). Erste Publikationen sind bereits verfügbar, es liegen jedoch noch keine stichhaltigen Informationen zu Wirksamkeit und Sicherheit vor (Sonoda et al, 2022).

8.2.6. Gentherapie

Gentherapeutische Ansätze sind zwischenzeitlich bei anderen Erkrankungen bereits klinisch etabliert. Im Bereich der MPS laufen aktuell einige vielversprechende klinische Studien. Grundsätzlich sind in-vivo- und ex-vivo-Gentherapien zu unterscheiden. Bei der in-vivo-Gentherapie wird, meist mittels Adeno-assoziierten Viren (AAV) als Vektoren, korrekte cDNA in die DNA der Patienten eingebracht. AAV haben sich durchgesetzt, weil sie sich üblicherweise nicht in die chromosomale DNA der Patienten integrieren und nicht humanpathogen sind. Durch den Einsatz spezifischer Promotoren können gezielt einzelne Organe bzw. Gewebe angesteuert werden. Die Eigenschaft des AAV9-Vektors, die Blut-Hirn-Schranke zu passieren, hat besonders für neuronopathische MPS-Formen Vorteile. Alternativ dazu können Vektoren auch intrazerebral oder intrazysternal injiziert werden. Zu beiden Ansätzen laufen aktuell klinische Studien der Phase I/II. Details dazu sind in der Studienplattform www.clinicaltrials.gov unter folgenden Kennziffern dokumentiert: NCT03580083 (MPS I), NCT03566043 (MPS II), NCT02716246, NCT04088734, NCT03612869 (MPS IIIA), NCT03315182 (MPS IIIB), NCT03173521 (MPS VI).

Bei der ex-vivo-Gentherapie werden Patientenzellen entnommen und im Labor Gen-korrigiert. Dazu werden vor allem Lentiviren eingesetzt. Da hier noch außerhalb des Patienten getestet werden kann, ob sich die Viren in unbeabsichtigter Weise in die Patienten-DNA integrieren, bringt dies zusätzliche Sicherheit. Aktuell laufen Studien zur MPS I (NCT03488394) und MPS IIIA (NCT04201405). In beiden Studien werden hämatopoetische Stammzellen der Patienten genetisch korrigiert und retransplantiert (autologe Transplantation). So können einerseits die ZNS-Gängigkeit der Stammzellen genutzt werden und andererseits die immunologischen Nachteile fremder Zellen vermieden werden, da ja die Stammzellen des Patienten selbst verwendet werden.

Zusammenfassend, ist davon auszugehen, dass nunmehr in absehbarer Zeit klinisch zugelassene Gentherapien mit gutem Sicherheitsprofil verfügbar sein werden. Ob die Wirksamkeit der Therapien zufriedenstellend sein wird, ist aktuell noch nicht absehbar, aber erste Zwischenanalysen fallen vielversprechend aus (Horgan et al, 2022; McBride et al, 2022).

Literatur

De Ru MH, Boelens JJ, Das AM et al. (2011) Enzyme replacement therapy and/or hematopoietic stem cell transplantation at diagnosis in patients with mucopolysaccharidosis type I: results of a European consensus procedure. Orphanet J Rare Dis 6:55.

Ghosh A, Rust S, Langford-Smith K et al. (2021) High dose genistein in Sanfilippo syndrome: A randomised controlled trial. J Inherit Metab Dis 44(5):1248-1262.

Horgan C, Jones SA, Bigger BW, Wynn R (2022) Current and future treatment of mucopolysaccharidosis (MPS) type II: Is brain-targeted stem cell gene therapy the solution for this devastating disorder? Int J Mol Sci 23(9):4854.

Lagler FB (2020) Current and emerging therapies for mucopolysaccharidoses. Handb Exp Pharmacol 261:39-56.

LosadaDíaz JC, Cepeda Del Castillo J, Rodriguez-López EA, Alméciga-Díaz CJ (2019) Advances in the development of pharmacological chaperones for the mucopolysaccharidoses. Int J Mol Sci 21(1):232.

McBride KL, Flanigan KM (2021) Update in the mucopolysaccharidoses. Semin Pediatr Neurol 37:100874.

Parini R, Deodato F (2020) Intravenous enzyme replacement therapy in Mucopolysaccharidoses: Clinical effectiveness and limitations. Int J Mol Sci 21(8):2975.

Sonoda H, Takahashi K, Minami K et al. (2022) Treatment of neuronopathic mucopolysaccharidoses with blood-brain barrier-crossing enzymes: Clinical application of receptor-mediated transcytosis. Pharmaceutics 14(6):1240.

Taylor M, Khan S, Stapleton M et al. (2019) Hematopoietic stem cell transplantation for mucopolysaccharidoses: past, present, and future. Biol Blood Marrow Transplant 25(7):e226-e246.

Wiesinger AM, Bigger B, Giugliani R et al. (2022). The inflammation in the cytopathology of patients with mucopolysaccharidoses- Immunomodulatory drugs as an approach to therapy. Front Pharmacol 13:863667.

9. Notfallsituationen

Notfälle bei Patienten mit Mukopolysaccharidosen und ähnlichen Erkrankungen: Worauf man vorbereitetet sein sollte, warum und wie.

Hintergrund

Dieses Kapitel zielt darauf ab Angehörige und Ärztinnen von Patientinnen mit Mukopolysaccharidosen und ähnlichen Erkrankungen auf relevante Notfallrisiken hinzuweisen. Dadurch sollen sie sich selbst auf solche Situationen besser vorbereiten können. Außerdem soll es ihnen ermöglichen, ggf. mit MPS weniger vertraute Spezialistinnen (z.B. Anästhesistinnen, Notärztinnen) auf die besondere Bedürfnisse und Risiken der Patienten hinzuweisen. Diese sind in der Regel weniger bekannt als Risiken bei häufigen Erkrankungen. Die im Folgenden behandelten Risiken sind im Allgemeinen bei jüngeren Patienten und milderen Verläufen weniger hoch als im späteren Krankheitsverlauf und bei schweren Verläufen. Es empfiehlt sich jedoch für alle, die mit MPS-Patientinnen zu tun haben, potentielle Risiken zu kennen und insbesondere in Vorbereitung von Narkosen und Operationen das individuelle Risiko durch gezielte Untersuchungen einzuschätzen (z.B. durch eine präoperative fiberoptische Untersuchung bzw. Bildgebung).

9.1. Perioperative Risiken

Bei MPS Patientinnen kommen drei Faktoren zusammen, die zu einem erheblich erhöhten Risiko für Narkosekomplikationen beziehungsweise Notfallsituationen nach Operationen beitragen:

1. Notwendigkeit häufiger Operationen/Untersuchungen in Narkose,

2. erhöhtes Risiko für Narkose-Komplikationen,

3. geringe Bekanntheit der Erkrankungen und speziellen Risiken.

Narkosen werden am häufigsten für radiologische Untersuchungen wie Kernspintomographie, orthopädische, HNO-, neurochirurgische oder andere Eingriffe benötigt (Scaravilli et al). Robert Walker und Kollegen beschrieben in einer Übersichtsarbeit folgende Risiken:

1. Mund-/Rachenbereich
• vergrößerte Zunge, Rachen- und Gaumenmandeln und • enge obere Atemwege durch Einlagerung von Speichermaterial • verringerte Fähigkeit den Mund zu öffnen
2. Halswirbelsäule
• Instabilität besonders im Übergang vom Schädel zur Wirbelsäule und auf Höhe der ersten beiden Halswirbeln • Gefahr der Rückenmarkseinklemmung
3. Atmung
• verengte und geknickte Atemwege • verringerte Lungenkapazität
4. Herz
• Herzkranzgefäßverengung • Herzklappenveränderungen • Herzrhythmusstörungen • erhöhter Druck im Lungenkreislauf und • Herzversagen

Tab. 9.1: Besondere Risiken bei Patienten mit Mukopolysaccharidosen (nach Walker, 2013).

MPS Patientinnen müssen vor Narkosen sehr gründlich untersucht werden, damit etwaige Risiken erkannt und in der Narkose- und Operationsplanung berücksichtigt und notwendige Vorsichtsmaßnahmen eingeleitet werden können. Die in der Tabelle genannten anatomischen und pathologischen Besonderheiten können zu großen Herausforderungen bei der Atemwegssicherung respektive der Intubation (v.a. 1.-3.) führen, die Beatmung erschweren sowie Komplikationen während und nach der Narkose (1. - 4.) verursachen. Es gilt allgemein, dass MPS Patientinnen immer von hocherfahrenen Anästhesistinnen betreut werden sollten, die fiberoptische Intubation aufgrund der geringeren Komplikationsraten supraglottischen Verfahren vorzuziehen ist und eine post-operative Überwachung auf einer Intensivstation eingeplant sein sollte.

Eine differenzierte Betrachtung dieser Aspekte würde über den Rahmen dieses Kapitels hinausgehen, daher wird auf entsprechende Fachartikel und besonders auch auf der Internet-Plattform www.orphananesthesia.eu verwiesen, welche sehr gut geeignete Handlungsempfehlungen bietet.

Angehörige und betreuende Ärztinnen sollen aber durch dieses Kapitel für diese Risiken und die Gefahr, dass sie den zuständigen Teams nicht bekannt sein könnten, sensibilisiert werden. Ein Narkosepass, in den individuelle Risiken sowie Informationen zu bisherigen Narkosen eingetragen werden (erhältlich üblicherweise über MPS-Selbsthilfegruppen), ist für die Information der betreuenden Teams sehr hilfreich. Die betreuenden Teams können am besten für die Sicherheit der Patientinnen sorgen, wenn alle Beteiligten über die besonderen Risiken und Bedürfnisse im Bild sind. Wir führen daher seit vielen Jahren spezielle Trainings für Pflegende und Ärztinnen durch, die als Expertinnen MPS-Patientinnen betreuen und deshalb mit dem Erkennen und Managen typischer Notfallsituationen vertraut sein müssen. Dabei werden MPS-Expertinnen auch angeleitet, wie sie außerhalb ihres eigenen Bereichs (oft Stoffwechselmedizin, Genetik, Neurologie, Heimtherapie) im Sinne der Koordination eines interdisziplinären Teams zur Patientensicherheit beitragen können.

9.2. Risiko für Infusionsreaktionen

Etliche MPS-Formen sind mittels Enzymtherapie behandelbar. Als häufigste unerwünschte Wirkung kann es dabei zu Infusionsreaktionen kommen, die sich als allergische Reaktionen manifestieren. Eine entsprechende Vormedikation und Steuerung der Infusionsgeschwindigkeit können in den meisten Fällen eine bessere Verträglichkeit herbeiführen.

9.3. Sonstige Risiken

Die oben genannten anatomischen und pathologischen Besonderheiten können nicht nur perioperativ zu Notfallsituationen führen. Banale Infekte oder allergische Reaktionen können beispielsweise durch Schleimhautödem in ohnehin engen Atemwegen sehr viel schneller als bei anderen Personen zu Notfällen werden. Banale Traumata können bei Einengungen bzw. Instabilität der Wirbelsäule zu Querschnittsymptomen führen. Ein hohes Bewusstsein für diese Risiken im Umfeld der Patienten kann das Auftreten nicht gänzlich vermeiden aber dazu beitragen, dass frühzeitig notfallmedizinische Hilfe hinzugezogen wird und dass MPS-unerfahrenes Fachpersonal auf die Risiken hingewiesen wird. Sind Patientinnen mit Medizinprodukten versorgt, die mit einer relevanten Komplikationsrate einhergehen, ist dies ebenso in der Versorgung zu berücksichtigen. So sollten Angehörige und Pflegende von Patientinnen mit Trachealkanülen in der Lage sein, diese im Fall einer Verlegung z.B. durch Schleim oder Borken rasch und versiert wechseln zu können. Bei einem ventilversorgten Hydrozephalus sollte das Umfeld Zeichen einer Ventilverlegung erkennen können und wissen welche Ärzte hinzuzuziehen sind.

Sind Eltern diese Risiken bekannt, so kann daraus aber auch eine Belastung für sie entstehen. Besonders die Sorge, dass Notfallkräfte die speziellen Risiken und Bedürfnisse ihrer Kinder nicht kennen und betreffende Informationen von den Eltern nicht angemessen berücksichtigen, können diese Situation zu Schreckensszenarien machen und Ängste verursachen. In der Betreuung der Patientinnen ist es daher wichtig, das individuelle Risiko der Patienten zu besprechen, das bei milderen Verläufen ja auch gering sein kann. Liegen Ängste vor, sollten sie gezielt angegangen werden. Neben einer psychologischen Betreuung hat sich bewährt, konkret herauszuarbeiten wovor Eltern Angst haben und welche Maßnahmen sie konkret in den betreffenden Situationen einleiten können. Auch hierfür setzen wir erfolgreich die Methoden der medizinischen Simulation ein. In Workshops können die Eltern relevante Situationen in Szenarien erleben und üben diese psychisch und mittels einfacher Notfallmaßnahmen zu meistern.

Literatur

Ammer LS, Dohrmann T, Muschol NM et al. (2021) Disease Manifestations in Mucopolysaccharidoses and Their Impact on Anaesthesia-Related Complications-A Retrospective Analysis of 99 Patients. J Clin Med Aug 10;10(16):3518.

Averill LW, Kecskemethy HH, Theroux MC et al. (2021) Tracheal narrowing in children and adults with mucopolysaccharidosis type IVA: evaluation with computed tomography angiography. Pediatr Radiol 51(7):1202-1213.

Brunelli MJ, Atallah ÁN, da Silva EM (2021) Enzyme replacement therapy with galsulfase for mucopolysaccharidosis type VI. Cochrane Database Syst Rev. Sep 17;9(9):CD009806.

Cohen MA, Stuart GM (2017) Delivery of anesthesia for children with Mucopolysaccharidosis Type III (Sanfilippo syndrome): a review of 86 anesthetics. Paediatr Anaesth 27(4):363-369.

Das AM, Lagler F, Beck M, Scarpa M, Lampe C (2017) Lysosomal Storage Diseases: Challenges in Multiprofessional Patient Care with Enzyme Replacement Therapy. Klin Padiatr 229(3):168-174.

Dohrmann T, Muschol NM, Sehner S et al. (2020) Airway management and perioperative adverse events in children with mucopolysaccharidoses and mucolipidoses: A retrospective cohort study. Paediatr Anaesth 30(2):181-190.

Gadepalli C, Stepien KM, Sharma R, Jovanovic A, Tol G, Bentley A (2021) Airway Abnormalities in Adult Mucopolysaccharidosis and Development of Salford MucopolysaccharidosisAirway Score. J Clin Med 24;10(15):3275.

Gragnaniello V, Carraro S, Rubert L et al. (2022) A new strategy of desensitization in mucopolysaccharidosis type II disease treated with idursulfase therapy: A case report and review of the literature. Mol Genet Metab Rep 5;31:100878.

Karimian Z, Whitley CB, Rudser KD, Utz JRJ (2017) Delayed InfusionReactions to Enzyme Replacement Therapies. JIMD Rep 34:63-70.

Madoff LU, Kordun A, Cravero JP (2019) Airway management in patients with mucopolysaccharidoses: The progression toward difficult intubation. Paediatr Anaesth 29(6):620-627.

Moretto A, Bosatra MG, Marchesini L, Tesoro S (2018) Anesthesiological risks in mucopolysaccharidoses. Ital J Pediatr 44(Suppl 2):116.

Nicolas-Jilwan M (2020) Imaging features of mucopolysaccharidoses in the head and neck. Int J Pediatr Otorhinolaryngol 134:110022.

Pires de Mello P, Lopes Barth A, de Araujo Torres D et al. (2020) Laryngeal, Tracheal, and Bronchial Disease in the Mucopolysaccharidoses: Endoscopic Study. Diagnostics (Basel) 10(1):37.

Scaravilli V, Zanella A, Ciceri V et al. (2018) Safety of anesthesia for children with mucopolysaccharidoses: A retrospective analysis of 54 patients. Paediatr Anaesth 28(5):436-442.

Stepien KM, Gevorkyan AK, Hendriksz CJ et al. (2020) Critical clinical situations in adult patients with Mucopolysaccharidoses (MPS). Orphanet J Rare Dis. 15(1): 114.

Tsuchiya M, Terai H, Mizutani K et al. (2019) General Anesthesia Management for Adult Mucopolysaccharidosis Patients Undergoing Major Spine Surgery. Med Princ Pract 28(6):581-585.

Turgay Yagmur I, Unal Uzun O, Kucukcongar Yavas A et al. (2020) Management of hypersensitivity reactions to enzyme replacement therapy in children with lysosomal storage diseases. Ann Allergy Asthma Immunol 125(4): 460-467.

Walker R, Belani KG, Braunlin EA et al. (2013) Anaesthesia and airway management in mucopolysaccharidosis. J Inherit Metab Dis 36(2):211-9.

10. Genetik und genetische Beratung

10.1. Medizinische Grundlagen

Die Humangenetik oder Klinische Genetik ist ein Teilgebiet der Medizin, sie beschäftigt sich mit der Vererbung beim Menschen und bestimmten Gesetzmäßigkeiten dabei. Das Kapitel über die Humangenetik ist auch deshalb besonders wichtig, da die Mukopolysaccharidosen genetisch bedingte Krankheiten darstellen. Durch die Fortschritte in der Humangenetik kann die Diagnose einer Mukopolysaccharidose beim Patienten genetisch festgestellt oder bestätigt werden. Darüber hinaus kann den Familien eine vorgeburtliche (pränatale) Diagnostik und eine Präimplantationsdiagnostik im Rahmen einer künstlichen Befruchtung, sowie bei den Familienangehörigen eine Feststellung der Trägerschaft für Mukopolysaccharidose (Heterozygotentest) angeboten werden. Auf diese Punkte wird im Weiteren noch ausführlich eingegangen.

Ein verantwortungsvoller Umgang mit den technischen Möglichkeiten der modernen Humangenetik, der Rücksicht sowohl auf die Anliegen des Einzelnen als auch auf die Probleme der Gesellschaft nimmt, ist die Voraussetzung dafür, dass dieses Gebiet von einer großen Mehrheit als humane Wissenschaft akzeptiert und befürwortet wird. Für eine sachliche Diskussion ist die Kenntnis der medizinischen Grundlagen der Humangenetik unabdingbar; sie sollen im Folgenden dargelegt werden.

Chromosomen und Gene

Die Gene (Erbmerkmale) des Menschen sind auf den Chromosomen (Erbanlageträgern) lokalisiert. Die Chromosomen liegen im Zellkern und werden nur in einer bestimmten Teilungsphase der Zelle, der sogenannten Metaphase, sichtbar. Sie sind dann im Lichtmikroskop mit speziellen Techniken und Färbungsverfahren sichtbar und ermöglichen es, Abweichungen in der Zahl (numerische) und Struktur (strukturelle Aberration) aufzuzeigen. Jede Zelle des Menschen enthält 46 Chromosomen, wobei jeweils 23 der Chromosomen vom Vater und 23 von der Mutter stammen. Immer zwei der Chromosomen haben eine große Ähnlichkeit, man spricht von 23 Chromosomenpaaren. Somit wird jedes Paar zur Hälfte aus dem väterlichen, zur anderen Hälfte aus dem mütterlichen Erbgut zusammen gesetzt. Durch Unterschiede in den Formen, Größen und im Färbungsmustern können alle 23 Chromosomenpaare identifiziert werden (☞ Abb. 10.1).

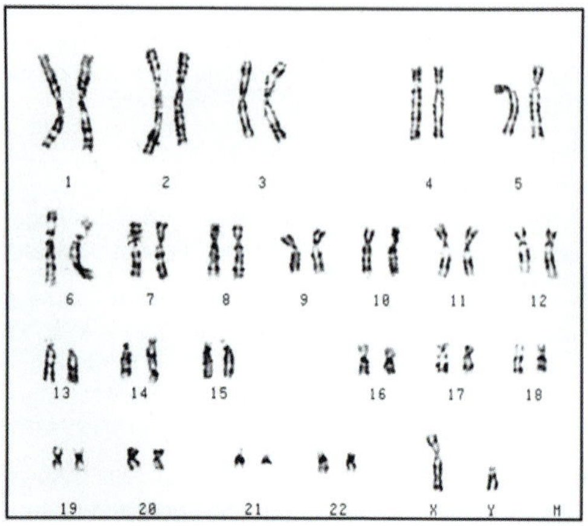

Abb. 10.1: Chromosomen des Menschen (männliches Geschlecht mit einem X- und einem Y-Chromosom).

Die Geschlechtszellen (Ei- und Samenzellen) enthalten nur einen einfachen Chromosomensatz von 23 Chromosomen, wobei in der Phase der Befruchtung der Eizelle durch die Samenzelle willkürlich und unbeeinflussbar jeweils ein Chromosom von jedem Chromosomenpaar weitergegeben wird. Bei der Verschmelzung der beiden Geschlechtszellen entsteht dann eine befruchtete Eizelle mit 46 Chromosomen, aus der sich mit weiteren Teilungsschritten ein neues Individuum, ein Embryo, entwickelt. Die immer neue Kombination von weitervererbten Chromosomen ist verantwortlich dafür, dass sich Geschwister oder zweieiige Zwillinge ganz unterschiedlich entwickeln können.

Während 22 Chromosomenpaare (die Paare 1 – 22, die sogenannten Autosomen) beim Mann und der Frau identisch sind, bestimmt das 23. Paar mit dem X- und Y-Chromosom das Geschlecht des Menschen. Sie werden auch als Geschlechtschromosomen oder Gonosomen bezeichnet: Das weibliche Geschlecht besitzt zwei X-Chromosomen, wobei eines vom Vater, das andere von der Mutter stammt. Beim männlichen Geschlecht liegen ein X- und ein Y-Chromosom vor. Das X-Chromosom stammt von der Mutter, das Y-Chromosom vom Vater. Dies bedeutet, dass das Geschlecht eines Menschen bei der Zeugung von der Art der Samenzelle (Samenzelle mit einem X- oder einem Y-Chromosom) abhängig ist.

Wie oben bereits kurz angeführt, sind die Erbeigenschaften des Menschen in Form von Genen auf den Chromosomen lokalisiert. Die Gene bestehen aus einem kompliziert aufgebauten langkettigen Molekül, der Desoxyribonukleinsäure, abgekürzt DNS, oder DNA (= englische Abkürzung für Desoxyribonucleic Acid). Es handelt sich bei jedem Chromosom um jeweils mehrere Zentimeter lange, eng spiralig aufgewickelte Fäden. Die Desoxyribonukleinsäure steuert als Informationszentrale der Zelle die Bildung von Eiweißen (Proteinsynthese) und damit auch die Neubildung z.B. von Enzymen (☞ Kap. 3.). Auf den unterschiedlichen Kombinationsmöglichkeiten der DNS beruhen auch die genetischen Merkmale, in denen sich jedes Individuum vom anderen unterscheidet.

Man kennt heute etwa 25.000 menschliche Gene, wobei erst bei etwa 8.000 Genen die Bedeutung für genetisch-bedingte Krankheiten erkannt wurde. Die Gene sind auf bestimmten Chromosomen bzw. auf bestimmten Abschnitten eines Chromosoms lokalisiert. Es sind alle Genorte für jene Enzyme ermittelt worden, die bei den Mukopolysaccharidosen defekt sind oder sogar fehlen (☞ Tab. 10.1). Die angeführten Zahlen kennzeichnen die Nummer des autosomen Chromosoms, bei der Mukopolysaccharidose Typ II ist das X-Chromosom involviert. Der kurze Arm eines Chromosom wird als p, der lange Arm als q bezeichnet. Mit den nachfolgenden Ziffern ist der Genort auf dem Chromosom exakt definiert. So ist zum Beispiel das Gen für die Alpha-L-Iduronidase (Enzymdefekt bei der Mukopolysaccharidose Typ I) auf dem kurzen Arm des Chromosoms 4 in Position 16.3 lokalisiert.

Die Gene werden mittels molekulargenetischer Untersuchungen analysiert. Dadurch können z.B. Genveränderungen die zu einem bestimmten Enzymdefekt führen, identifiziert werden oder auch der Heterozygotenstatus bestimmt werden, das heißt der Nachweis ob man Überträger für MPS ist oder nicht. Für die Genanalyse wird eine Blutprobe der zu untersuchenden Person benötigt, in manchen Fällen genügt auch ein Mundschleimhautabstrich.

MPS-Typ	Stelle am Chromosom	Gen
MPS I	4p16.3	*IDUA*
MPS II	Xq28	*IDS*
MPS III A	17q25.3	*SGSH*
MPS III B	17q21.2	*NAGLU*
MPS III C	8p11.21-p11.1	*HGSNAT*
MPS III D	12q14.3	*GNS*
MPS IV A	16q24.3	*GALNS*
MPS IV B	3p22.3	*GLB1*
MPS VI	5q14.1	*ARSB*
MPS VII	7q11.21	*GUSB*
MPS IX	3p21.31	*HYAL1*
MPS X	5q15	*ARSK*

Tab. 10.1: Genlokalisation von Mukopolysaccharidosen.

Genvarianten und Mutationen

Gene kodieren für ein Genprodukt, das bedeutet, dass die Abfolge der Basen in der DNS von einer Zelle direkt übersetzt wird in eine Kette von Aminosäuren. Aminosäuren sind der kleinste Baustein von Proteinen (Eiweißen), immer drei Basen in der DNS bestimmen, welche Aminosäure eingebaut wird. Eine solche Eiweißkette kann in der Zelle eventuell noch weiter modifiziert werden und letztlich ein Enzym, ein Hormon, eine Kollagenfaser oder ein anderes Zellprodukt werden.

Krankheitsverursachende Veränderungen der Gene (Genvarianten) werden auch als Mutationen bezeichnet. Mutationen können über Generationen hinweg weitergegeben werden und Krankheiten zur Folge haben. Sie können aber auch zufällig nicht an Nachkommen weitervererbt werden, sodass nachfolgende Generationen diese fehlerhafte Genanlage nicht mehr tragen. Durch krankheitsverursachende (pathogene) Mutationen in Genen wird das Genprodukt nachteilig verändert. Das führt dazu, dass zum Beispiel Enzyme nicht korrekt oder gar nicht gebildet werden, sodass Störungen in der Verstoffwechselung bestimmter Substanzen auftreten. Als Beispiel seien hier die lysosomalen Speicherkrankheiten genannt, zu denen die Gruppe der Mukopolysaccharidosen gezählt wird. Durch einen Gendefekt wird die Proteinkette des Enzyms nur mangelhaft oder gar nicht gebildet, die Aktivität des Enzyms ist vermindert oder nicht mehr gegeben. Das bestimmte Enzym, das für den Abbau (die Degradation) von Mukopolysacchari-

Krankheitsgruppe	Stelle am Chromosom	Gen
Oligosaccharidosen/Glykoproteinosen		
Alpha-Mannosidose	19p13.13	*MAN2B1*
Alpha-N-Azetylgalaktosaminidase-Defizienz (Schindler-Krankheit)	22q13.2	*NAGA*
Aspartylglukosaminurie	4q34.3	*AGA*
Beta-Mannosidose	4q24	*MANBA*
Fukosidose	1p36.11	*FUCA1*
Galaktosialidose (Goldberg-Syndrom)	20q13.12	*CTSA*
Sialidose (Neuraminidase-Defizienz)	6p21.33	*NEU1*
Sialinsäure-Stoffwechselstörungen		
Sialurie	9p13.3	*GNE*
Sialinsäure-Speicherkrankheit, infantil (ISSD)	6q13	*SLC17A5*
Sialinsäure-Speicherkrankheit, adult (Salla-Krankheit)	6q13	*SLC17A5*
Mukolipidosen		
MukolipidoseTyp II, Alpha/Beta	12q23.2	*GNPTAB*
MukolipidoseTyp III, Alpha/Beta	12q23.2	*GNPTAB*
MukolipidoseTyp III, Gamma	16p13.3	*GNPTAG*
MukolipidoseTyp IV	19p13.2	*MCOLN1*
Sphingolipidosen/Neurolipidosen (ausgewählte)		
Fabry-Krankheit	Xq22.1	*GLA*
Farber-Lipogranulomatose und SMA-PME	8p22	*ASAH1*
Gangliosidosen		
GM1-Gangliosidose (Beta-Galaktosidase-Defizienz)	3p22.3	*GLB1*
GM2-Gangliosidose: Tay-Sachs-Krankheit	15q23	*HEXA*
GM2-Gangliosidose: Hexoasminidase Aktivator-Defizienz	5q33.1	*GM2A*
GM2-Gangliosidose: Sandhoff Erkrankung	5q13.3	*HEXB*
Gaucher-Krankheit	1q22	*GBA*
Gaucher-Krankheit durch Saposin C-Defizienz	10q22.1	*PSAP*
Krabbe-Krankheit (globoidzellige Leukodystrophie)	14q31.3	*GALC*
Krabbe-Krankheit durch Saposin A-Defizienz	10q22.1	*PSAP*
Metachromatische Leukodystrophie (Arylsulfatase A-Defizienz)	22q13.33	*ARSA*
Metachromatische Leukodystrophie durch Saposin B-Defizienz	10q22.1	*PSAP*
Saure Sphingomyelinase-Defizienz (ASMD) – Niemann Pick Typ A, B	11p15.4	*SMPD1*
Niemann-Pick Typ C1	18q11.2	*NPC1*
Niemann-Pick Typ C2	14q24.3	*NPC2*
Sonstige lysosomale Erkrankungen (ausgewählte)		
Saure Lipase Defizienz (Wolman und CESD)	10q23.31	*LIPA*
Multiple Sulfatase-Defizienz	3p26.1	*SUMF1*
Glykogen-Speicherkrankheit Typ II – M. Pompe	17q25.3	*GAA*
Pyknodysostosis	1q21.3	*CTSK*

Tab. 10.2: Ausgewählte weitere lysosomale Speicherkrankheiten und ihre genetischen Grundlagen.

den verantwortlich ist, ist defekt; die nicht abgebauten hochmolekularen Stoffe reichern sich in den Zellen und Geweben an und führen zu Funktionsstörungen und in weiterer Folge schließlich zum Zelluntergang (☞ Kap. 3.).

Ist das Gen nur auf einem autosomalen Chromosom verändert (man nennt dies heterozygot), wird dieser Defekt durch das intakte Gen auf dem zweiten (homologen) Chromosom, das bis auf die eine Mutation identisch ist, ausgeglichen; der Träger dieses einen veränderten Gens ist gesund, er wird jedoch als Überträger oder Carrier bezeichnet. Trifft ein solcher Überträger jedoch auf einen Partner, der ebenfalls Träger eines Gendefektes im denselben Gen ist, so können aus dieser Verbindung Nachkommen hervorgehen, die zum Beispiel an einer Stoffwechselkrankheit wie einer Mukopolysaccharidose leiden.

Autosomal-rezessive Vererbung

Die verschiedenen Möglichkeiten sind in der Abb. 10.2 dargestellt: Befruchtet eine Samenzelle mit einem veränderten Gen eine Eizelle mit einem unveränderten Gen (oder umgekehrt), so wird das Kind zwar auch Träger dieser Veränderung sein, es ist jedoch – ebenso wie seine Eltern – gesund. Treffen eine Samenzelle und eine Eizelle mit einem intakten Gen zusammen, so wird das Kind bezüglich einer bestimmten Erkrankung gesund sein und auch nicht Träger für diese Erkrankung sein. Das bedeutet, dass auch bei den nachfolgenden Generationen die familiär bekannte Genveränderung nicht weitervererbt wird. Wenn jedoch eine Samenzelle und eine Eizelle, die beide das veränderte Gen tragen, zusammentreffen, wird die Krankheit bei dem Kind zum Ausbruch kommen. Keines der beiden Genallele ist dann imstande, ausreichende Mengen eines funktionell wirksamen Genproduktes zu bilden. Die theoretische Wahrscheinlichkeit für eine solche Kombination beträgt 25 %. Der hier dargelegte Vererbungsmodus wird als autosomal-rezessive Vererbung bezeichnet. Nahezu alle Mukopolysaccharidosen (mit Ausnahme der MPS II) folgen einem solchen autosomal-rezessiven Erbgang.

Auf die autosomal-dominante Vererbung soll hier nicht näher eingegangen werden, da sie für das Gebiet der lysosomalen Speicherkrankheiten keine große Bedeutung besitzt.

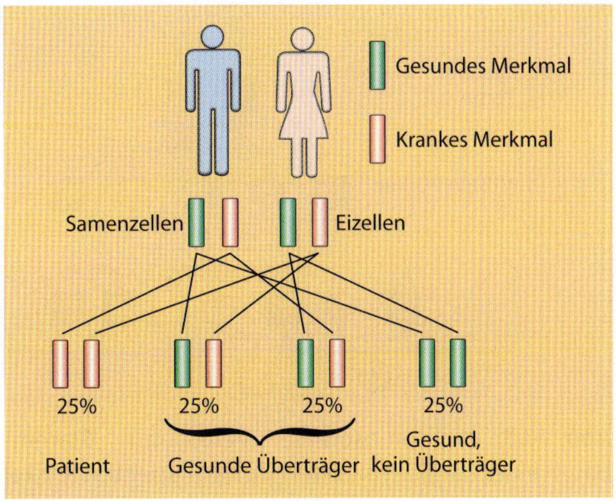

Abb. 10.2: Schema der autosomal-rezessiven Vererbung.

X-chromosomal-rezessive Vererbung

Lediglich die Mukopolysaccharidose Typ II (Morbus Hunter, MPS II) wird nicht autosomal-rezessiv vererbt, sondern folgt dem X-chromosomal-rezessiven Erbgang. Bei dieser MPS-Form ist das Gen für das entsprechende Enzym (Iduronat-2-Sulfatase) auf dem X-Chromosom lokalisiert. Auf dieser Tatsache beruht der besondere Vererbungsmodus dieser Krankheit: Trägt eine weibliche Person ein X-Chromosom mit einem mutierten Gen für den Morbus Hunter, so wird dieses veränderte Gen durch das intakte Gen auf dem zweiten X-Chromosom ausgeglichen. Die Frau ist zwar Trägerin für MPS II (man spricht von einer Konduktorin), sie ist jedoch in der Regel gesund. Sollte jedoch in seltenen Fällen ausgerechnet das nicht veränderte *IDS*-Gen am X-Chromosom inaktiviert worden sein, dann kommt in der Zellsteuerung nur das veränderte Gen am anderen X-Chromosom zum Tragen und dann kann auch ein weiblicher Patient alle Merkmale eines Morbus Hunter entwickeln (☞ Abb. 5.19).

Anders verhält es sich beim männlichen Geschlecht, welches nur ein X-Chromosom hat: Ein Gen mit einer Mutation für MPS II wird hier nicht durch ein zweites X-Chromosom kompensiert, der Betreffende entwickelt die Symptome eines Morbus Hunter. Daraus folgt, dass der Morbus Hunter fast ausschließlich im männlichen Geschlecht vorkommt. Dieser Erbmodus wird in der Humangenetik als X-chromosomal-rezessive Vererbung bezeichnet.

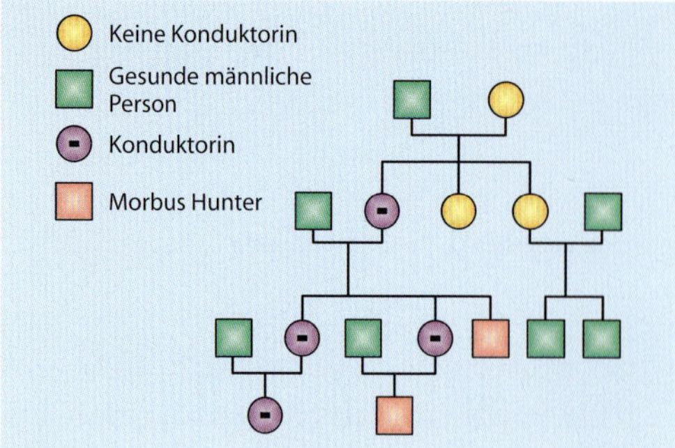

Abb. 10.3: X-chromosomale Vererbung: Stammbaum einer Familie mit zwei Hunter-Patienten (Onkel und Neffe).

Die Abb. 10.3 zeigt den Stammbaum einer Familie mit zwei Hunter-Patienten. Erkrankt sind ein Junge und sein Onkel (Bruder der Mutter). Bei der Großmutter des Jungen trat das mutierte Gen zum ersten Mal auf, es wurde an ihre zwei Töchter (sie sind Konduktorinnen) und ihren Sohn (mit Morbus Hunter) weiter vererbt. Eine Schwester hat einen Jungen (mit Morbus Hunter), die andere eine Tochter, die wiederum Erbträgerin ist (50% Wahrscheinlichkeit). Neben einer Vererbung von krankheitsassoziierten Genvarianten über mehrere Generationen können grundsätzlich solche Mutationen auch zufällig neu entstehen, d.h. dass keiner der Eltern Träger der Veränderung ist (Neumutation, *de-novo*).

Konduktorinnen und Vererbungsrisiko

Wegen des besonderen Vererbungsmodus der Mukopolysaccharidose Typ II werden die Erbträgerinnen auch als Überträgerinnen oder Konduktorinnen bezeichnet. Ist eine Frau sichere Konduktorin, besteht für deren männliche Nachkommen ein Risiko von 50 %, an einem Morbus Hunter zu erkranken. Die Töchter einer solchen Konduktorin werden ebenfalls zu 50 % wiederum Konduktorinnen derselben Erkrankung sein und können daher erkrankte Söhne bekommen.

10.2. Genetische Beratung

10.2.1. Vorgeburtliche (pränatale) Diagnostik

Wenn die Diagnose einer Mukopolysaccharidose gestellt wurde, müssen sich die Eltern zunächst mit den Problemen, die unmittelbar mit dem kranken Kind zusammenhängen, auseinandersetzen. Dann jedoch tauchen bald Fragen auf, welche die weitere Zukunft der Familie betreffen:

- Können wir gesunde Kinder haben?
- Wie hoch ist das Risiko einer Mukopolysaccharidose für weitere Nachkommen?
- Kann man die Krankheit bereits vor der Geburt feststellen?

In der genetischen Beratung wird zunächst der Vererbungsmodus (autosomal-rezessive oder X-chromosomal-rezessive Vererbung) dargelegt. Dann wird man auf die Möglichkeiten der pränatalen Diagnostik hingewiesen. Dafür stehen verschiedene Verfahren zur Verfügung: eine Chorionzottenbiopsie (Mutterkuchenpunktion) oder eine Amniozentese (Fruchtwasseruntersuchung). In beiden Fällen handelt es sich um invasive Methoden.

Bei der Chorionzottenbiopsie wird – zumeist über die Bauchwand der Schwangeren – ein Gewebsstück aus dem kindlichen Anteil der Plazenta (Chorion) entnommen. In diesem Gewebe kann/können die Mutation(-en), die beim Index-Patienten gefunden wurden, direkt untersucht werden. Da diese Untersuchung bereits ab der ca. 11+0 Schwangerschaftswoche durchgeführt werden kann, ist die werdende Mutter nicht so sehr durch eine lange Zeit der Ungewissheit belastet. Diesem Vorteil steht jedoch der Nachteil gegenüber, dass bei der Chorionzottenbiopsie das Risiko für eine Fehlgeburt (Abort) etwas höher ist (ca. 1 %) als bei der Amniozentese (unter 0,5 %).

Bei der Amniozentese wird in der 14. bis 16. Schwangerschaftswoche durch die Bauchdecke hindurch Fruchtwasser, das kindliche Hautzellen enthält, entnommen. Die Zellen werden kultiviert, das Anzüchten der Zellen in einer Gewebekultur beansprucht allerdings eine gewisse Zeit. Damit stehen diese kindlichen Zellen, ähnlich wie Fibroblasten aus einer Hautstanze, für biochemische oder molekulargenetische Analysen zur Verfügung.

Wenn beim MPS-erkrankten Kind – man spricht dabei vom Indexpatienten – eine molekulargenetische Untersuchung durchgeführt und die ursächliche(-n) Mutation(-en) festgestellt wurde(-n), kann einer Familie die pränatale Diagnostik spezifisch auf die in der Familie bekannte Mutation(-

en) angeboten und durchgeführt werden. Somit kann das Risiko der Erkrankung bei der bestehenden Schwangerschaft rasch bestimmt werden.

Schwieriger und wesentlich zeitaufwändiger ist es, wenn erst bei Bekanntwerden einer Schwangerschaft der in der Familie bekannte Patient abgeklärt werden muss. Angehörige von Betroffenen sollten daher schon bei der Familiengründung genetisch beraten werden, und nicht erst bei Bekanntwerden einer Schwangerschaft.

Wurde durch die vorgenommenen Untersuchungen festgestellt, dass das werdende Kind betroffen ist, ist nach derzeitiger Rechtssprechung in einer Reihe von Ländern die medizinische Indikation für einen Schwangerschaftsabbruch gegeben. Die Entscheidung dazu obliegt jedoch ausschließlich den Eltern. Bereits vor einer geplanten weiteren Schwangerschaft sollte eine genetische Beratung der zukünftigen Eltern erfolgen und die Problematik, die eine pränatale Diagnostik mit sich bringt, gemeinsam mit einem Arzt und eventuell auch einem Psychologen in ihrer ganzen Tragweite ausführlich diskutiert werden.

10.2.2. Präimplantationsdiagnostik

Bei bekannter Trägerschaft beider Eltern für eine autosomal-rezessiv vererbte Form der Mukopolysaccharidose oder bei der Trägerschaft der Mutter für eine X-chromosomal-rezessiv vererbte Mukopolysaccharidose stellt sich die berechtigte Frage, ob eine Untersuchung bereits vor der Schwangerschaft möglich wäre. Das ist grundsätzlich im Rahmen einer künstlichen Befruchtung (assistierte Reproduktion) möglich, bei welcher man Zellen noch vor dem Einsetzen in die Gebärmutter gezielt auf Erkrankungen untersuchen kann, für welche ein hohes familiäres Risiko besteht. Die Voraussetzung ist die Identifizierung der ursächlichen Genveränderung beim Indexpatienten, z.B. eines in der Familie bekannten Patienten mit einer schweren Form von MPS.

Eine Untersuchung ist dabei im Rahmen der Befruchtung der Eizelle durch die Samenzelle außerhalb des Körpers möglich (= künstliche Befruchtungmittels In-vitro-Fertilisation, IvF). Dieser Vorgang erlaubt es, letztlich nur die nicht-betroffenen Embryonen (Keimlinge) in die Gebärmutter einzupflanzen (zu implantieren). Eine Präimplantationsdiagnostik ist nur in spezialisierten Kliniken und Genetik-Laboratorien möglich. Dabei unterscheidet man zwei Methoden: die Polkörperdiagnostik (PKD) und die Trophektodermbiopsie (TE, TEB).

Die Polkörperdiagnostik (PKD) ist eine Methode bei der die Polkörper die bei der Reifung der Eizelle entstehen, untersucht werden. Die Polkörper sind kleine rundliche Gebilde, die sich am Zellrand der Eizelle (den „Polen") befinden und enthalten das nicht für die Befruchtung notwendige Erbgut. Mit Hilfe der Abklärung des nicht verwendeten Erbmaterials lässt sich indirekt auf die Zusammensetzung des in der Eizelle für die Befruchtung vorbereiteten Erbgutes schließen. Diese Methode eignet sich sehr gut für die Identifikation der mütterlich vererbten genetischen Veränderung z.B. bei der MPS II (Hunter). Aufgrund der Untersuchung der Polkörperchen kann vorhergesagt werden, ob die verwendete Eizelle einer Konduktorin die für MPS II-typische Genveränderung enthält oder nicht. Die Entnahme der Polkörperchen für die Untersuchung schadet der weiteren Entwicklung der Eizellen nicht. Das Erbgut der Samenzellen kann mit dieser Methode allerdings nicht analysiert werden.

Die Trophektodermbiopsie (TE, TEB) ist eine Methode, bei der fünf Tage nach der künstlichen Befruchtung der Eizelle durch eine Samenzelle an einem Zellhaufen von ca. 200 Zellen molekulargenetische Untersuchungen möglich sind. Diese Zellen enthalten das Erbgut beider Elternteile. Die innere Zellmasse (der Embryoblast) entwickelt sich in den Embryo, die äußere Zellmasse (der Trophoblast) in die spätere Plazenta. Für die Untersuchung werden einer Frau zunächst mehrere Eizellen entnommen und befruchtet, und sodann in den daraus entstandenen Zellhaufen nur jeweils wenige Zellen der äußeren Zellmasse auf die bei den Eltern bekannten genetischen Veränderungen untersucht. Diese Untersuchungen erlauben es, nur jene Embryonen in die Gebärmutter einzusetzen, die keine für die gesuchte Erkrankung typischen genetischen Veränderungen tragen. Die optische Kontrolle der sich entwickelnden Zellhaufen alleine gibt keinen ausreichenden Hinweis ob eine MPS vorliegt oder nicht, es müssen die Zellen selbst mit molekulargenetischen Methoden untersucht werden.

Nach Durchführung beider Methoden wird eine nochmalige Bestätigung in der bestehenden

Schwangerschaft durch eine der beiden invasiven Methoden der Pränataldiagnostik empfohlen.

Eine Präimplantationsdiagnostik ist technisch aufwändig und für das Paar zeitintensiv und teuer. Bei der Planung zur Durchführung einer diesen Methoden ist eine ausführliche genetische Beratung von großer Bedeutung. Bei beiden Methoden sind klare gesetzliche Regelungen vorhanden, wenngleich diese in den einzelnen Ländern unterschiedlich sein können. Eine PKD ist z.B. zu bevorzugen, wenn sie alleine ausreicht, um eine Erbkrankheit zu erkennen (z.B. MPS II, Morbus Hunter). Eine TE kann in manchen Ländern (wie z.B. Österreich, Deutschland) nur nach der Genehmigung durch die zuständige Ethikkommission erfolgen.

10.2.3. Heterozygotentests

Die Diagnose einer Mukopolysaccharidose bedeutet nicht nur für die unmittelbar Betroffenen sondern auch für die Verwandten der Eltern eine große Belastung. Es taucht sofort die Frage auf: Können auch meine Kinder von einer Mukopolysaccharidose betroffen sein, muss ich Bedenken vor einer weiteren Schwangerschaft haben?

Bevor diese Fragen beantwortet werden können, muss zunächst geklärt werden, welcher Vererbungsmodus bei dem bekannt gewordenen betroffenen Kind vorliegt: ein X-chromosomal-rezessiver Erbgang (Mukopolysaccharidose Typ II, Morbus Hunter) oder ein autosomal-rezessiver Erbgang (alle anderen Mukopolysaccharidosen).

Autosomal-rezessive Vererbung

Im Falle der autosomal-rezessiven Vererbung müssen folgende Überlegungen angestellt werden: Da nicht nur die Eltern des Kindes, sondern auch entweder der Großvater oder die Großmutter heterozygote Träger der krankheitsverursachenden Mutation sind, müssen auch die Geschwister der Eltern mit einer Wahrscheinlichkeit von 50 % als Träger für MPS angesehen werden. Gesunde Geschwister eines MPS-Patienten haben ein Risiko von 66 Prozent, dass auch sie eine der elterlichen Genvarianten tragen. Wenn Geschwister eines Patienten eine Familie gründen möchten, stellt sich häufig die Frage, ob auch sie ein an MPS erkranktes Kind bekommen können. Falls keine Verwandtenehe vorliegt, ist jedoch das Risiko, dass deren Ehepartner ebenfalls das veränderte Gen tragen, als sehr gering anzusehen: Aus Modellrechnungen ergibt sich, dass die Heterozygotenhäufigkeit in der Allgemeinbevölkerung bei etwa 1:80 (Morbus Sanfilippo) bis 1:160 (Morbus Hurler) liegt. Trotz dieser niedrigen Wahrscheinlichkeit wird jedoch nach der Möglichkeit gefragt, durch eine Blutuntersuchung festzustellen, ob man Träger für MPS ist oder nicht.

Über lange Zeit war es nur möglich, mittels Bestimmung der Enzymaktivitäten Gesunde, gesunde Überträger oder MPS-Erkrankte voneinander zu unterscheiden. Dabei haben sich gerade bei den Gesunden immer wieder Unklarheiten der Enzymaktivitäten gezeigt, welche es nicht eindeutig zugelassen haben, Familienangehörige ohne Genveränderung von solchen mit nur einer Genveränderung (Heterozygote) klar voneinander abzugrenzen. Bereiche der Aktivitäten Gesunder ohne Genveränderung waren teilweise jenen von Heterozygoten sehr ähnlich. Lediglich Erkrankte waren durch die fehlende Enzymaktivität oder nur eine sehr geringe Enzymrestaktivität immer klar zu erkennen.

Kennt man jedoch die beim Index-Patienten in der Familie ursächlichen Genveränderungen, so können bei allen Familienmitgliedern diese Mutationen auf ihr Vorhandensein überprüft werden und festgestellt werden, ob jemand Überträger ist oder nicht. Hierfür wird eine genetische Analyse der familiär bekannt gewordenen Genvarianten des entsprechenden Gens benötigt. Auch bei bekannter Diagnose eines schon älteren MPS-Patienten und seiner Befunde über die Enzymaktivität des betroffenen Enzyms sollte grundsätzlich angestrebt werden, auch noch nachträglich die molekulargenetischen Untersuchungen zu veranlassen, um anderen Familienmitgliedern die dadurch erleichterten Möglichkeiten der Feststellung des Heterozygotenstatus bzw. der pränatalen Diagnose zu bieten. Ansonsten müssten beide Elternteile des Indexpatienten nochmals mittels Analyse (Sequenzierung) des gesamten Gens untersucht werden, um nachträglich die familiären Varianten aufzudecken.

X-chromosomal-rezessive Vererbung (M. Hunter)

Ganz anders liegen die Verhältnisse bei der Mukopolysaccharidose Typ II (Morbus Hunter), da diese dem X-chromosomalen Erbgang folgt. Zunächst muss die DNA bei dem Patienten mit Mukopolysaccharidose Typ II untersucht werden, um die Mutation exakt zu charakterisieren. Erst dann kann durch Genanalysen der Konduktorinnenstatus bei den weiblichen Familienmitgliedern festgestellt werden, die vom Stammbaum her als Überträgerinnen in Frage kommen. Ergibt diese Analyse bei einer Frau, dass sie sicher keine Konduktorin ist, dann besteht keine Indikation mehr für eine pränatale Diagnostik. Auch die Töchter dieser Frau werden keine Konduktorinnen sein.

10.2.4. Überlegungen zur Genetik in einer Familie

Der Arzt, der bei einer Familie mit einem betroffenen Kind eine genetische Beratung durchführt, sollte Erfahrung sowohl auf dem Gebiet der Mukopolysaccharidosen als auch der Humangenetik haben. Die aufklärenden Hinweise, die in einer solchen Beratung gegeben werden, und die Entscheidungen, die eventuell getroffen werden, haben eine schwerwiegende Tragweite, und zwar unter Umständen nicht nur für das direkt beteiligte Ehepaar, sondern auch für weitere Verwandte. Eventuell sollte auch die Hilfe eines Psychologen hinzugezogen werden.

Wollen jedoch Brüder oder Schwestern von Eltern eines an Mukopolysaccharidose erkrankten Patienten feststellen lassen, ob sie Überträger sind, so kann nach der bekannten Mutation gesucht werden. Das bedeutet, dass man für die Verwandten durchaus eine sichere Aussage darüber treffen kann, ob sie Überträger sind oder nicht. Wenn sich herausstellt, dass der Verwandte Überträger für familiär bekannte Mutation ist, kann dem Partner die Analyse des entsprechenden Gens angeboten werden, um nach einer möglichen Trägerschaft zu suchen. Somit kann das genaue Risiko des Paares für ein Kind mit der in der Familie bekannten MPS-Erkrankung präzisiert werden.

Immer wieder wollen Eltern von Patienten mit einer Mukopolysaccharidose wissen, ob die übrigen meist noch jungen Geschwister des Patienten Überträger sind, das heißt das Risiko in sich haben, auch ihrerseits einmal erkrankte Kinder bekommen zu können. Vor allem trifft dies bei den Schwestern von Patienten mit Morbus Hunter zu, wenn die Mutter Konduktorin ist. Für diese Schwestern besteht ein fünfzigprozentiges Risiko, Überträgerin zu sein und damit kranke Söhne zu bekommen. So verständlich dieser Wunsch nach Abklärung erscheint, stehen dem die Richtlinien der Deutschen und Österreichischen Gesellschaft für Humangenetik gegenüber, welche eine diesbezügliche Abklärung erst ab dem 18. Lebensjahr (oder im Falle eines Kinderwunsches und Schwangerschaft vor diesem Alter) zulassen. Erst mit Erreichen der Volljährigkeit sollen Geschwister eines Patienten als zukünftige Eltern das Recht erhalten, selbst zu entscheiden, ob sie eine derartige Abklärung haben möchten. Es besteht die theoretische Möglichkeit, eine Untersuchung von minderjährigen Geschwistern schon früher zu veranlassen, ein Ergebnis wird jedoch nur diesen und nur nach Erreichen des 18. Lebensjahres sowie nur auf deren ausdrücklichen Wunsch durch die untersuchende humangenetische Stelle mitgeteilt.

Abschließend sei angemerkt, dass viele Ratsuchende wenig Vorstellung davon haben, was sie in einer genetischen Beratungsstelle erwartet. Die sachliche Besprechung über das Krankheitsbild, dessen Vererbungsmodus, die Klärung sonstiger Unklarheiten oder fehlender Befunde, das Aufzeigen von Optionen der Untersuchungen vor oder während einer Schwangerschaft und die klaren diagnostischen Aussagen molekulargenetischer Befunde führen in den meisten Fällen zu einer deutlichen Erleichterung bei den Ratsuchenden. Die ursprüngliche Angst und Unsicherheit endet meist damit, dass sich viele Angehörige oder erwachsene Betroffene mit MPS wünschten, sie hätten bereits früher eine solche Beratungsstelle aufgesucht.

Literatur

Buchholz T, Clement-Sengewald A, Gloning K-P (2004) Polkörperdiagnostik in Deutschland. Bericht über das Experten-Meeting vom 24.-25. 10. 2003 in München. Reproduktionsmed Endokrinol 1:38-42.

Geraedts JPM, De Wert GMWR (2009) Preimplantation genetic diagnosis. Clin Gen 76:315-325.

Kuliev A, Rechitsky S (2011) Polar body-based preimplantation genetic diagnosis for Mendelian disorders. Mol Hum Reprod 17:275-285.

Chow JFC, Yeung WSB, Leeb VCY, Lauc EYL, EHY (2018) Evaluation of preimplantation genetic testing for chromosomal structural rearrangement by a commonly used next generation sequencing workflow. Eur J Obstet Gynecol Reprod Biol 224:66-73.

11. Pubertät und Transition

11.1. Pubertät

Mukopolysaccharidosen und ähnliche Erkrankungen werden sehr häufig bereits im Kindesalter diagnostiziert. Die umfassende Fürsorge der Eltern ist zunächst vollkommen auf das eigene Kind und seine Hilfsbedürftigkeit konzentriert. Die gesamte Betreuung ist gebunden an medizinisch-therapeutische Maßnahmen zur Stabilisierung oder Verbesserung der Erkrankung, von der man schmerzhaft lernen muss dass sie immer weiter fortschreitet. Der Erfolg der multidisziplinären Betreuung in der Kindermedizin bringt es mit sich, dass erkrankte Kinder nicht, wie früher häufig, im Kindesalter versterben, sondern zunehmend das Jugend- und Erwachsenenalter erreichen. Für viele Eltern kommt es daher überraschend, dass das betroffene Kind Zeichen der Pubertät entwickelt und aufhört ein „Kind" zu sein.

Dies betrifft die Kinder mit und ohne geistige Beteiligung gleichermaßen und Eltern stellen sich in dieser neuen Situation viele Fragen. Das betrifft die Ungewissheit der Sexualität, der Fertilität, des Körperwachstums, die Weiterentwicklung der Erkrankung und eine mögliche Schwangerschaft. Dieser Prozess bringt aber auch viele Fragen der Betroffenen selbst mit sich, da in dieser Zeit auch eigene Hoffnungen und Vorstellungen einer individuellen Persönlichkeit, von Lebenszielen und einer Sozialisierung beginnen. Die Interaktion mit Gleichaltrigen und der Vergleich mit den „Gesunden" kann psychisch belastend und schmerzhaft sein, denn nun beginnt man zu erkennen, dass es Freunde und Bekannte gibt die ohne die Belastung einer chronischen Erkrankungen leben können. Es kann sein, dass die psychische Belastung groß ist und einer Unterstützung bedarf, wenn die jungen Heranwachsenden erkennen müssen, dass es niemals ein Leben ohne MPS oder einer ähnliche Erkrankung geben wird.

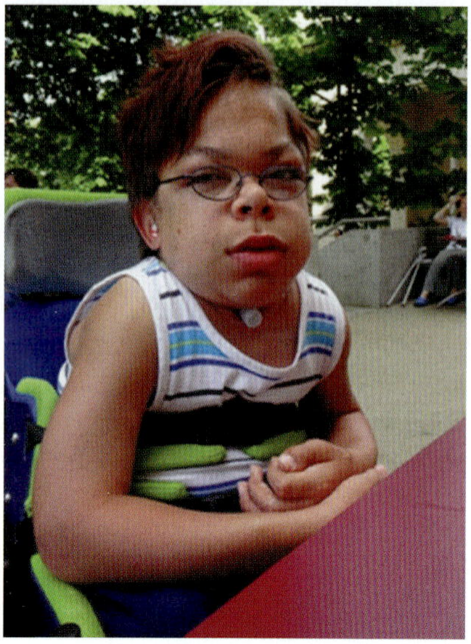

Abb. 11.1: 14-jähriger Patient mit MPS I – Hurler-Phänotyp und früh begonnener Enzymersatztherapie. Warum soll man nicht auch cool sein dürfen?

Es ist dabei wichtig, den jungen Menschen nicht Lehrbuchwissen und Lebenserwartungen zu vermitteln, sondern klar zu machen, dass jeder Krankheitsverlauf sehr individuell gestaltet sein wird und von vielen Faktoren abhängig ist. Allein das Spektrum an Schweregraden der einzelnen MPS-Formen kann sogar innerhalb einer Familie unterschiedlich sein, Zusatzerkrankungen oder Unfälle, die gar nichts mit der Grunderkrankung zu tun haben, können den weiteren Verlauf beeinflussen. Wesentlich ist jedoch die Akzeptanz der Erkrankung und die Bereitschaft, die ärztlich-therapeutischen Empfehlungen ernst zu nehmen, sie als einen Teil des zukünftigen Lebens aufzufassen. Es ist bekannt, dass diese besonders sensible Phase der Akzeptanz und Übernahme der Verantwortung für die eigene Gesundheit im negativen Fall bei Ablehnung mit erhöhter Morbidität und Mortalität einhergehen kann. Ziele für die Schule, berufliche Ausbildung und Hobbies sollten daher auf Erfahrungen mit dem typischen Ablauf der einzelnen Erkrankungsformen zurückgreifen, ohne jedoch von vornherein Möglichkeiten auszuschließen. Es erweist sich dabei als hilfreich und wertvoll, die Jugendlichen mit bereits erwachsenen Patienten zum Erfahrungsaustausch zusammen zu bringen, was besonders gut in den Patientengruppen geschieht.

> ***Erlebnisse eines Betroffenen – Berufsfindung:***
> Wie fast jedes Kind habe ich davon geträumt Polizist, Feuerwehrmann oder besser noch Astronaut zu werden. Das hat leider nicht geklappt.
> Während der Schule hatte ich ein großes Interesse an Physik und Chemie. So wollte ich nach der Schule eine Ausbildung als Chemielaborant machen. Nach einem Vorstellungsgespräch wurde ich gebeten zu warten, um mir in den Laboren zu zeigen, warum ich den Beruf nicht ausüben kann. Die „schönste" Absage die ich bekommen habe.
> Nach der Möglichkeit, an einem Berufsbildungswerk verschiedene Berufe auszuprobieren, habe ich mich entschieden: Die Lehre als Technischer Zeichner war für mich ein guter Kompromiss aus „Was ich kann (Stifte halten und Linien ziehen)" und „Was ich mag (Physik und Chemie)".
> (☞ auch Fortsetzung ***Ausbildung und Beruf*** und ***Weiterbildung***, Kap. 13.3.)

Die Pubertät ist ein Meilenstein in der Erkrankung und Basis für das weitere Leben jedes Betroffenen. Während bisher die Krankheit, Arzt- und Krankenhausbesuche dominiert haben, begleitet von der allgegenwärtigen elterlichen Fürsorge, beginnen Jugendliche nun ein eigenes Körper- und Schamgefühl zu entwickeln und möchten mehr Entscheidungsfreiheit im Rahmen ihrer Erkrankung haben. Die Entwicklung einer Autonomie und Selbstfürsprache, Gesundheitskompetenz und Therapieadhärenz muss erlernt und unterstützt werden. Von medizinischer Seite her kommt diesem Bedürfnis ein Prozess der Transition entgegen. Allerdings darf dabei nicht vergessen werden, dass die Jugendlichen bisher meist wenig medizinisches Wissen aufbauen konnten, da dieses fast immer nur mit den Eltern geteilt wurde und kaum mit den kindlichen Patienten kommuniziert wurde. Es ist daher wichtig, verständliche Informationen zur Erkrankung für die jugendlichen Betroffenen anzubieten, nachzufragen ob diese oder jene Begriffe und Symptome bekannt sind, ein notwendiges Krankheitswissen zu erwerben und sie auf das Vorhandensein einer lebenslang begleitenden chronischen Erkrankung vorzubereiten. Eine chronische Erkrankung die sie zwar haben, die jedoch nicht zum Mittelpunkt des Lebens werden soll. Ein bemerkenswert aktiver aber durchaus schwer Betroffener erklärte dazu offen: „ich leide nicht an MPS sondern ich bin ich und ich habe MPS. Und ob ich mich komisch im Rollstuhl fühle? Ich sehe mich ja nicht darin, nur die anderen".

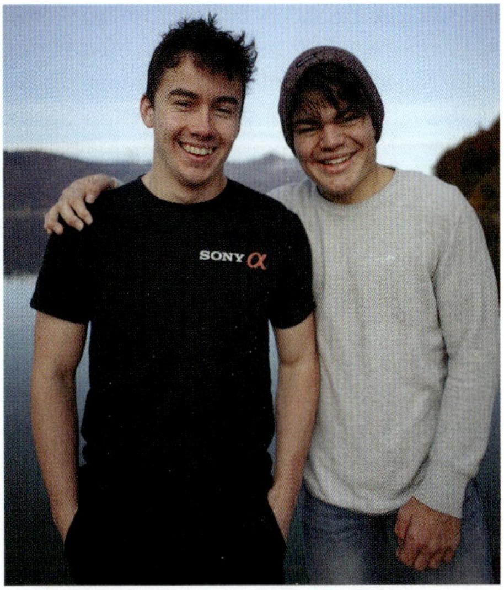

Abb. 11.2: Gesund - krank? Das ist für die besten Freunde unwichtig.

Pubertätsbeginn

Lysosomale Speichererkrankungen betreffen häufig das Bindegewebe in Skelett und diversen inneren Organen, eine Hormonstörung ist dabei nicht unbedingt zu erwarten. Es verwundert daher nicht, dass die Pubertätsentwicklung nicht wesentlich von Gesunden abweicht. Eine umfangreiche Studie in Deutschland, Österreich und der Schweiz hat bei 42 weiblichen Betroffenen mit verschiedenen Formen von MPS und Mukolipidosen (ML) ergeben, dass die ersten Merkmale der Pubertätsentwicklung mit 13 +/- 3,7 Jahren beobachtet wurden. Die erste Regelblutung setzte mit 14 +/- 1,8 Jahren ein und die vollständige Brustentwicklung endete mit 16 +/- 2,2 Jahren. Die endgültige Größe der jungen Frauen wurde schließlich mit 16 +/- 4,1 Jahren erreicht. Auch bei jugendlichen männlichen Betroffenen wurde der Beginn der Pubertät ähnlich unauffällig beobachtet.

Ganz selten gibt es jedoch publizierte Hinweise einer vorzeitigen Pubertät, vor allem bei Patienten mit M. Sanfilippo oder M. Hurler. Umgekehrt kann sich das Einsetzen der Pubertät verzögern, wenn Patienten mittels einer hämatopoetischen Stammzelltransplantation behandelt wurden. Die Verzögerung im Wachstum und Pubertätsentwicklung war umso deutlicher, je später die Transplantation erfolgte. Polgreen konnte anhand von 48 behandelten Patienten mit MPS IH aufzeigen, dass die eingesetzten Chemotherapeutika die Funktion der Gonaden beeinträchtigen können und hormonelle Störungen hervorrufen können. Das betrifft die gonadotropen Hormone, es wurden aber auch Defizite von Wachstumshormon und eine Schilddrüsenunterfunktion beobachtet.

Weiterhin konnte beobachtet werden, dass MPS-Patienten unter Enzymersatztherapie (ERT) eine etwas größere Körperendlänge erreichen konnten, da vor allem das Längenwachstum der Knochen positiv beeinflusst wurde. Dies konnte durch Decker anhand des Beispiels von Betroffenen mit MPS VI unter ERT gezeigt werden, wobei der positive Effekt größer war wenn die Behandlung früher als mit 16 Jahren einsetzte.

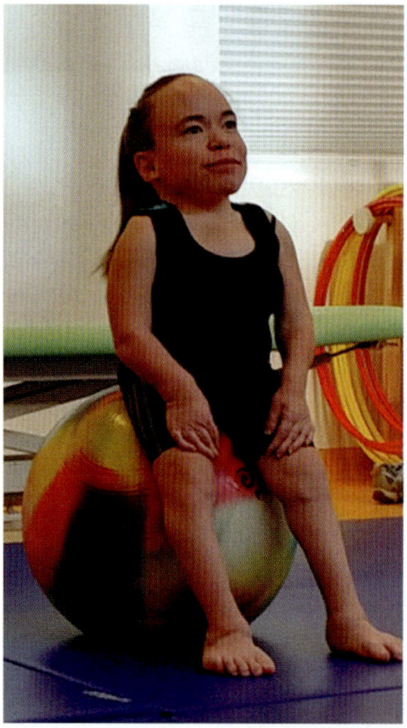

Abb. 11.3: Junge Erwachsene mit M. Morquio: Therapien erfordern eine aktive Mitarbeit und das Verständnis für die eigene Erkrankung.

Literatur

Decker C, Yu Z-F, Giugliani R et al. (2010). Enzyme replacement therapy for mucopolysaccharidosis VI: growth and pubertal development in patients treated with recombinant human *N*-acetylgalactosamine 4-sulfatase. J Pediatr Rehabil Med. 3(2): 89–100.

Hennermann JB, Bartels LC, Rohrbach M et al. (2019) Puberty, fertility and pregnancy in patients with mucopolysaccharidosis and mucolipidosis: a multicentre cross-sectional study. Abstract. Mol Genet Metab 129:S16-S167.

Muschol NM, Pape D, Kossow K et al. (2019). Growth charts for patients with Sanfilippo syndrome (Mucopolysaccharidosis type III). Orphanet J Rare Dis 14(1):93.

Polgreen LE, Tolar J, Plog M et al. (2008). Growth and endocrine function in patients with Hurler syndrome after hematopoietic stem cell transplantation. Bone Marrow Transplant 41(12):1005-1011.

11.2. Transition

Unter **Transition** versteht man in der Medizin den Übergang von Kindern oder jungen Erwachsenen mit chronischen Erkrankungen von der Kinderheilkunde in die Erwachsenenmedizin.

Die Society for Adolescent Medicine beschreibt Transition in 2003 so: „Ein zielgerichteter, geplanter Prozess, der sich an die medizinischen, psychosozialen und pädagogischen Bedürfnisse von Jugendlichen … mit chronischen Erkrankungen beim Umzug vom Kind auf erwachsenenorientierte Gesundheitssysteme ausrichtet."

Manche Kinderkliniken dürfen Patient/Innen über 18 Jahren nicht mehr behandeln, beziehungsweise bekommen die Behandlung erwachsener Patient/Innen nicht mehr vergütet. Dies ist allerdings krankenhausspezifisch und hängt davon ab, welche Verträge die Kinderkliniken mit den Krankenkassen geschlossen haben und ist zudem länderspezifisch geregelt.

Die Kinderheilkunde und die Erwachsenenmedizin unterscheiden sich grundlegend. Während die Kinderheilkunde eher familienzentriert, beschützend, fürsorglich und auf das Wachstum und die Entwicklung eines Kindes fokussiert ist, spielt in der Erwachsenenmedizin die Unabhängigkeit des/der Patient/In, die Kooperation und die Eigenverantwortlichkeit für die eigene Erkrankung sowie die Selbstbestimmung eine wichtige Rolle.

In einer Studie der Erasmus Universität 2011 wurden 24 Patient/Innen im Alter von 15 und 22 Jahren sowie deren Eltern zur Transition befragt. Hierbei wurde deutlich, dass die Kinderheilkunde als familiärer beschrieben wurde, sich um psychosoziale Probleme kümmere, sehr kinderfreundlich sei und die Eltern mit involviere, während die Erwachsenenmedizin eher formell sei, weniger Aufmerksamkeit auf die psychosozialen Bedürfnisse richte und Eltern weniger willkommen seien. Auch wurde in der Kinderheilkunde die gute Kooperation zwischen den unterschiedlichen Fachdisziplinen hervorgehoben während in der Erwachsenenmedizin die Teamarbeit nicht besonders gut entwickelt sei.

Dennoch wurde die Transition an sich von der Befragtengruppe als sehr willkommene und positive Veränderungen angesehen. Die jungen Erwachsenen und Eltern wünschten sich, in den Prozess mit einbezogen zu werden und dass die Selbständigkeit der jungen Erwachsenen gestärkt würde. Manchmal ist es auch für Kinderärzt/Innen, die die jungen Erwachsenen seit langer Zeit betreuen nicht leicht, die Betreuung an einen anderen Kollegen in der Erwachsenenmedizin abzugeben. Im Gegensatz dazu fühlen sich Erwachsenenmediziner/Innen manchmal mit den psychosozialen Bedürfnissen eines/einer jungen Patienten/In, der starken Beteiligung der Familie (Eltern) und auch mit der Koordination dieser Transition überfordert. Auch sind Erwachsenenmediziner/Innen oftmals eher auf die Probleme älterer Menschen eingestellt als auf junge Erwachsene und deren Bedürfnisse wie Sexualität, Life style, Familienplanung etc.

Viele MPS-Patient/Innen haben eine lange Krankengeschichte, manche Patient/Innen haben eine geistige Beteiligung. Regelmäßige Verlaufskontrollen bezüglich der MPS-Erkrankung sind jedoch lebenslang notwendig. MPS-Patient/Innen können aber im Erwachsenenalter auch ganz gewöhnliche Erkrankungen wie Diabetes, Bluthochdruck usw. entwickeln, regelmäßige Vorsorgeuntersuchungen (wie Krebsvorsorgen) müssen auch unabhängig von der Grunderkrankung MPS durchgeführt werden. Hierauf sind Kinderärzt/Innen oft nicht spezialisiert, so dass ein Wechsel in die Erwachsenenmedizin unabdingbar ist.

Gerade bei MPS-Patient/Innen, die eine geistige Beteiligung haben, stellt sich jedoch ein solcher Wechsel als schwierig dar, da sie sehr sensibel auf Veränderungen reagieren. Letztlich sind die Eltern in der Verantwortung, eine Entscheidung für den/die Patient/In zu treffen.

Junge Erwachsene mit MPS ohne geistige Beteiligung möchten – soweit es geht – unabhängig sein, auch wenn sie teilweise Hilfe in Anspruch nehmen müssen. Sie suchen eine Arbeit, sie möchten möglicherweise eine Familie planen. Letztlich jedoch müssen alle Patient/Innen durch ein multidisziplinäres Team betreut werden, welches von einem auf MPS spezialisierten Arzt/Ärztin koordiniert wird.

In einigen Ländern sind Transitionsprogramme etabliert, welche den Übergang von der Kindermedizin in die Erwachsenenmedizin erleichtern. Hierbei werden die Kinder ab einem bestimmten Alter darauf vorbereitet, sich zu einem bestimmten Zeitpunkt allein zu den Untersuchungen vorzustellen. Dieses geschieht jedoch nicht von einem Tag auf den anderen. Im Idealfall finden die ersten Transitionsuntersuchungen mit dem/der Kinderarzt/In und dem Erwachsenenmediziner gemeinsam in der vertrauten Umgebung der Kinderheilkunde statt. Auch die Daten des Patienten müssen dem Erwachsenenmediziner übermittelt werden und der junge Erwachsene muss die Erwachsenenklinik kennenlernen. Dieser Prozess dauert in der Regel Jahre. Auch wenn standardisierte Transitionsprogramme vorhanden sind ist ein personalisierter und flexibler Übergang von Kinder- zur Erwachsenenmedizin, der auf die Bedürfnisse des einzelnen Patient/Innen ausgerichtet ist, notwendig.

Ein gutes Beispiel wie eine Transition ablaufen kann, ist das „ready steady go programme" des NHS (National Health Service) in England.

Auch wenn ein solches Programm in den wenigsten Krankenhäusern etabliert ist, kann man die „Werkzeuge" kennenlernen, die für den jungen Patienten im Übergang zur Erwachsenenmedizin wichtig sind.

Das Schlüsselprinzip des „ready steady go" besteht darin, den jungen Patient/Innen schrittweise die Möglichkeit zu geben, die Kontrolle über ihr Leben zu übernehmen, und sie mit den notwendigen Fähigkeiten und Kenntnissen auszustatten, um ihre eigene Gesundheitsversorgung sicher und erfolgreich zu managen – sowohl in der Kinder-, als auch in der Erwachsenenmedizin. Hierbei werden die folgenden Schritte vollzogen:

Ready: Im Alter von 11 Jahren wird der/die Patient/In über das Programm informiert und über einen Fragebogen wird ermittelt, was er/sie über seine Erkrankung weiß und welche Bedürfnisse er/sie hat, um eine erfolgreiche Transition zu durchlaufen. In den folgenden 1-2 Jahren lernt der/die Patient/In, für sich selbst zu sprechen (in kurzen Gesprächen mit dem Arzt ohne Eltern) und sich über seine Erkrankung zu informieren. Hierbei sind die folgenden 3 Fragen wichtig: Was sind meine Möglichkeiten? Was ist das Für und Wider bei jeder Möglichkeit? Wie erhalte ich Unterstützung, um eine Entscheidung zu treffen, die für mich die Beste ist? Die Ziele werden schriftlich festgehalten.

Steady: Zwischen 13/14 Jahren bis 16 Jahren wird der/die Jugendliche motiviert, seine Arztbesuche zunehmend alleine zu gestalten und eigenverantwortlich mit zu entscheiden. Er/sie erhält eine Kopie des Arztberichtes. Die Ziele werden erneut festgehalten.

Go: Im Alter von 16 Jahren wird ebenfalls über einen Fragebogen ermittelt, in wieweit der/die Jugendliche auf die Erwachsenenmedizin vorbereitet ist. Von nun an sollte er/sie zu den verschiedenen Untersuchungen meist alleine gehen. Zu diesem Zeitpunkt wird das Erwachsenenteam involviert, erhält einen ausführlichen Arztbericht über die Krankengeschichte des/der Patient/In und der/die Jugendliche lernt das Erwachsenenteam zum ersten Mal kennen, bevor er/sie dann ab ca. 18 Jahren ganz in der Erwachsenenmedizin betreut wird. Wichtig ist auch, dass neben der Krankenakte und dem ausführlichen Bericht auch Notfallpläne für die entsprechende Erkrankung und den/die einzelne(n) Patient/In vorliegen.

Zusammenfassend sind also folgende Aspekte zu beachten:

- Es bedarf einer verantwortlichen Person, die für die Unterstützung des Wechsels in die Erwachsenenmedizin verantwortlich ist (Koordinator).
- Es ist ein dokumentierter Transitionsplan hilfreich, der die gesundheitlichen Bedürfnisse einschließt.
- Es muss eine Mitteilung oder ein „Gesundheitspass" erstellt werden, um sicherzustellen, dass relevante Fachkräfte Zugang zu wesentlichen Informationen über den/die Jugendliche(n) haben.
- Es darf keine Versorgungslücke zwischen Kinder- und Erwachsenenmedizin entstehen.
- Es sind Schulungen und Beratungen notwendig, um die Jugendlichen und ihre Eltern auf den Übergang in die Erwachsenenbetreuung vorzubereiten.

Der/die Jugendliche muss auch lernen, sich um seine Medikamentenbestellung zu kümmern, seine Termine selbst zu vereinbaren und für sie/ihn wichtige Themen beim Arzt selbst anzusprechen.

Auch für Patient/Innen mit einer geistigen Behinderung kann das Programm teilweise genutzt werden. Die Entscheidung sollte im Team mit dem/der behandelnden Arzt/Ärztin, dem/der Patient/In und den Eltern/Betreuern getroffen werden. Letztlich müssen sich Eltern und Betreuer jedoch frühzeitig Gedanken machen (also bevor der Patient volljährig wird), wer die rechtliche Betreuung für den/die Patient/In übernimmt, falls dieser/diese das nicht selbst kann, damit die reibungslose Weiterversorgung möglich ist.

Literatur

Nagra A, McGinnity PM, Davis N, et al. Implementing transition: Ready Steady Go. Arch Dis Child Educ Pract Ed 2015;100(6):313-20.

Lampe C, McNelly B, Gevorkian AK et al. Transition of patients with mucopolysaccharidosis from paediatric to adult care. Mol Genet Metab Rep 2019;21:100508.

Stepien KM, Kieæ-Wilk B, Lampe C et al. Challenges in Transition From Childhood to Adulthood Care in Rare Metabolic Diseases: Results From the First Multi-Center European Survey. Front Med (Lausanne) 2021;8: 652358.

vanStaa AL, Jedeloo S, van Meeteren J, Latour JM. Crossing the transition chasm: experiences and recommendations for improving transitional care of young adults, parents and providers. Child Care Health Dev 2011; 37(6):821-32.

12. Fertilität und Kinderwunsch

12.1. Fertilität

Eine chronische Erkrankung zu haben bedeutet nicht zwangsläufig auf eine Partnerschaft oder Familiengründung verzichten zu müssen. Daher gibt es auch unter den Frauen und Männern mit Mukopolysaccharidosen (MPS) oder ähnlichen Erkrankungen zahlreiche Beispiele in der Fachliteratur, die über Kinder von Betroffenen berichten. Auch zu den Patiententreffen kommen immer mehr Familien mit Kindern, wo ein Elternteil eine MPS oder ähnliche Erkrankung hat. Dies ist zum einen dadurch bedingt, dass durch die umfassende Betreuung der Patienten und gegebenenfalls eine Knochenmarktransplantation (hämatopoetische Stammzelltransplantation) oder Enzymersatztherapie (ERT) die Betroffenen immer älter werden, zum anderen erlaubt es die vermehrt angebotene Gendiagnostik zunehmend mehr erwachsene Patienten zu identifizieren, die einen milden Krankheitsverlauf haben und im Kindesalter nicht im Fokus einer diagnostischen Abklärung standen. Es kann sogar passieren, dass die Erkrankung erst dann diagnostiziert wird, wenn eine Familie längst gegründet wurde und bereits Kinder geboren wurden. Gerade bei milder betroffenen Patienten kann es Jahre und Jahrzehnte dauern bis letztlich eine korrekte Diagnose gestellt wird.

In einer Studie von Hennermann im deutschsprachigen Raum wurden 11 Schwangerschaften bei acht Frauen beobachtet, die alle spontan entstanden sind. Eine der Frauen hatte zwei, eine andere sogar drei Schwangerschaften. Bei einer Frau wurde die Schwangerschaft vorzeitig beendet. Die ersten Schwangerschaften wurden im Alter von 28 +/- 4,2 Jahren durchgemacht, die durchschnittliche Körpergröße der betroffenen Frauen war dabei 145 +/- 20 cm. Dabei waren drei der Frauen unter fortlaufender Enzymersatztherapie (früher noch off label use), alle Kinder zeigten während der Schwangerschaft und danach keine Auffälligkeiten. Die Entbindung erfolgte meist um die 38. Schwangerschaftswoche (38 +/- 1,5), überwiegend mittels Kaiserschnitt (3 spontan, 7 mittels Sectio). Alle Kinder waren gesund und ohne Fehlbildungen, bezüglich Gewicht, Körperlänge und Kopfumfang unterhalb der 50.Perzentile.

Schilderungen betroffener Erwachsener bei Kinderwunsch sind jedoch keineswegs nur positiv, was die Reaktion seitens der Gesellschaft und Medizinér anbelangt. Es gibt leider einige Frauen, denen eine Schwangerschaftsunterbrechung nahe gelegt wurde, "weil doch alle Kinder ebenfalls MPS oder eine ähnliche Erkrankung haben würden". Dies ist bei einem autosomal-rezessiven Erbgang – und das trifft auf die meisten lysosomalen Speichererkrankungen zu – nur äußerst selten zu erwarten, am ehesten bei blutsverwandten Paaren. Handelt es sich um X-chromosomal-gebundene rezessive Erkrankungen wie einen M. Hunter, sind alle Mädchen weitgehend gesund und männliche Kinder nur zu 50 Prozent mit einem Risiko erkrankt zu sein (☞ Kap. 10. Genetik).

Eine genetische Beratung hat keine der in der Studie befragten betroffenen Frauen erhalten und noch weniger Frauen eines betroffenen zukünftigen MPS-Vaters, da man womöglich gar nicht genauer nach einer Erkrankung des Partners gefragt hatte. In wenigen Fällen wurde eine vorgeburtliche Untersuchung, z.B. mittels Fruchtwasserpunktion, vorgenommen, jedoch nur um die Chromosomen abzuklären. Mit dieser Untersuchung ist eine MPS oder ähnliche monogenetische Erkrankung nicht zu erkennen. Einer der befragten MPS-Väter hatte drei gesunde Töchter, der Partnerin eines weiteren Mannes mit M. Morquio hat man die Unterbrechung der Schwangerschaft dringend nahe gelegt. Die Fertilität kann bei Patienten beiderlei Geschlechts nach einer Knochenmarktransplantation eventuell beeinträchtigt sein und dies umso eher, je näher zur Pubertät hin die begleitenden Chemotherapien stattgefunden haben.

12.2. Planung eines Kinderwunsches

Die Aufklärung von erwachsen werdenden Patienten ist von großer Wichtigkeit. Den Kinderwunschpaaren sollte daher zunächst der Besuch einer genetischen Beratungsstelle empfohlen werden, um den Betroffenen und deren Partnern alle möglichen Optionen aufzuzeigen. Optionen nach denen sie fragen können, weil sie selbst ausreichend aufgeklärt sind.

Schon die Planung einer gemeinsamen Schwangerschaft sollte dazu führen, die zugrunde liegenden Genveränderungen des Betroffenen und den Trägerstatus des Partners festzustellen. Dies ermöglicht eine korrekte genetische Beratung mit genauer Vorhersage eines Wiederholungsrisikos und eine rasche Diagnose bei einer eventuell notwendigen vorgeburtlichen Untersuchung. Eine solche wird eher bei X-chromosomal-gebundenen rezessiven Erkrankungen (MPS II oder M. Fabry) in Betracht bezogen werden müssen.

Nicht immer sind jedoch die körperlichen Voraussetzungen bei einer Frau mit einer chronischen Erkrankung ideal geeignet, sodass jedenfalls von einer Risikoschwangerschaft auszugehen ist. Bei den MPS und ähnlichen Erkrankungen ist es häufig die verminderte Körpergröße, die es erschwert ein Kind bis zum Termin auszutragen, da dieses Kind gesund ist und bei der Geburt zum Termin eine normale Körpergröße zu erwarten ist. Der verkürzte Rumpf Betroffener und/oder die Vergrößerung der Leber und Milz erlauben dies womöglich gar nicht. Zudem bedeutet eine Zunahme des Bauchumfangs mit zunehmend fortschreitender Schwangerschaft eine starke Beanspruchung der Wirbelsäule, die ebenfalls durch Wirbelkörperfehlbildungen einer solchen Belastung nicht uneingeschränkt gewachsen ist. Daher ist eine Entbindung mittels geplantem Kaiserschnitt häufig vor dem errechneten Termin ratsam und nötig.

Wegen der typischen Skelettveränderungen im Hüftbereich oder nach Einsetzen von Totalendoprothesen der Hüftgelenke kann eventuell eine vaginale Geburt unmöglich sein. Zudem kann ein Missverhältnis zwischen der Größe des kindlichen Kopfes und den Beckenausmaßen der Schwangeren erkannt werden. Patienten mit MPS und ähnlichen Erkrankungen können auch zusätzliche Organveränderungen in Lunge, Herzmuskel und Herzklappen haben, was durch eine Schwangerschaft und den damit verbundenen physiologischen Veränderungen des Körpers eine Überbeanspruchung dieser Organe hervorrufen kann. Die Notwendigkeit einer Entbindung vor dem Termin mittels Kaiserschnitt erfordert es, dass die entbindende Frau mit MPS oder einer ähnlichen Erkrankung eine Narkose erhalten muss. Ein Kreuzstich (Epiduralanästhesie) ist nicht in jedem Fall möglich, wenn die Wirbelkörper starke Deformitäten aufweisen können. Eine Allgemeinnarkose mit Intubation erfordert hingegen viel Erfahrung eines Anästhesisten wegen des erhöhten Risikos eines Zwischenfalls. Die Entbindungsklinik muss auch ausreichend auf die Entbindung Frühgeborener vorbereitet sein. Es kann sein, dass die nächstgelegenen Kliniken auf solche Risiken nicht vorbereitet sind und ein spezialisiertes Krankenhaus in größerer Entfernung gewählt werden muss.

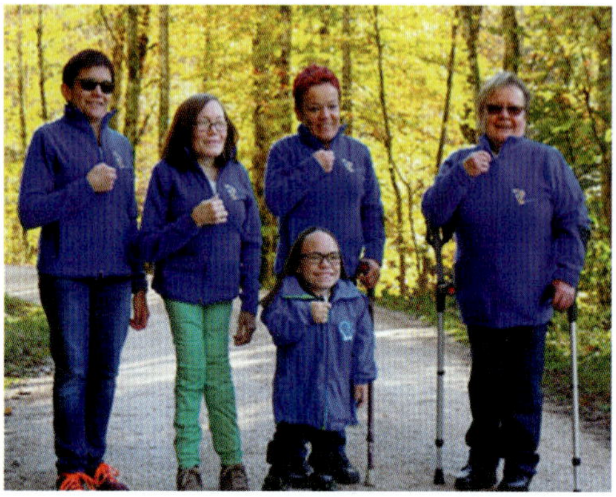

Abb. 12.1: Erwachsene Frauen mit unterschiedlichen Schweregraden von M. Morquio, alle mit eingeschränkter Körpergröße. Die Patientin ganz links hat zwei gesunde Töchter, die Konzeption erfolgte ohne genetische Beratung und genaue Abklärung ihrer Grunderkrankung. Den beiden Frauen rechts hat man von einer Schwangerschaft abgeraten, "weil alle Kinder auch krank sein würden".

Dies alles sind Punkte, die eine erkrankte Frau vor einer geplanten Schwangerschaft gemeinsam mit dem Frauenarzt/der Frauenärztin abklären muss, bzw. die neben den üblichen gynäkologischen Untersuchungen auch die vorherige und dann parallele Evaluierung anderer Organe erfordert. Viele der Punkte, die zu berücksichtigen sind, sind abhängig von der physischen Verfassung der Betroffenen und den involvierten Organen/Begleiterkrankungen wie Herzklappen- oder Herzmuskelveränderungen, Lungenfunktion, Einengungen des Wirbelkanals. Eine multidisziplinäre Begleitung die gesamte Schwangerschaft hindurch ist daher essentiell.

Eine Reihe erfolgreicher Schwangerschaften bei Frauen mit MPS und ähnlichen Erkrankungen zeigt, dass es keineswegs unmöglich ist einen Kinderwunsch erfüllen zu können, wenn auch der Weg dahin nicht immer ganz so einfach ist wie bei gesunden Schwangeren. Keine der MPS-Mütter wollte rückblickend anders entschieden haben, wenn auch manche meinten, dass eine Schwangerschaft genug gewesen sei, weil doch eine physische Belastung.

Es gibt publizierte Beispiele in der Fachliteratur mit MPS-Betroffenen und erfolgreichen Schwangerschaften auch bei einer Körpergröße nicht viel über einem Meter bei schwer betroffenen Frauen mit M. Morquio, M. Hurler-Scheie oder M. Maroteaux-Lamy. Zumeist sind es jedoch weniger stark betroffene Frauen mit "attenuierten" Formen der Erkrankung. Erfahrungen zu diesem Thema wurden in international zusammengesetzten Workshops von Experten gesammelt und publiziert, gemeinsam mit Empfehlungen zu diesem Thema.

Alle diese Probleme sind nicht zu erwarten, wenn die Frau gesund ist und der Partner MPS oder eine ähnliche Erkrankung hat. Die Schwangerschaft mit einem gesunden Kind ist bei einer gesunden Frau auch in Anbetracht der familiär bekannten Erkrankung nicht als Risikoschwangerschaft einzustufen. Es kann jedoch notwendig sein, dass bei einem körperlich schwer beeinträchtigten Mann mit MPS oder einer ähnlichen Erkrankung eine natürliche Konzeption nicht erfolgreich ist und erst eine künstliche Befruchtung der (gesunden oder körperlich weniger beeinträchtigten) Partnerin zielführend ist.

Fehlgeburten

Bisher wurde von einigen wenigen Fehlgeburten von Frauen mit MPS oder ähnlichen Erkrankungen oder den gesunden Partnerinnen berichtet. Es scheint, dass dies gehäuft bei betroffenen Frauen mit M. Morquio beobachtet wurde, doch gibt es keine systematischen Abklärungen dazu. Ein Abortmaterial wurde in keinem Fall untersucht um zu sehen, ob eine vermehrte Speicherung der mütterlichen Plazentazellen ursächlich war. Es ist allerdings zu bedenken, dass es auch bei gesunden Frauen immer wieder zu Fehlgeburten kommen kann.

Menopause

Die oben zitierte Studie von Hennermann hat das Einsetzen der Menopause bei den weiblichen Studienteilnehmerinnen mit 47,5 +/- 2,9 Jahren aufgezeigt. Dies entspricht in etwa dem Alter gesunder Frauen.

Mögliche soziale Konsequenzen bei Kinderwunsch

Bei einer Planung einer Schwangerschaft sollte außerdem an die möglichen sozialen Folgen gedacht werden: Eine Risikoschwangerschaft durchzumachen kann bedeuten, dass man womöglich während der Schwangerschaft viel Zeit im Krankenhaus verbringen muss. Wenn sich das ausgewählte Krankenhaus jedoch in größerer Entfernung befindet, kann das viele Fehlzeiten, auch beim berufstätigen Partner, bedeuten. Auch nach einer Geburt kann es notwendig werden, als Partner viel Zeit zu Hause zu verbringen, wenn die Rekonvaleszenz der jungen Mutter nicht so rasch voranschreitet oder die physischen Voraussetzungen nicht gegeben sind, ein Kind zu wickeln, zu baden oder zu tragen. Kann eine junge Mutter dies alleine bewältigen, gibt es jemanden aus der Familie der zu Hilfe kommen kann? Oder ist es nur der Partner, der dann auch seinen Job riskiert?

Literatur

Gersh BJ (last updated Jan 21, 2022). Maternal adaptations to pregnancy: Cardiovascular and hemodynamic changes. UpToDate®, www.uptodate.com.

Hennermann JB, Bartels LC, Rohrbach M et al. (2019) Puberty, fertility and pregnancy in patients with mucopolysaccharidosis and mucolipidosis: a multicentre cross-sectional study. Abstract. Mol Genet Metab 129:S16-S167.

Remérand G, Merlin E, Froissart R et al. (2009) Four successful pregnancies in a patient with mucopolysaccharidosis type I treated by allogeneic bone marrow transplantation. J Inherit Metab Dis 32(Suppl 1): S111-S113.

Stewart FJ, Bentley A, Burton BK et al. (2016) Pregnancy in patients with mucopolysaccharidosis: a case series. Mol Genet Metab Rep 8:111-115.

Stewart FJ, Bentley A, Burton BK et al. (2016) Expert opinions on managing fertility and pregnancy in patients with mucopolysaccharidosis. J Inborn Errors Metab& Screen (JIEMS) 4:1-11.

Troko J, Poonawala Y, Geberhiwot T, Martin B (2016) Multidisciplinary team approach is key for managing pregnancy and delivery in patient with rare, complex MPS 1. JIMD Reports, published online: 27 February 2016. DOI: 10.1007/8904_2016_527.

13. Leben mit einer Mukopolysaccharidose

Ein erfülltes Leben mit der Krankheit

Erhält ein Familienmitglied die Diagnose MPS, ist das ein großer Schock. Meist können die Kinder nicht einschätzen, was das bedeutet und leben in ihrer Fröhlichkeit weiter. Die Eltern und Verwandten durchleben eine schlimme Zeit. Nach dem Schock folgen das Nichtwahrhabenwollen und später die Verarbeitung. Eine intensive Auseinandersetzung mit der Krankheit schafft Sicherheit. Man lernt, den Ärzten und Therapeuten die richtigen und wichtigen Auskünfte zu geben. Als Eltern ist man das Sprachrohr für die Betroffenen. Leider lernt man die Krankheit so gut kennen, dass man dabei in die Zukunft sehen kann. Denn so, wie es im Moment ist, wird es nicht bleiben. Die Krankheit schreitet voran, Symptome verschlechtern sich, der Alltag muss immer wieder angepasst werden. Die Krankheit beherrscht die Gefühle und den Alltag. Sie steht im Zentrum.

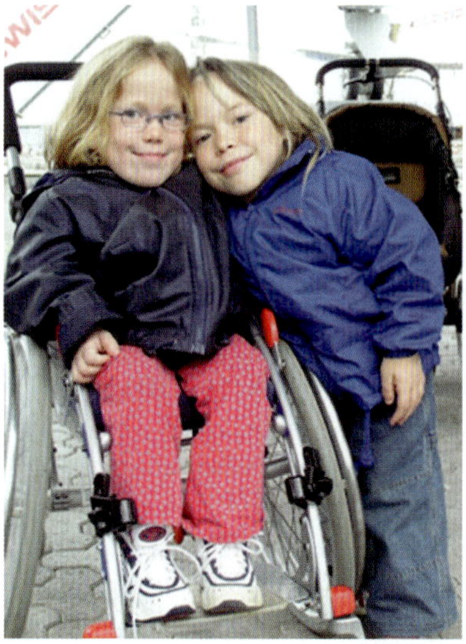

Abb. 13.1: Gleichbetroffene verstehen einander am besten.

Ein strukturierter Alltag ist sehr hilfreich. Die Pflege, Therapien und Arztbesuche sind essenziell. Regelmäßige Essens- und Schlafenzeiten sowie Rituale helfen, an alles zu denken und konfliktarm durchzuführen. Es empfiehlt sich, an einem funktionierenden Schema fest zu halten. Die körperliche Gesundheit kommt zuerst. Darum herum lässt sich jedoch ein abwechslungsreiches Leben gestalten. Wenn alles rund läuft, ist es Zeit, sich einem normalen Leben mit einer neu definierten Gesundheit zuzuwenden. Sie betrifft die gesamte Familie. Glücklich sein kann man auch, wenn MPS das Leben mitbestimmt.

13.1. Erleichterungen im Alltag für Betroffene

In jungen Jahren mag das Kind mit Gleichaltrigen mithalten, rennt, spielt und bastelt wie die anderen. Je nach Krankheitsverlauf, wird es langsamer und motorisch ungeschickter. Durch gezielte Therapie und einen aktiven Alltag kann man den Zeitpunkt hinauszögern, bis das Kind Hilfsmittel braucht. Die Erfahrung zeigt, dass man nicht zu lange warten sollte. Hilfsmittel verwöhnen nicht, sondern ermöglichen. Werden diese mit Bedacht eingesetzt, wird der Alltag leichter und das Kind kann länger mit anderen mithalten. Oft lehnt man unbewusst ein Hilfsmittel wie einen Rollstuhl, Hörgeräte, Orthesen oder eine Beatmungsmaschine ab, weil man nicht möchte, dass ein bestimmtes Krankheitsstadium erreicht wurde. Man denkt immer, es sei zu früh. Dabei geht es vielmehr um Lebensqualität.

13.1.1. Medizinische Hilfsmittel

Schafft man ein Hilfsmittel frühzeitig oder rechtzeitig an? Oft hört man den Rat: so spät wie möglich und so früh wie nötig. Bei diesem Rat werden die medizinischen Aspekte in den Vordergrund gerückt. Im Alltag kann etwas anderes wichtig sein. Ab wann ist die Erleichterung willkommen? Ein Inhalator oder ein Cough-Assist unterstützt die Gesundheit der Atemwege. Eine Erkältung geht nicht schneller aber doch weniger schwer vorüber. Eine Nasenspülung mit physiologischer Kochsalzlösung befreit auch in gesunden Tagen die Nase vom zähen Schleim. Hörgeräte verhelfen dazu, mitzubekommen, was rundherum geschieht. Eine nicht invasive Beatmungsmaschine verhilft zu einer guten Sauerstoffsättigung in der Nacht und lassen den Schlaf auch wirklich erholsam sein. Ein Pflegebett schont den eigenen Rücken und das Kind wird gut gebettet. Es muss nicht immer ein Notstand zum Einsatz dieser Geräte führen. Behutsam nach und nach eingeführt werden sie zu geschätzten Begleitern.

13.1.2. Rollstuhl

Mobilität bedeutet Freiheit und Lebensqualität. Ob manuell oder elektrisch entscheidet der Patient zusammen mit dem Arzt, Therapeuten und dem Orthopädietechniker. Jeder Rollstuhl muss individuell angepasst werden. Die Sitzposition ist von zentraler Bedeutung. Es gilt abzuwägen, welche Position der Gesundheit förderlich ist und trotzdem den bestmöglichen Aktionsradius bietet. Welche Aktivitäten müssen möglich sein? Wo muss man auf andere Hilfsmittel wie Therapiestuhl oder Stehständer ausweichen? Wann müssen Möbelstücke wie ein Tisch angepasst werden? Könnte man allenfalls ein Podest bauen, damit die Tischhöhe erreichbar ist? Im Gegenzug begegnet sich das Kind mit anderen auf Augenhöhe, wenn der Rollstuhl nicht zu groß gewählt wird. Wenn das Auto zu klein ist, wäre es möglich einen Buggy für den Ausflug einzusetzen anstatt einen wackeligen, faltbaren? Muss der Rollstuhl mitwachsen? Ausziehrohre sind schwer, dieses Gewicht muss mitgeschleppt werden. Soll er kippsicher sein für den Ein- und Ausstieg? Bevor ein Rollstuhl angeschafft wird, empfiehlt es sich, genau auszuformulieren, was man damit erreichen möchte. Interessant ist dabei, dass die Kinder oft etwas anderes wollen als die Betreuer.

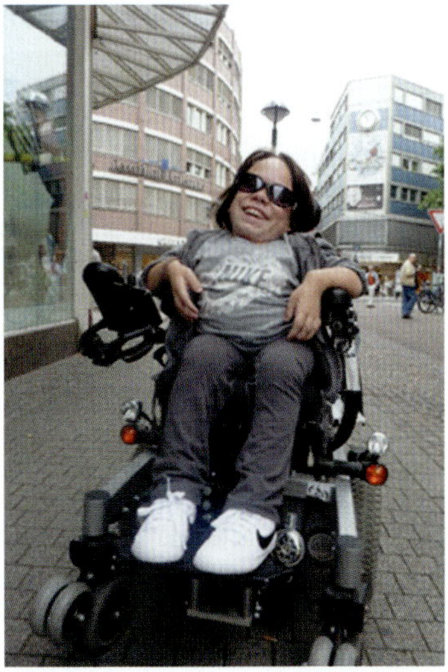

Abb. 13.2: Ein passender Rollstuhl ermöglicht ein weitgehend selbständiges Leben.

Dabei gilt es zu bedenken, dass der Patient tagelang im Rollstuhl sitzt. Die Begleitpersonen haben jedoch nur punktuell mit einer unangenehmen Situation zu kämpfen und sind dabei doch im Vollbesitz ihrer Kräfte.

13.1.3. Elektronische Hilfsmittel

Der Übergang zwischen Alltagsgerät und Hilfsmittel ist manchmal fließend. Ein Handy oder Laptop gehört in jedes Büro oder Klassenzimmer. Viele Features, die der Bequemlichkeit dienen, sind für Menschen mit Einschränkungen essenziell. Diktierprogramme, programmierbare Computertastaturen, eine Touch-mouse oder Worterkennung kann man entweder dazu kaufen oder sind bereits auf dem Gerät vorhanden. Die Kinder sollten früh angeleitet werden, diese zu benutzen. Das Handy bietet mit herunterladbaren Apps viele Möglichkeiten, die Selbständigkeit zu fördern. Ein Beispiel sind Schmerztagebücher oder Erinnerungen an Medikamenteneinnahme oder ähnlichem.

13.2. Freizeit, Hobbies und Kontakte

Die körperlichen Einschränkungen, Gefahren oder die rasche Ermüdung scheinen es unmöglich zu machen, Freizeitaktivitäten nachzugehen. Oft finden sich jedoch Lösungen, wenn man den Mut und die Kreativität hat, gewohnte Wege zu verlassen.

Instrumentalunterricht ist in fast jedem Fall möglich. Die jeweiligen Lehrpersonen kennen sich mit ihrem Instrument aus und helfen, ein leichtes, kleineres oder leichtgängigeres Instrument als üblich zu finden. Kinderinstrumente sind kleiner und leichter, dafür eingeschränkt im Tonumfang und im Klang. Es sind jedoch hochwertige Instrumente und nicht nur ein Spielzeug. Eine Panflöte kann bei eingeschränkter Feinmotorik trotzdem gespielt werden. Gesangsunterricht bietet gleichzeitig Atemtherapie. Das Mitwirken in einem Chor bietet zudem gesellschaftliche Kontakte. Die Liste ist nicht abschließend, mit etwas Kreativität findet man meistens eine Lösung, ohne den Anspruch zu haben, ein Meister zu werden.

13.2.1. Sport und Bewegung

Während in der Physiotherapie der Erhalt von Fähigkeiten und das Verhindern von Schäden im

Vordergrund stehen, ist im Freizeitsport der Spaß im Vordergrund. Dabei dürfen auch mal Bewegungsmuster dazu kommen, die die Mediziner nicht so gerne sehen. Schaden dürfen sie aber nicht.

▶ Joggen mit Freunden

Der Elektrorollstuhl ist schnell genug, um mit Freizeitjoggern mitzuhalten. Wenn man die Strecke rollstuhlgängig wählt, kann der Rollstuhlfahrer als Geschwindigkeitshalter (sogenannter Hase) fungieren und sogar noch als Packesel für Wasserflaschen hinhalten. Noch gehende Betroffenen können kurze Strecken außerhalb des Rollstuhls bewältigen und einfach mit jemandem die Rolle tauschen.

▶ Mannschaftssport

Rollstuhl- oder Powerchair-Hockey sind eine gute Möglichkeit, sich sportlich auszutoben. Bei diesem Mannschaftssport sitzen die Spielerinnen und Spieler in ihren Sportrollstühlen und halten, wenn möglich, einen Hockeyschläger in der Hand oder haben einen Festschläger am Fußbrett montiert. Es spielen 2 Mannschaften gegeneinander. Die Regeln sind streng, um die Verletzungsgefahr zu minimieren. Die Spielzüge werden genauso trainiert wie die Fahrtechnik und die Schlagtechnik. Beim Spiel werden Emotionen frei, es entsteht ein Teamgeist. Die Eltern sehen zu und sind stolz auf die Leistungen ihrer Kinder. Niederlagen müssen verkraftet werden. Auch das gehört dazu und dient der psychischen Gesundheit.

▶ Schwimmen

Wenn die Ohren und die Infektanfälligkeit es zulassen, ist schwimmen in der Freizeit entweder ein Familienausflug oder eben Sport. In diversen Schwimmclubs werden Kurse angeboten, wo die Schwimmabzeichen gemacht werden können. Die Ziele werden den körperlichen Voraussetzungen angepasst. Grundsätzlich können die Absolventen jedoch das, was Gesunde ebenfalls können müssen, um den Test zu bestehen. Die Schwimmstrecken werden gekürzt, die Bewegungsabläufe weniger streng bewertet oder die Tauchtiefe abgeändert. Gemeinsam wird erlernt, geübt, verbessert, geprüft und Erfolge gefeiert.

13.2.2. Bewegung an der frischen Luft

▶ Spazieren

Rollstuhlgängige Wanderrouten sind sehr gut geeignet. Der Rollator, der Reha-Buggy oder der Handrollstuhl mit oder ohne Antriebshilfe kann ohne Probleme die Strecke meistern. Mit dem Elektrorollstuhl muss man die Strecke genauer abklären. Unebenheiten oder Steigungen können den Ausflug verunmöglichen. Suchkriterien: barrierefreie Ausflüge

▶ Fahrradfahren

Ob mit einem Laufrad, Tandem, Rollstuhl-Transportrad oder Elektrorad, es macht dies der ganzen Familie Spaß. Einige Spezial-Räder kann man auch mieten. Allerdings empfiehlt es sich, genügend Polstermaterial mitzunehmen, da MPS-Kinder selten in Standard-Geräte passen.

Die Liste ist nicht abschließend. Es gibt Hilfsmittel für Schneesport oder Strandausflüge, die man mieten und mit in den Urlaub nehmen kann. Immer öfter kann man diese auch vor Ort ausleihen.

13.2.3. Spielen

▶ Fangen

Man befestigt eine Schwimm-Nudel am Rollstuhl. Gefangen ist, wer damit berührt wurde.

▶ Verstecken

Anstatt die Person mitsamt dem Rollstuhl wird eine größere Plüschfigur als Stellvertreter versteckt.

▶ Gesellschaftsspiele

Würfel passen meist nicht gut in eine MPS-Hand. Je nach Krankheit braucht es besonders große oder kleine Würfel, ein Drehrad mit Würfelaugen oder eine Würfel-App auf dem Handy. Karten zu halten ist ebenfalls nicht einfach. Kartenhalter kann man entweder kaufen oder man nimmt einen Meterstab und steckt die Karten dort ein.

Diese Liste ist ebenfalls nicht abschließend. Die meisten Spiele lassen sich adaptieren. Suchkriterien im Internet: adaptiertes Spielzeug für behinderte Kinder, Spiele im Rollstuhl. Das Leben mit MPS lässt sich abwechslungsreich und interessant gestalten. Man muss das Leben immer wieder passend machen.

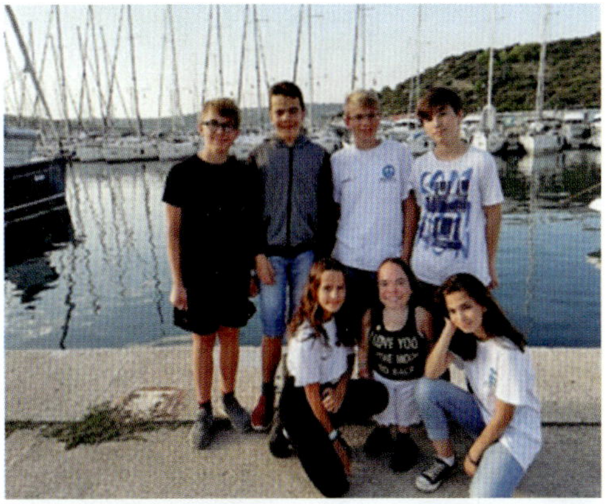

Abb. 13.3: Freizeitaktivitäten Betroffener und gesunder Geschwister. Gemeinsam ist für alle mehr möglich.

13.3. Schule und Ausbildung

Zu Beginn kann das Kind noch mithalten, sei es im Kindergarten oder in den unteren Klassen. Mehr und mehr wird es selbst langsamer und die restlichen Kinder schneller. Das Schreiben, das Schneiden mit der Schere, der Klassenzimmerwechsel, der handwerkliche Unterricht und auch die Turnstunde werden immer beschwerlicher. Die Klassenkameraden toben in der Pause herum, während MPS-Kinder sich bemühen, hinterher zu kommen. Man muss sich die Frage stellen, wann und wo das Kind mitmachen muss, oder eben nur kann, vielleicht auch nur möchte. Wird in der Deutschstunde mit der Schere geschnitten, um sich das zu Lernende besser einzuprägen, kann man auf das Schneiden und Kleben verzichten und stattdessen andere Lernmethoden vermitteln. Mitmachen oder mithalten, diese Frage muss man sich praktisch bei jeder Aufgabe stellen. Was ist das Ziel und wie erreicht man dieses? Wichtig ist, dass man die Klasse und auch die Eltern informiert. Sie wollen und müssen hören, dass ihr eigenes Kind nicht zu kurz kommt, sondern dem betroffenen Kind bloß andere Hilfestellungen geboten werden. Die Aufgaben werden erledigt, jedoch angepasst. Der Lerninhalt soll und muss derselbe bleiben. Der Einsatz von Laptop, Lern-Apps, Diktierprogrammen oder anderen technischen Hilfsmitteln sollte früh erfolgen. Die Patienten müssen Experten in deren Anwendung werden. Doch Vorsicht, die Kinder sind schlau und tricksen die Betreuer aus.

Die Turnstunde kann im Stundenplan so gelegt werden, dass es zeitlich ausgeht stattdessen die Physiotherapie zu besuchen. Die Handarbeitsstunde kann für die Ergotherapie verwendet werden. Oft kommt die Ergotherapeutin sogar in die Schule und adaptiert die Bastelarbeit. So kann das MPS-Kind das gleiche aber nicht dasselbe herstellen. Die Arbeitsschritte können aufgeteilt werden. Die Klassenfahrt kann so geplant werden, dass das MPS-Kind andere Wege oder Verkehrsmittel benutzt oder später dazu stößt. Oft finden sich beste Freunde, die das Kind gerne begleiten. Die Klasse soll nicht verzichten, sondern lernen, dass man das Gemeinsame plant und genießt, ohne an jedem Detail fest zu halten. Klassenarbeiten können von der Heilpädagogin so abgeändert werden, dass sie nur teilweise schriftlich gelöst werden. Der Rest wird mündlich erledigt. Die Hausaufgaben können so gekürzt werden, dass nur die notwendigen Aufgaben gelöst werden. Der Grundsatz, den die Heilpädagogen oft vertreten, dass Kinder mit Einschränkungen möglichst alles allein machen, dafür aber mehr Zeit bekommen, greift bei MPS-Kindern nicht unbedingt. Der Kopf kann ja, der Körper ermüdet jedoch zu schnell. Der Körper wird nicht besser, wenn man ihn überfordert. Dann leidet auch der Geist und später die Psyche. Das Umfeld kann man nicht bremsen. Es gilt, Kraft und Zeit zu sparen. Es darf nicht passieren, dass ein Schulabschluss nicht möglich ist, weil die Kinder zu schnell ermüden und ihre Leistung nicht erbringen. Das Leben ist zu lang, um es in Langeweile zu verbringen. Eine gute Ausbildung mit interessanten Berufsaussichten ist wichtig.

Ob eine akademische Ausbildung, eine Lehre angestrebt wird, liegt ganz in den Interessen der Betroffenen. Hier gilt derselbe Ansatz: Inhalt und Strategie vor Menge. Hinzu kommen jedoch Assistenzpersonen, die während, vor und nach den Vorlesungen Hilfestellungen leisten. Die Möglichkeiten einer erfüllenden Berufsausübung werden immer zahlreicher. Die Arbeit am Computer wird immer selbstverständlicher, Home Office ist immer mehr möglich. All diese Parameter erleichtern eine Berufswahl.

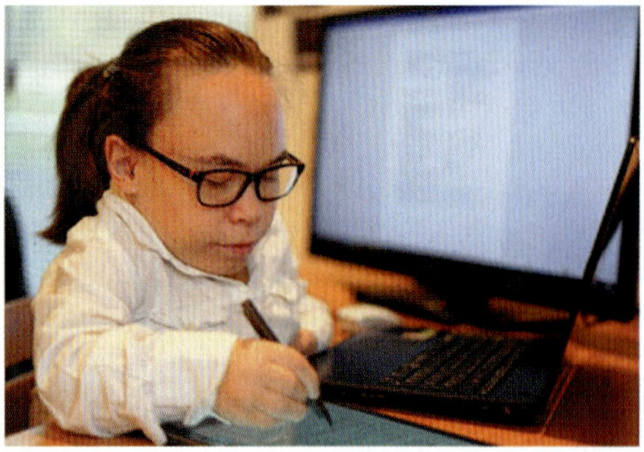

Abb. 13.4: Bürotätigkeiten oder Arbeiten am Computer sind hervorragend zu meistern.

Erlebnisse eines Betroffenen – Ausbildung und Beruf:
Der große Vorteil einer Ausbildung in einem Berufsbildungswerk ist, dass diese spezielle auf Menschen mit körperlichen Einschränkungen, egal welcher Schwere, eingestellt ist. So konnte ich verschiedene Hilfsmittel ausprobieren, von denen ich teilweise noch nicht einmal wusste, dass es so etwas überhaupt gibt. In den Ausbildungsplan integriert waren noch Physiotherapie, Ergotherapie und eine Stunde die Woche Klettern in der Halle. Die Ausbildung selbst dauerte dreieinhalb Jahre.
Gegen Ende der Ausbildung begann dann das Bewerbungstraining und die Sozialberatung. Hier wurden wir darauf vorbereitet, wie wir mit Bewerbungen und Vorstellungsgesprächen umgehen können. Dazu Tipps, wie wir möglichen Arbeitgebern die Angst vor Mitarbeitern mit körperlichen Einschränkungen nehmen können. Hier ging es um verschiedene Paragrafen in verschiedenen Sozialgesetzbüchern und bei welcher Behörde welche Anträge eingereicht werden können. So erhalten Arbeitgeber Umbaukosten, Hilfsmittel und Lohnkosten erstattet oder übernommen.
Leider hatte ich mit der für mich zuständigen Sachbearbeiterin Pech. Sie war eine zeitlich befristet angestellte Sachbearbeiterin für schwer vermittelbare Jugendliche. So wurde ich dann auch behandelt. Auch die Vermittlungsangebote waren nicht von beruflicher Fachkenntnis geprägt. Es waren drei unangenehme Monate. Dann habe ich einen Arbeitsplatz gefunden, habe mich beworben und wurde genommen. Zuerst als Technischer Zeichner, diese Tätigkeit habe ich etwa zwei Jahre lang ausgeübt. Dann wurde durch Zufall bekannt, dass ich ein bisschen Programmieren kann. Kurz darauf war ich Programmierer für Variante NC-Programme, später kam dann noch richtige Anwendungsentwicklung und die Administration unserer Firmensoftware dazu. Bei den immer wieder anfallenden körperlichen Arbeiten werde ich von meinen Kollegen und den Azubis super unterstützt.

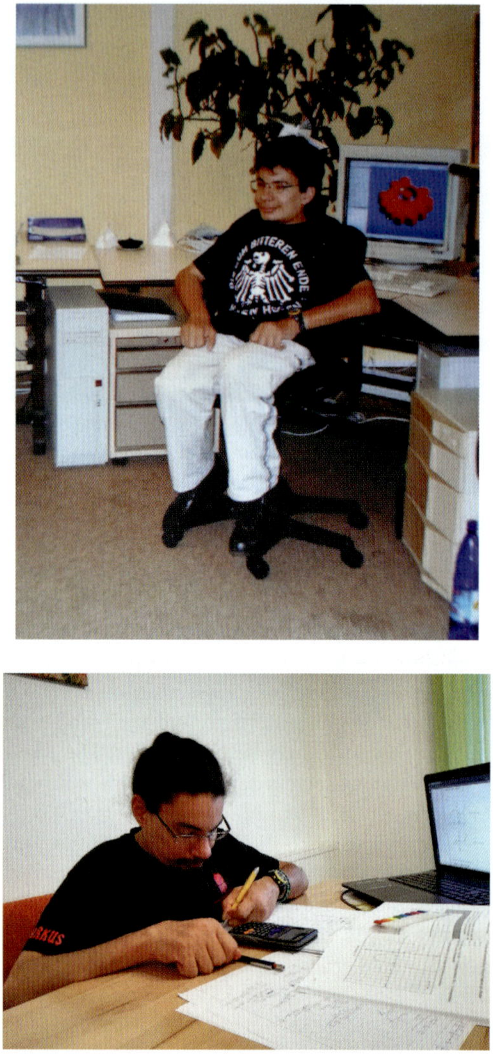

Abb. 13.5: M.W. ist ein Technikenthusiast, der gerne Dinge zerlegt (und wieder zusammenbaut), um zu verstehen, wie etwas funktioniert.

Erlebnisse eines Betroffenen – Weiterbildung:
Irgendwann hat es mich dann doch noch einmal in den Fingern gejuckt. Also habe ich mich für eine Weiterbildung zum „Staatlich geprüften Techniker für Maschinenbau“ in Fernlehre angemeldet. Drei Jahre lang jeden Abend nach der Arbeit ein paar Stunden lernen und an vielen Samstagen in die Schule fahren. Drei Jahre fast keine Freizeit. Nach etlichen Semesterprüfungen und der Zulassungsprüfung standen endlich die Staatlichen Prüfungen in den letzten elf Fächern an. Zum Glück habe ich ja rechtzeitig vorher eine Prüfungszeitverlängerung beantragt. Schule und Regierungsbezirk müssen zustimmen, aber fast ein halbes Jahr Vorlauf sollten genügen.
Die Prüfungen rückten näher, kein Bescheid. Prüfungsblock Teil eins steht an, das heißt fünf Tage schreiben am Stück. Der erste Tag ging noch, danach erst einmal eine Ibuprofen, weil ich die Finger nicht mehr bewegen konnte. Tag zwei: Den Stift mit Klebeband an den Fingern festgeklebt. Aua. Wie soll das die nächsten drei Tage weitergehen? Ende Tag fünf, ich hätte heulen können vor Schmerzen. Die Sehnen haben gebrannt wie Feuer. Teilweise musste ich mit zwei Händen schreiben, weil ich sonst den Stift nicht mehr halten konnte. Am Ende noch ein schneller Blick in den Briefkasten. Nanu, ein Brief vom Regierungsbezirk? Prüfungszeitverlängerung: Genehmigt. Immerhin konnte ich dann im zweiten Teil der staatlichen Prüfung ein bisschen schonender mit meinen Händen umgehen. Teil zwei bestand aus sechs Prüfungstagen. Auch hier hatte ich mit jedem Tag mehr Probleme den Stift zu halten. Dann war aber auch die letzte Prüfung geschafft. Und bestanden, auf den ersten Versuch. Als einer von vieren. Vier aus 13 Angetretenen. Maschinenbautechniker, und jetzt? Jetzt arbeite ich immer noch in der Firma, in der ich nach meiner Ausbildung angefangen habe. Nur 15 Jahre später. Zeichnungen erstelle ich schon lange nicht mehr. Jetzt entwickele ich „Smart Home“ Systeme für OPs und Schleusensteuerungen für Biosicherheitslabore… Soweit mein beruflicher Weg bis jetzt. Ist aber sicher noch nicht das Ende.

13.4. Geschwister – Schattenkinder

Eltern lieben alle ihre Kinder im gleichen Maße. Allerdings brauchen erkrankte Kinder mehr Aufmerksamkeit und mehr Zeit. Geschwister erkennen das und erleben dies unterschiedlich. Es ist Zeit, die ihnen fehlt, was aber nicht heißt, dass sie ständig darunter leiden. Sicher gibt es schwere Momente oder Ungerechtigkeiten. Bald jedoch erkennen sie, dass sie dadurch auch ihre Freiheiten haben. Sie erkennen, dass sie ein wichtiges Mitglied der Familie sind.

Geschwisterkinder erleben wie ihre Eltern und Angehörigen die Zeit der Diagnose und die Umstellung des Familienlebens mit. Oft sind sie zu jung, um zu verstehen, was überhaupt los ist. Sie sind in ihrer Kindlichkeit zum Glück auch nicht in der Lage, die Konsequenzen für die Zukunft zu erkennen. Sie erleben jedoch die Traurigkeit, Wut und Hilflosigkeit ihrer Eltern und verstehen nicht wieso. Hier und jetzt ist ja alles noch so wie immer. In dieser Situation werden gesunde Geschwister oft vergessen. Sie brauchen zeitnah eine altersgerechte beziehungsweise entwicklungsgerechte Erklärung. Dies zieht sich bis ins Erwachsenenalter weiter. Stehen Untersuchungen im Krankenhaus an oder treffen Befunde ein, bekommen sie dies nicht direkt mit, erleben aber die angespannte Stimmung. Sie wollen und sollen informiert sein und brauchen Trost. Eltern wollen sie vor unglücklichen Nachrichten verschonen, meist ist das aber kontraproduktiv.

Im Alltag haben Geschwister Erlebnisse, die sie beschäftigen oder freuen. Sie wollen erzählen oder brauchen irgendeine Art von Aufmerksamkeit. Sind die Eltern jedoch gerade mit dem kranken Kind beschäftigt, müssen sie warten. In jungen Jahren müssen sie sich in die zweite Reihe stellen, und es einfach hinnehmen. Das ist für kleine Kinder sehr frustrierend. Sie beginnen, trotzig zu sein. Dies manchmal zu Recht, denn die kranken Kinder sind mitunter sehr raffiniert und nutzen ihren Status aus. Mit der Zeit lernen Geschwister, dass auch sie zum Zug kommen und einige Minuten Wartezeit kommen ihnen nicht wie eine Ewigkeit vor.

Gesunde Kinder sind auch manchmal krank oder verletzen sich. Da diese Krankheiten nicht schwerwiegend sind, laufen Eltern Gefahr, diese unbewusst herunterzuspielen. Sie sind vorübergehend und nicht lebenslimitierend. Für das Kind hingegen sind sie ernst und unangenehm bis schmerzhaft. Die Kinder nehmen wahr, dass man mit ihnen nicht sofort ins Krankenhaus rennt oder Maßnahmen ergreift wie beim MPS-Kind. Sie könnten sich die Frage stellen, ob sie denn weniger wert seien. Manchmal müssen sie sich Dinge anhören wie: «sieh, jetzt hast du auch mal etwas!». Es kommt sogar vor, dass man ihnen unterstellt, eine Krankheit erfunden zu haben oder sich extra verletzt zu haben. Es sind nicht einmal die Eltern, die sich solche Äußerungen erlauben. Diese Attacken können von verschiedenen Seiten kommen. Muss das gesunde Kind zum Arzt, kann es passieren, dass dieser sich nur für das MPS-Kind interessiert. Beispielsweise Fragen zu MPS stellt und den eigentlichen Grund der Konsultation verfehlt. Hier gilt es aufmerksam zu sein und so viel wie möglich abzufedern.

Geschwisterkinder lernen früh, Verantwortung zu übernehmen, die eigenen Bedürfnisse zurückzustellen und immer aufmerksam zu sein. Sie haben ein Radar für Veränderungen und können Ungutes schnell erkennen und melden. Sie wissen, wann etwas lebenswichtig ist, kennen die Schritte, die eingeleitet werden müssen. Selbst wenn die Eltern nicht da sind, können sie andere Personen angemessen anleiten. Dies tun sie teils mit großer Angst, einer Angst mit der sie leben müssen. Sie sind ungeachtet ihres Alters immer in der Rolle des älteren Geschwisters, obwohl sie vielleicht die jüngeren sind. Selbst wenn sie in jungen Jahren gemäßigt oder angemessen auf riskante und angespannte Situationen reagieren, können sich langfristig Unsicherheiten und Ängste festsetzen, sie sind unter Umständen verstört und traumatisiert. Für eine Kinderseele ist das eine riesengroße Last. Sie brauchen einen Ort der Geborgenheit, wo noch nie etwas passiert ist und nie etwas passieren wird. Wo sie einfach Kind sein können. Das kann bei den Großeltern sein, in einem Verein, einem extra eingerichteten Ort wie in einem Baumhaus, oder unter Freunden.

Streit unter Geschwistern ist normal und eine gute Schulung fürs Leben. Geschwistern muss man verzeihen lernen, denn sie sind am nächsten Tag immer noch da. Sie sind nicht austauschbar wie andere Freunde oder Bekannte. Oft sind jedoch Geschwisterkinder im Streit unterlegen. Man verlangt von ihnen Rücksichtnahme, Verständnis und Geduld gegenüber dem kranken Kind. So sollen sie ihre Bedürfnisse und ihr Selbstwertgefühl einfach beiseiteschieben und nachgeben oder sich zurückhalten. Während unter gesunden Geschwistern gelegentlich physisch gestritten wird, darf das in dieser Konstellation nie passieren. Es entstehen auch skurrile Situationen, in denen gestritten wird, und mittendrin das kranke Kind dringend Hilfe braucht, weil es z.B. das Gleichgewicht verliert. Das gesunde Kind hilft ihm, um danach sofort weiter zu streiten. Es fällt schwer nur zuzuschauen und den Streit zu schlichten, ohne sofort für den Kranken Partei zu ergreifen.

Sind Ferien oder Ausflüge geplant, dann sind diese so gewählt, dass das schwächste Familienmitglied seinen Spaß hat und mithalten kann. Im Normalfall sind das die jüngsten Kinder. In MPS-Familien ist es jedoch oft so, dass man sich am Pflegeplan, der Ausdauer oder der Rollstuhlgebundenheit des betroffenen Kindes orientiert. Geschwister müssen auf eigene Interessen gelegentlich verzichten oder die gewünschten Aktivitäten reduzieren. Eltern können sich zwar aufteilen und unterschiedliche Ausflugziele wählen, dann ist es jedoch kein Familienausflug mehr. Trotzdem ist das oft die geschicktere Lösung. Denn für das kranke Kind ist es zermürbend, bei einem Ausflug immer nur am Rande zuzuschauen. Das Frustrationspotential ist auf beiden Seiten etwa gleich groß.

Trifft man Bekannte oder Verwandte, wird man oft gefragt, wie es den Kindern geht. Es kommt häufig vor, dass nur nach dem kranken Kind gefragt wird, das gesunde Kind wird vergessen. Bei Arztbesuchen, bei denen es gelegentlich vorkommt, dass die Geschwister mitkommen müssen, werden diese nicht einmal begrüßt. Als ob es nicht anwesend wäre, wird über den Gesundheitszustand und über Maßnahmen gesprochen. Dinge, die die Kinder nicht verstehen und einordnen können. Allenfalls erklärt man dem MPS-Kind einiges, die Geschwister müssen sich selber Erklärungen zurechtlegen. Das kann verängstigen aber auch Interesse wecken. Erklärungen und das Vermitteln von Geborgenheit braucht es jedoch immer.

Menschen, die Schreckliches erleben, sind oft traumatisiert. Mit MPS kommt es oft zu unschönen bis dramatischen Vorfällen. Bei Kindern und Erwachsenen, also auch den Eltern, können sich Traumata festsetzen. Man darf sich dann keine Vorwürfe machen, den Fehler bei sich suchen oder den Umgang mit der Situation hinterfragen. Die Krankheit ist schuld, nicht das Kind und auch nicht ein Familienmitglied. Wichtig ist es zu akzeptieren, dass ein Problem da ist, und frühzeitig psychologische Hilfe in Betracht ziehen. Es ist kein Zeichen der Schwäche oder des Versagens, wenn man selbst oder Familienangehörige eine psychologische Behandlung in Anspruch nehmen möchte.

Geschwisterkinder und Entwicklung der Persönlichkeit

Geschwisterkindern – Schattenkindern fällt es oft schwer, ihre eigene Persönlichkeit, ihre Bedürfnisse wahrzunehmen, zu respektieren und ihnen nachzugehen. Sie tun sich schwer, vom „Geschwister von" zum „Ich" zu werden. Sie entwickeln drei Identitäten: eine, die neben dem kranken Kind steht und sich für dieses einsetzt, eine weitere unsichtbare, nicht wahrgenommene, und eine dritte verborgene, noch zu findende. Sie werden früh erwachsen und selbständig, dennoch fällt es ihnen schwer, sich abzunabeln. Sie ziehen aus, die Verpflichtungen und Verantwortung sind immer noch da. Sie haben eine wichtige Rolle eingenommen, die sie nicht einfach loslassen können. Dessen muss man sich als Eltern bewusst sein und die Rollen neu verteilen.

Dadurch, dass Geschwisterkinder früh lernen, Verantwortung zu übernehmen, gelten sie als zuverlässig. Das wird überall sehr geschätzt. Sie fallen durch ihre hohen sozialen Kompetenzen auf. Sie haben Toleranz in jungen Jahren gelernt. Sie können Bedürfnisse erkennen und wertneutral akzeptieren. Sie stehen für eine richtige und wichtige Sache ein und verteidigen diese auch gegenüber Autoritätspersonen. Sie lassen sich, wenn es lebenswichtig ist, nicht abwimmeln oder beirren.

Die Kinder begleiten ihr MPS-Geschwisterkind zu Therapien, Arztbesuchen und Informationsveranstaltungen oder Kongresse, die oft in entfernten Ländern stattfinden. Das erweitert ihren Horizont. Sie begegnen Themengebieten und auch Berufen, mit denen andere Kinder keinen Kontakt haben. Sie haben ein bewundernswertes Allgemeinwissen in diesen Belangen. Oft wählen sie Berufe, wo sie ihre Sozialkompetenzen und ihr medizinisches Wissen brauchen. Manchmal wenden sie sich bewusst davon ab und machen etwas ganz anderes.

Durch die Kontakte zu den Ärzten können sie ihre eigene Gesundheit gut einschätzen. Bei Fragen rund um sich und MPS sind sie gut informiert. Es steht ihnen keine Odyssee von Arzt zu Arzt bevor. Wenn sie das nicht möchten, können sie dies auch einfach ablehnen. Man begegnet ihnen mit Verständnis und hilft, wenn es erwünscht ist. Sie sind sich bewusst, dass Gesundheit ein hohes Gut ist.

Da die Eltern sich oft um das MPS-Kind kümmern müssen, sind die Geschwister viel auf sich alleine gestellt und müssen sich selbst beschäftigen. Das kann dazu führen, dass sie sich vor den PC oder den Fernseher schleichen oder im Gegenteil kreativ werden. Sie sind innovativ und finden etwas, das sie interessiert oder amüsiert. Dabei lernen sie, Langeweile auszuhalten und sich selbst davon zu befreien.

> *Kommentar einer erwachsenen Schwester:*
> In der eigenen Kindheit nimmt man tatsächlich nur die Gefühle der Eltern wahr. Ich erinnere mich noch genau und kann es auch jetzt noch spüren, wie meine Eltern die Diagnosezeit durchlebt haben. Als Erwachsene fühle ich immer noch einen Druck auf der Brust, wenn ich daran denke. Man liebt sein Geschwister sehr, aber trotzdem hat man ständig Angst und Sorgen. Nicht nur vor dem Verlust, weil es sterben könnte, sondern auch weil man so vieles nicht abnehmen kann. Man fühlt sich schuldig, weil man selbst gesund ist und ein Leben führen kann wie andere. Schuldgefühle treten auf, wenn man sich verliebt, auszieht, selbst Eltern wird oder heiratet, weil man weiß, dass dies für MPS-Geschwister nicht einfach oder gar nicht möglich sein wird. Auch über die Kindheit hinaus begleiten Geschwister von MPS-Patienten die Sorgen und Ängste. Was ist, wenn Mama nicht mehr da ist und sich kümmert? Ist man dem selbst gewachsen? Ich stimme der Autorin vollkommen zu, aber es ist auch wichtig zu betonen, dass dies das ganze Leben beeinflusst, nicht nur die Kindheit. Selbst wenn die Familie gut mit der Situation umgeht und die Krankheit akzeptiert, fällt es unendlich schwer zu akzeptieren, dass meine Schwester auf so vieles verzichten muss, was ich genießen kann. Manchmal führt dies dazu, dass ich mir selbst nicht erlaube, Freude zu empfinden, weil sie diese Dinge nicht so erleben kann wie ich. Doch obwohl sie sich immer für mich und mit mir freut, ist es schwer zu akzeptieren, dass sie so vieles verpasst.

13.5. Eltern – nicht fehlerfrei, aber immer bemüht perfekt zu sein

Die gleiche Liebe ist nicht dieselbe Liebe. Auch bei Familien mit ausschließlich gesunden Kindern ist das nicht so. Eltern lieben ein ganz kleines Kind auf eine andere Art wie ein fast erwachsenes. Liebe verändert sich, das ist normal. Auf die Frage, ob ich ein Lieblingskind habe, antworte ich: „Ja, immer dasjenige, das mich im Moment am meisten braucht". Die Herausforderung liegt darin zu erkennen, welches Kind es gerade ist und sich Zeit für dieses zu nehmen. Oft tut man dies im Konflikt zwischen physischer und psychischer Gesundheit. Der eigenen seelischen und körperlichen Gesundheit sowie der des Partners wird ebenfalls oft nicht Sorge getragen. Eltern müssen sich ihre eigenen Fehler immer wieder verzeihen oder sich sogar selbst loben und über das Gute reden.

Literatur

Ali N, Cagle S (2015) Psychological health in adults with Morquio syndrome. JIMD Rep 20:87–93.

Hendriksz CJ, Lavery C, Coker M et al. (2014) The burden endured by caregivers of patients with Morquio a syndrome: results from an international patient-reported outcomes survey. JIEMS 9:32.

Hendriksz CJ, Berger KI, Lampe C et al. (2016) Health-related quality of life in mucopolysaccharidosis: looking beyond biomedical issues. Orphanet J Rare Dis 11(1): 119.

Mitchell J, Berger KI, Borgo A et al. (2016) Unique medical issues in adult patients with mucopolysaccharidoses. European Journal of Internal Medicin (EJIM) 34: 2-10.

Needham M, Packman W, Rappoport M et al. (2014) MPS II: adaptive behavior of patients and impact on the family system. J Genet Couns 23:330–8.

Needham M, Packman W, Quinn N et al. (2015). Health-related quality of life in patients with MPS II. J Genet Couns 24(4): 635-644.

Raluy-Callado M, Chen W-H, Whiteman DAH, Fang J, Wiklund I (2013) The impact of Hunter syndrome (mucopolysaccharidosis type II) on health-related quality of life. Orphanet J Rare Dis 8:101.

Shapiro EG, Rudser K, Ahmed A et al. (2016) A longitudinal study of emotional adjustment, quality of life and adaptive function in attenuated MPS II. Mol Genet Metab Rep 7:32–39.

14. Selbsthilfe und Selbsthilfeorganisationen

Wenn heute die Diagnose einer Mukopolysaccharidose gestellt wird, so empfehlen die betreuenden Mediziner den Eltern oder erwachsenen Betroffenen sehr oft, die jeweilige Selbsthilfeorganisation zu kontaktieren. Nicht, weil sie die Betreuung auf die Selbsthilfe abwälzen möchten, sondern aus der Überzeugung heraus, dass die Krankheit von der gesamten Familie wesentlich besser bewältigt werden kann, wenn diese Kontakte zu Gleichbetroffenen haben. Selbsthilfe ist kein professioneller Dienstleister im Sinne von medizinischer oder therapeutischer Beratung und Betreuung. Sie kann und soll diese nicht ersetzen, ist aber eine wertvolle Ergänzung dazu und damit ein wichtiger Bestandteil des Sozial- und Gesundheitssystems. Sie ist allgemein bestimmt durch einen konkreten gemeinsamen Zweck, eine Tätigkeit, die sich über soziale, therapeutische und medizinische Bereiche erstreckt und die durch Information und gezielte Öffentlichkeitsarbeit Bewusstsein und eine bessere Versorgung schafft. Konkret nimmt sie sich der jeweiligen Betroffenen an und hilft ihnen auf vielerlei Weise ihr Schicksal zu bewältigen. So tragen auch die MPS-Gesellschaften durch ihre Arbeit dazu bei, das Leben mit einer Mukopolysaccharidose zu erleichtern.

Nicht jeder möchte mit einer Selbsthilfegruppe zu tun haben. Das kann verschiedene Gründe haben. Zum einen vielleicht nur wegen einer falschen Vorstellung davon, wie Vorurteile oder Klischees wie die Assoziation mit verzweifelten Menschen im Sesselkreis. Zum anderen kann es aber auch ganz einfach Angst sein. Angst vor zusätzlicher Belastung oder davor, jemand anderem zur Last zu fallen und selbst nicht helfen zu können, oder einfach die Angst vor der Auseinandersetzung mit der Zukunft. Verdrängen und das vermeintlich "normale" Leben noch eine Zeitlang genießen scheint manchmal einfacher zu sein als einen Blick in die Zukunft zu wagen, der den weiteren Verlauf der MPS-Form des eigenen Kindes oder von einem selbst offenbart.

Tatsächlich aber können Selbsthilfegruppen ganz wesentlich dazu beitragen, Wege aufzuzeigen, wie man an einer schweren Belastung erstarken und wachsen kann. Sie bieten auch die Geborgenheit einer "großen Familie", die den Weg gemeinsam geht, weil sie das Schicksal zusammengeführt und wie durch ein unsichtbares Band – die Erkrankung der Kinder – miteinander eng verbunden hat. Die meisten Familien mit Patienten, die an einer Mukopolysaccharidose oder ähnlichen Erkrankung leiden, haben den Kontakt zu den MPS-Gesellschaften zutiefst zu schätzen gelernt. Selbst nach dem Tod des eigenen Kindes oder Jugendlichen suchen Eltern oft weiterhin die ihnen lieb gewordene Gemeinschaft, nicht nur, um selbst davon zu profitieren, sondern auch um anderen Familien, die noch viele Herausforderungen vor sich haben, mit ihrer Erfahrung beizustehen oder um innige Freundschaften, die entstanden sind, weiter zu pflegen. Deshalb begegnet man in solchen Gruppen Betroffenen aller Altersstufen, Kindern, jungen Erwachsenen oder älteren Patienten.

Selbsthilfegruppen für MPS sind heute sehr häufig gut organisierte Vereine mit einem medizinischen Beirat, einem umfassenden Internetauftritt, einer ganzen Menge an wertvollem Informationsmaterial wie Broschüren, Vereinszeitungen und Filmen, einem Fortbildungsangebot für Therapeuten und/oder Ärzte und vor allem einem reichen Schatz an Erfahrung und Wissen. MPS-Gesellschaften sind durch die Ansammlung von Fachwissen Experten in eigener Sache sowie Informations- und Kompetenzträger im Gesundheitswesen geworden. Im Mittelpunkt ihrer Arbeit stehen Erfahrungsaustausch, praktische Hilfestellung im Umgang mit der Erkrankung, Unterstützung, Entlastung und Ermutigung für die Betroffenen, aber auch gemeinsame Aktivitäten, die in den verschiedensten Veranstaltungen resultieren.

Die erste Selbsthilfegruppe für Mukopolysaccharidosen formierte sich in den Vereinigten Staaten und zählt heute tausende erkrankte Kinder unter ihren Mitgliedern. Nach der Gründung weiterer Selbsthilfegruppen in Kanada, Australien, England, Südafrika und Japan wurde in Zentraleuropa 1985 in Österreich die erste deutschsprachige und 1986 auch in Deutschland eine derartige Elterngruppe gegründet. Es folgten weltweit viele weitere Gruppen, eigenständige oder solche, die mit anderen seltenen Erkrankungen in Dachverbänden organisiert sind. So entstand im Laufe der Zeit ein internationales Netzwerk an Selbsthilfeorganisationen, die miteinander in teils regem Austausch stehen und sich zur Arbeit an definierten gemeinsamen Zielen zusammengeschlossen haben – so das IMPSN (*International MPS Network*).

Das Symbol der typischen Hände eines MPS-Kindes war über Jahrzehnte gemeinsames Logo der MPS-Gesellschaften. Inzwischen haben sich daraus verschiedenste, individuelle Varianten entwickelt, die dennoch stets für Gemeinsamkeit, Miteinander und Füreinander stehen. Eine Auswahl der entsprechenden Selbsthilfeorganisationen mit ihren Logos und Kontaktdaten ist in Kap. 15. aufgelistet.

Gemeinsam wird der 15. Mai weltweit als "internationaler MPS-Tag" gefeiert, genauso wie der 29. Februar als "Tag der Seltenen Erkrankungen".

Abb. 14.1: Ursprüngliches Logo aller MPS-Gesellschaften.

Die Stärken und das Angebot von Selbsthilfevereinen

Obwohl immer wieder betont wird, dass die Krankheit "Mukopolysaccharidose" extrem selten ist, zeigen diese Gruppen eines ganz deutlich: Es gibt hunderte und tausende Patienten, und bei einem betroffenen Kind handelt es sich mit Sicherheit nicht um ein Einzelschicksal, wie dies oft dargestellt wird. Die doch unübersehbare Zahl betroffener MPS-Patienten, der Druck der Familien und der hinter ihnen stehenden Selbsthilfevereine haben letztlich den Ausschlag dazu gegeben, dass pharmazeutische Firmen begonnen haben, Therapien zu entwickeln. Oft ist es gerade die Selbsthilfe, die den Anstoß zu wissenschaftlichen Projekten gibt, diese aktiv fördert und mit ihrer Erfahrung hilft, das Wissen um die Erkrankung zu erweitern. Selbsthilfevereine arbeiten oft sehr eng mit den daran forschenden Arbeitsgruppen zusammen, da die Bereitstellung von Daten und Proben für die Gewinnung neuer Erkenntnisse und Forschungsergebnisse unerlässlich ist.

Wenn Menschen sich an die Selbsthilfe wenden, haben sie die verschiedensten Ziele vor Augen: Eigeninitiative ergreifen, Verantwortung übernehmen, das eigene Schicksal in die Hand nehmen, aber auch Information, Rat, Hilfe, Unterstützung und Rückhalt finden, ermutigt und verstanden werden, mit der Erkrankung nicht allein zu sein. Vorrangig ist das Kennenlernen von anderen betroffenen Familien: das Zusammentreffen, der Erfahrungsaustausch mit Eltern, die schon länger mit den Problemen einer Mukopolysaccharidose konfrontiert sind und bereits zu Experten für diese Krankheit geworden sind. Niemand weiß besser mit dieser Krankheit umzugehen als Eltern, die schon jahrelang damit leben müssen. Das Gleiche gilt für erwachsene Patienten, die neu diagnostiziert werden und andere Erwachsene mit MPS kontaktieren können. Es liegt also nahe, dass im Moment der Diagnose alles unternommen wird, um möglichst viel über diese Krankheit zu erfahren. Selbsthilfegruppen können aktuelles Wissen vermitteln, welches umfassend ist und für Qualität bürgt.

Um möglichst am neuesten Stand des Wissens zu sein, bemühen sich die Verantwortlichen selbst alle Informationen zu erhalten und arbeiten eng mit anderen Organisationen in aller Welt, mit Medizinern und Wissenschaftlern zusammen. Neue Familien können deshalb darauf vertrauen, in den MPS-Gesellschaften auf einen reichen Erfahrungsschatz und eine Menge wertvoller und vor allem aktueller Informationen zu stoßen.

Seit vielen Jahren gibt es große internationale Symposien über MPS und ähnliche Erkrankungen. Diese werden – genau wie die Konferenzen in den einzelnen Ländern – in einzigartiger Weise auch weltweit als kombinierte Kongresse für betroffene Familien und Ärzte bzw. Wissenschaftler durchgeführt. Planung, Gesamtorganisation und Durchführung obliegen dabei einzelnen MPS-Gesellschaften, die gemeinsam mit einem "*Family Program Advisory Board*" (Vorsitzende mehrerer MPS-Gesellschaften) für das Familienprogramm verantwortlich zeichnen. Das wissenschaftliche Programm wird vom jeweils designierten "*Medical Advisory Board*" zusammengestellt. 1999 fand dieses Symposium in Österreich statt; 1993, 2004 und 2016 in Deutschland; 2024 erstmals als Kooperation der DACH-Region (Deutschland, Österreich und Schweiz) und zwar mit dem Motto "Auf Augenhöhe".

Zahlreiche Daten in eigens geschaffenen Patientenregistern und Publikationen über den natürlichen Verlauf (Natural History) sowie eine Vielzahl laufender klinischer Studien zum Thema MPS (> 200 Studien zum Zeitpunkt der Drucklegung) geben ein eindrucksvolles Zeugnis darüber ab, welch ungeheurer Wissenszuwachs in den letzten Jahren über diese an sich seltenen Erkrankungen und ihre jeweiligen Untergruppen/Formen gewonnen wurde.

Ein weiterer Schwerpunkt der Vereinsarbeit ist die Aufklärung der breiten Öffentlichkeit über diese Erkrankung. Das bedeutet u.a. Verständnis für die Bedürfnisse von Betroffenen zu schaffen, Familien besser in die Gesellschaft zu integrieren, die Abhängigkeit von Spendengeldern zur Ermöglichung von Projekten zu kommunizieren und diese Gelder auch aufzustellen.

In einer Zeit, in der es bereits für etliche MPS-Formen Therapiemöglichkeiten gibt, bedeutet das aber auch, immer wieder auf unspezifische Frühsymptome und deren Kombination als Hinweis auf eine mögliche MPS aufmerksam zu machen. Eine frühzeitige Diagnose und frühzeitige Behandlung sind unerlässlich, um das Fortschreiten der Krankheit zu verlangsamen und die Lebensqualität zu verbessern. Mit diesem Ziel vor Augen, haben MPS-Gesellschaften mit finanzieller Unterstützung der Pharmaindustrie Kampagnen geschaffen, die ganz allgemein in der Öffentlichkeit, aber auch ganz speziell in Medizinerkreisen Awareness dafür schaffen sollen. Die Kampagne CHAMPS zum Beispiel steht für "*Clinical High Awareness for MPS*". Sie wurde 2018 federführend von der deutschen MPS-Gesellschaft in Zusammenarbeit mit Ärzten aus Deutschland und Österreich entwickelt und wird im gesamten deutschsprachigen Raum verbreitet. Ähnlich funktioniert FIND, das schon 2016 von der spanischen MPS-Gesellschaft in Zusammenarbeit mit einem spanischen Krankenhaus entwickelt wurde und inzwischen in beachtlicher Weise zur Frühdiagnose beiträgt.

Ein Leben mit MPS ist niemals einfach. Deshalb versuchen die MPS-Gesellschaften den Betroffenen Steine aus dem Weg zu räumen, die ihren Alltag vielfach mühsamer machen als er ohnehin schon ist. Dazu müssen beispielsweise Ämter und Behörden, aber auch Mediziner und die Familien selbst aufgeklärt werden, um bei Verordnungen/Bewilligungen von Therapien, Hilfsmitteln, Reha Aufenthalten etc. der tatsächlichen Situation der Betroffenen und deren Familien besser zu entsprechen. Vieles ist in dieser Hinsicht schon geschehen, doch aufgrund der Seltenheit der MPS-Erkrankungen können Betroffene nie voraussetzen, dass Bedürfnisse hinlänglich bekannt sind und stoßen immer wieder auf Schwierigkeiten und Unverständnis. Da macht es Sinn, sich Rückenstärkung bei den MPS-Gesellschaften zu holen.

Mit einer Mukopolysaccharidose muss man viele Jahre leben. Ein gemeinsames Bewältigen macht es definitiv leichter. Nicht nur gemäß dem Motto "geteiltes Leid ist halbes Leid", sondern auch dadurch, dass Betroffene aktiv werden, sich auf die Füße stellen, Verantwortung übernehmen und aktiv zu einer Verbesserung beitragen. Betroffene oder Eltern, die sich das Beste für ihr Kind und zukünftige MPS-Kinder wünschen, wollen dem Schicksal nicht einfach passiv seinen Lauf lassen, sondern es in die Hand nehmen und beispielsweise bei sozial- oder gesundheitspolitischen Entscheidungen, die sie betreffen, mitsprechen können. Es verwundert daher nicht, dass Betroffene in etlichen offiziellen Gremien als Experten für ihre Erkrankung eingebunden sind.

Selbsthilfe – Lernen von den anderen, bessere Bewältigung für die Familie und den Einzelnen

So sehr die bisher angeführten Gründe zutreffen und verständlich sind, so spiegeln sie doch nicht wider, was der Kontakt mit einer Selbsthilfeorganisation für den Einzelnen persönlich bedeuten kann. Man kann hier keine allgemeingültige Vorhersage über den möglichen Vorteil machen, den ein Betroffener oder eine Familie hat, wenn eine Gruppe kontaktiert wird. Emotionen wie Ängste vor der Zukunft, Depressionen, das Gefühl der Isolation, ungeheure Trauer oder Unsicherheit mit medizinischen und pflegerischen Belangen werden nicht von jedem in gleichem Ausmaß erlebt. Sicherlich können jedoch Kontakte mit Gleichbetroffenen alle Aspekte wesentlich und positiv beeinflussen. Nicht allein zu sein stärkt. Und das Schicksal der anderen kann dabei helfen, die eigene

Position besser einzuschätzen. Eine so schwerwiegende Diagnose wie die einer MPS bedingt im Allgemeinen für die ganze Familie, dass Zukunftserwartungen und Lebensentwürfe neu überdacht und eine Neuorientierung erfahren müssen. Mukopolysaccharidosen sind Erkrankungen, die mit der Vielfalt klinischer Symptome immer zu einer großen persönlichen Herausforderung werden – unabhängig davon, ob der klinische Verlauf ein klassisch schwerer ist oder ob man es mit einem "milde(re)n" Verlauf zu tun hat. Die Erfahrungen anderer können bei der persönlichen Bewältigungsstrategie eine große Hilfe darstellen. Gerade betroffene Kinder und Jugendliche erleben sich in der Gruppe nicht so einsam und einzigartig, es entstehen tiefe Freundschaften – auch zwischen den Geschwisterkindern, die im Schatten der Krankheit ein ebenso spezielles Schicksal zu tragen haben. Zu sehen, dass und wie es andere schaffen, mit dieser Erkrankung umzugehen, mit ihr zu leben und an dieser Aufgabe geradezu über sich hinauswachsen, schenkt Mut und Zuversicht im Hinblick auf die bevorstehende Zukunft. Bewältigungsstrategien entstehen, die anfängliche Unüberschaubarkeit der Komplexität und der Tücken der Erkrankung weicht schrittweise und letztendlich muss man den Familien größte Anerkennung dafür aussprechen, was sie zu leisten imstande sind.

Die Probleme Betroffener ändern sich mit dem Lebensalter. Wenn auch die durchschnittliche Lebenserwartung bei den schweren Formen der MPS relativ niedrig ist, so gibt es – u.a. durch die verbesserte Versorgung und neue Therapiemöglichkeiten – doch eine zusehends größer werdende Gruppe von jugendlichen und erwachsenen MPS-Patienten. Die Sensibilisierung der Ärzteschaft führt außerdem immer wieder zur Diagnose einer milden Verlaufsform im Erwachsenenalter. Der Austausch mit Gleichbetroffenen ist in jeder Lebensphase unbestritten hilfreich. Das Leben mit MPS macht sie unweigerlich stark, sie sind besonders und stecken voller Erfahrungen, die sie gern miteinander teilen. Partnerschaftliche und berufliche Themen sowie das Bestreben nach einem eigenständigen selbstbestimmten Leben nehmen mit steigendem Lebensalter an Relevanz zu. Erwachsene Patienten erfahren sich nun als eine eigene Gruppe, die mit ihren spezifischen Bedürfnissen eine eigene – und andere – Betreuung braucht, was mit neuen Aufgaben und einer Neuorientierung für die MPS-Gesellschaften einhergeht. Diese haben daher begonnen, ein eigenes Programm, wie z.B. spezielle Erwachsenentreffen, anzubieten, um ihnen den notwendigen Raum für Austausch, gemeinsame Erlebnisse und Therapieanwendungen zu geben. Diese Treffen werden sehr geschätzt und gern angenommen.

Selbst wenn es für manche dieser Patienten vorteilhaft wäre, aufgrund der großen Erfahrung der Pädiater zur medizinischen Betreuung in der Kinder- und Jugendabteilung der Krankenhäuser zu verbleiben, ist das für andere keine Option oder auch vom Gesetz her nicht möglich. Ein erwachsener Patient, der bei klarem Verstand ist und mit beiden Beinen im Leben steht, möchte nicht geduzt oder gar gestreichelt werden, nur weil er möglicherweise kleinwüchsig ist. Transition wird daher immer wichtiger, die Wege zu einem geordneten Übergang in die Welt der Erwachsenen kontinuierlich ausgebaut – auch dabei kann und muss die Selbsthilfe eine wichtige Rolle spielen.

MPS betrifft nicht nur das erkrankte Kind, sondern immer die ganze Familie. Die Selbsthilfegruppen sprechen daher von MPS-Familien und haben aufgezeigt, dass nicht nur der Kranke, sondern auch Eltern, Geschwister und andere Angehörige wie Großeltern oder Partner etc. Hilfe brauchen, um mit der Erkrankung umgehen zu können. Diese Erfahrung resultiert in neuen Strategien – bei Vereinsveranstaltungen wie Konferenzen oder Therapiewochen wird beispielsweise vermehrt Wert auf eigene Eltern- oder Geschwisterprogramme gelegt. Eltern wird nahegelegt, Erholungsphasen für sich und die übrige Familie einzuplanen, will man die Familie als solche gesund erhalten. Die österreichische MPS-Gesellschaft hat parallel zu den seit 1985 stattfindenden Familienkonferenzen schon 1999 eine "Urlaubswoche mit Entlastungsangebot für ihre Familien angeboten. Daraus hat sich die MPS-Therapiewoche entwickelt, die unbestritten als Highlight des Jahres gilt und mittlerweile für bis zu 200 Teilnehmer organisiert wird. Möglich wird diese großartige Veranstaltung bei der rund 15 Therapeuten, ebenso viele Kinderbetreuer und einige Ärzte ehrenamtlich involviert sind, durch ein top motiviertes und engagiertes Team und die großzügige Hilfe von Spendern und Sponsoren.

Im Laufe der Jahre hatten auch viele Familien aus anderen Ländern die Gelegenheit an diesen Therapiewochen teilzunehmen und die Idee nach Hause zu "tragen", um dort Ähnliches aufzubauen. Insofern ist es schön zu sehen, dass sich da und dort Projekte mit ähnlichen Konzepten entwickeln und die Therapiewoche beispielsweise auch in Deutschland zu einem Fixpunkt im Jahresablauf geworden ist. Denn von dieser Veranstaltung profitieren nicht nur die Patienten, sondern auch die Eltern, indem sie einige Tage Erholung und Entlastung finden, neue Therapiemöglichkeiten kennenlernen, Erfahrungen austauschen und viel für den Alltag dazulernen können; auch verwaiste Eltern, die ihr Kind schon verloren haben, kommen stets gerne, helfen den Jüngeren mit ihrer Erfahrung und genießen ungebrochen die Gemeinschaft und die Gruppenangebote wie Kreativworkshops; auch die Geschwister, denen je nach Altersstufe ein eigenes Programm geboten wird oder die vielleicht sogar schon stolz in der Rolle besonderes erfahrener Kinderbetreuer agieren und aktiv mithelfen, diese Woche zu einem besonderen Ereignis für alle werden zu lassen; und selbst die von den Familien mitgebrachten "eigenen" Therapeuten profitieren, weil sie diese Möglichkeit für eine (Ein)-Schulung nutzen können, wodurch letztendlich eine nachhaltig gute Betreuung der Patienten auch zu Hause in ihrem Alltag sichergestellt werden kann.

Für gesunde Geschwister, die gemeinsam Geschwisterwochen(enden) erleben, ist der Austausch mit anderen Geschwisterkindern aus ähnlichen Familiensituationen sehr hilfreich. Manches, was nicht unbedingt verbal ausgedrückt werden kann, wird trotzdem kommuniziert und kann auf diesem Weg verarbeitet werden. Dazu kommt, dass sie im Rahmen dieser Veranstaltungen uneingeschränkt im Mittelpunkt stehen dürfen und als Individuum wahrgenommen werden, eine Situation, die im familiären Alltag mit schwer kranken MPS-Kindern oft viel zu kurz kommt.

Der Trauerworkshop in Deutschland ist ein wertvolles Angebot in Form eines Kreativworkshops über ein ganzes Wochenende. Ziel ist dabei die Trauer, die eigentlich schon mit der Diagnose beginnt, zum Ausdruck zu bringen und ein Stück weit zu verarbeiten.

Besondere Erlebniswochenenden für die ganze Familie ermöglichen willkommene Pausen vom Alltag, in denen die Krankheit für ein paar Tage in den Hintergrund rückt und der gemeinsame Spaß dominiert.

Eine eigene Mütter(aus)Zeit und eine Väter(aktiv)Zeit vervollständigen das jährliche Programmangebot der österreichischen MPS-Gesellschaft. Vorwiegend sind es die Mütter, die sich – als Herz der Familie – praktisch ohne Pause das ganze Jahr hindurch um die MPS-Kinder kümmern. Sie sind echte Heldinnen, leisten unbezahlbare, unersetzliche und großartige Arbeit, die oft weit über ihre körperliche und psychische Stärke hinausgeht. Ein gemeinsames Wochenende zum Abschalten und Entspannen tut ihnen gut und lässt sie mit neuer Energie gestärkt in den Alltag zurückkehren. Ähnliches gilt für Väter, die oftmals größere Schwierigkeiten haben die tödliche Diagnose zu akzeptieren, aber dennoch stets mit der Erwartung konfrontiert sind, stark zu sein. Oft leiden sie still und unbemerkt. Auch ihnen tut ein Wochenende mit anderen Vätern gut, wo sie sich ohne viele Worte verstehen und gemeinsam auspowern können.

So schlimm die ersten Tage, Wochen und Monate sind, die eine Familie oder ein Betroffener mit der neu gestellten Diagnose einer Mukopolysaccharidose erlebt, so sehr muss man gerade Eltern raten, sich mit anderen Betroffenen zu treffen. Viele der Ängste ergeben sich aus der Ungewissheit, was es mit dieser Krankheit auf sich hat und was die Zukunft bringt. Diese kann realistischer eingeschätzt werden, wenn man andere Gleichbetroffene kennenlernt. Genauso verschieden wie die MPS-Kinder, so verschieden sind auch ihre Familien. Eine Mutter greift schon beim Verlassen des Krankenhauses unmittelbar nach der Diagnose zum Telefon, um bei der MPS-Gesellschaft anzurufen, eine andere braucht Jahre, um sich dazu zu überwinden. Es gibt kein Richtig oder Falsch. Irgendwann kommt der Zeitpunkt der Kontaktaufnahme. Und wenn es so weit ist, dann wird jede Familie wissen, dass die Entscheidung sich zu melden, gut war.

MPS-Gesellschaften haben schon Schicksale vieler Familien erlebt. Einzigartige, individuelle. Gemeinsam aber ist allen, dass Familien die Zeit mit ihren Kindern niemals missen wollen und betonen, dass sie durch ihre Kinder ungeheuer viel gewonnen haben, durch sie unglaublich viel gelernt haben, vor allem auch, auf das Wesentliche im Leben zu achten. Dass sie eine Stärke entwickelt haben, die sie sich niemals zugetraut haben. In einer Familie, die fest zusammengerückt ist.

15. Wichtige Kontaktadressen

Die Angaben wurden zum Zeitpunkt der Drucklegung mit großer Sorgfalt aktualisiert, trotzdem können sich immer wieder Änderungen ergeben. Für die Inhalte der angeführten Webseiten und Links wird keine Haftung übernommen.

15.1. Kliniken

Deutschland

Charité – Universitätsmedizin Berlin

Kinderklinik m.S. Gastroenterologie, Nephrologie und Stoffwechselerkrankungen
Leitung Sektion Pädiatrische Stoffwechselmedizin/Sozialpädiatrisches Zentrum
Dr. Natalie Weinhold
Campus Virchow Klinikum - CC17
Augustenburger Platz 1 | 13353 Berlin
+49 30 450 566585
natalie.weinhold@charite.de
www.charite.de

Justus-Liebig Universität Gießen und UKGM Gießen und Marburg

Zentrum für seltene Erkrankungen Gießen (ZSEGI)
Dr. Christina Lampe
Prof. Dr. Andreas Hahn
Feulgenstraße 10-12 | 35390 Gießen
+49 641 985 43493
zsegi@uk-gm.de
christina.lampe@paediat.med.uni-giessen.de
www.ukgm.de

Universitätsklinikum Hamburg-Eppendorf (UKE)

Internationales Zentrum für lysosomale Speicherkrankheiten, Klinik und Poliklinik für Kinder- und Jugendmedizin
Priv.-Doz. Dr. Nicole Muschol
Martinistraße 52 | 20246 Hamburg
+49 40 7410 53714
muschol@uke.de
www.uke.de

Medizinische Hochschule Hannover

Klinik für Pädiatrische Nieren-, Leber- und Stoffwechselerkrankungen
Stoffwechselzentrum Hannover
Prof. Dr. Anibh Martin Das
Carl-Neuberg-Straße 1 | 30625 Hannover
+49 511 532 3863 / 3273 / 3220
stoffwechselambulanz@mh-hannover.de
www.mhh.de

Universitätsmedizin Mainz

Zentrum für Kinder- und Jugendmedizin
Angeborene Stoffwechselerkrankungen | Villa Metabolica
Univ.-Prof. Dr.med. Julia B. Hennermann
Langenbeckstraße 1 | 55101 Mainz
+49 6131 17 4579
aglyso@unimedizin-mainz.de
www.unimedizin-mainz.de/kinderklinik

Universitätsklinikum Heidelberg

Zentrum für Lysosomale Speicherkrankheiten
Dr. med. Christian Staufner
Im Neuenheimer Feld 430 | 69120 Heidelberg
+49 6221 56 4002
christian.staufner@med.uni-heidelberg.de

Österreich

Medizinische Universität Wien

Universitätsklinik für Kinder- und Jugendheilkunde/AKH, Abt. für Pulmologie, Allergologie und Endokrinologie
Bereich angeborene Stoffwechselstörungen
Ass. Prof. Dr. med. univ. Dorothea Möslinger
OÄ Dr. med. univ. Vassiliki Konstantopoulou
Währinger Gürtel 18-20 | 1090 Wien
+43 / (0)1 / 40400 32320
dorothea.moeslinger@meduniwien.ac.at
vassiliki.konstantopoulou@meduniwien.ac.at
https://kinderklinik.meduniwien.ac.at/

Neugeborenen-Screening
Österreichisches Programm zu Früherfassung von angeborenen Stoffwechselerkrankungen und Hormonstörungen
Universitätsklinik für Kinder- und Jugendheilkunde
Univ.-Prof. Dr. Susanne Greber-Platzer
Priv.-Doz. DI Dr. Maximilian Zeyda
OÄ Dr. med. univ. Vassiliki Konstantopoulou
Währinger Gürtel 18-20 | 1090 Wien
+43 1 40400 32780
maximilian.zeyda@meduniwien.ac.at
www.meduniwien.ac.at/hp/neugeborenen-screening/

Universitätsklinik für Neurologie
Abteilung für Neuropathologie und Neurochemie, Medizinischer Universitätscampus Wien, Leitstelle 4 J
Assoc.-Prof. Priv.-Doz. Dr. Till Voigtländer
Währinger Gürtel 18-20 | 1090 Wien
+43 1 40400 5502 und -5514
till.voigtlaender@meduniwien.ac.at

Institut für Medizinische Genetik
www.meduniwien.ac.at/medizinische-genetik
Assoc.-Prof. Priv.-Doz. Dr. med. univ. Laccone Franco
Währingerstrasse 10 | 1090 Wien
+43 1 40160 56513
humangenetik@meduniwien.ac.at

Medizinische Universität Graz

Univ. Klinik für Kinder- und Jugendheilkunde
Auenbruggerplatz 34 / 2 | 8036 Graz

Klinische Abteilung für allgemeine Pädiatrie
Univ. Prof. Dr. med. univ. Barbara Plecko
+43 316 386 12679
Barbara.plecko@medunigraz.at
https://kinderklinik.uniklinikumgraz.at/allg-paediatrie

Neuropädiatrie- und Stoffwechselambulanz
Univ. FÄ. Priv.-Doz. Dr. Anna Baghdasaryan
+43 316 385 30014
a.baghdasaryan@medunigraz.at

FE Anal. Massenspektrometrie, Zellbiologie u. Biochemie angeborener Stoffwechselerkrankungen
ao. Univ.-Prof. Dr. rer. nat. Werner Windischhofer
+43 316 385 14035
werner.windischhofer@medunigraz.at

Diagnostik & Forschungszentrum für Molekulare BioMedizin
Neue Stiftingtalstr. 6 | 8010 Graz
Sekretariat: +43 316 385 73832
Institut für Humangenetik
Sekretariat: +43 316 385 73800
https://humangenetik.medunigraz.at/

Medizinische Universität Innsbruck

Department für Kinder- und Jugendheilkunde Universitätsklinik für Pädiatrie, Bereich Angeborene Stoffwechselstörungen
Anichstrasse 35 | 6020 Innsbruck
A.Univ.-Prof. Dr. Daniela Karall, IBCLC
Priv.-Doz. Dr. Sabine Scholl-Bürgi
+43 512 504 23600
daniela.karall@i-med.ac.at
sabine.scholl-buergi@tirol-kliniken.at

Institut für Humangenetik
Peter-Mayr-Str. 1 | 6020 Innsbruck
Prof. Dr.med. Johannes Zschocke, Ph.D.
+43 512 9003 70500
humgen@i-med.ac.at
www.humgen.at

Universitätsklinik für Kinder- und Jugendheilkunde Salzburg

Clinical Research Center Salzburg GmbH Institut für Angeborene Stoffwechselerkrankungen der Paracelsus Medizinischen Privatuniversität
Strubergasse 21 | 5020 Salzburg
Prof. Dr. med. Florian B. Lagler
+43 676 899 780 760
f.lagler@salk.at
www.pmu.ac.at/angeborenestoffwechselerkrankungen.html

Universitätsklinikum der Paracelsus Medizinischen Privatuniversität

Landeskrankenhaus Salzburg
Einheit für Klinische Genetik
Müllner Hauptstraße 48 | 5020 Salzburg
Priv. Doz. Dr. med. Dieter Kotzot
+43 5 7255 26260
d.kotzot@salk.at oder humangenetik@salk.at
http://www.salk.at/3397.html

Kepler Universitätsklinikum

Med Campus IV.
4020 Linz | Krankenhausstraße 26-30

Institut für Medizinische Genetik
Zentrum Medizinische Genetik Linz
Prim. Univ. Doz. Dr. med. Hans-Christoph Duba
+43 5 7680 84 29601
humangenetik.mc4@kepleruniklinikum.at
https://www.kepleruniklinikum.at/kliniken-einrichtungen/medizinische-genetik

Univ. Klinik für Kinder- und Jugendheilkunde
Univ.-Prof. Dr. Wolfgang Högler
+43 5 7680 84 22001
ArztDion.MC4@kepleruniklinikum.at
https://www.kepleruniklinikum.at/kliniken-einrichtungen/kinder-und-jugendheilkunde

Schweiz

Kinderspital Zürich

Universitätskinderklinik
Stoffwechselabteilung
Steinwiesstraße 75 | 8032 Zürich
Prof. Dr. med. Matthias R. Baumgartner
+41 1 266 7342
stoffwechsel.sekretariat@kispi.uzh.ch
www.kispi.uzh.ch

Universitätsklinik Bern

Abteilung für Endokrinologie und Stoffwechsel
Freiburgstraße | 3010 Bern
Dr. Jean-Marc Nuoffer
+41 31 632 2111
udem@insel.ch
www.udem.insel.ch

UKBB-Universitätskinderspital

Stoffwechsellabor (Screening für lysosomale Erkrankungen)
Römergasse 8 | 4005 Basel
Prof. Dr. Brian Fowler
+41 81 685 6275
brian.fowler@unibas.ch
www.ukbb.ch/de/kontaktformular-rare-diseases.php

CHUV, Centre Hospitalier Universitaire Vaudois

Service de médicine génétique
Rue du Bugnon 21 | 1011 Lausanne, Vaud
Prof. Dr. Andrea Superti-Furga
+41 21 314 1111
asuperti@unil.ch
www.chuv.ch

15.2. Selbsthilfevereine für Mukopolysaccharidosen und Rehabilitationszentren

☞ nachfolgende Tabelle.

Der Begriff Selbsthilfeorganisation bezeichnet alle Formen von Zusammenschlüssen Betroffener, egal ob Selbsthilfe-Gruppe oder Selbsthilfe-Verein.

Die Selbsthilfeorganisationen für MukoPolySaccharidosen und ähnliche Erkrankungen sind sowohl in Österreich als auch in Deutschland und der Schweiz eingetragene, gemeinnützige Vereine mit einem Vereinszweck, der nicht gewinnorientiert ist.

Nicht in jedem Land gibt es eine „MPS-Gesellschaft", vielerorts werden MPS-Betroffene von Dachorganisationen für Seltene Erkrankungen mitbetreut. Wir haben die uns bekannten Organisationen aus den meisten europäischen Ländern und einige aus anderen Teilen der Welt mit ihren jeweiligen Kontaktdaten aufgelistet.

Viele dieser Vereine haben sich im IMPSN (International MPS Network) zusammengeschlossen.

Die Angaben aller Kontaktdaten wurden zur Zeit der Drucklegung (2023) aktualisiert. Für die Inhalte der angeführten Webseiten übernehmen die Herausgeber dieses Buches keine Garantie.

Selbsthilfevereine für Mukopolysaccharidosen
Deutschland
Gesellschaft für Mukopolysaccharidosen e.V. www.mps-ev.de info@mps-ev.de +49 6021 858373 Carmen Kunkel Herstallstrasse 35 I 63739 Aschaffenburg
Österreich
Gesellschaft für Mukopolysaccharidosen und ähnliche Erkrankungen www.mps-austria.at office@mps-austria.at +43 7249 47795 Michaela Weigl Finklham 90 I 4612 Scharten
Schweiz
Verein Gesellschaft für Mukopolysaccharidosen www.verein-mps.ch wiesbauer@swissonline.ch +41 44 8671650 Karen Peci Tössriedenstrasse 74 I 8193 Eglisau
Fondation Sanfilippo Suisse www.fondation-sanfilippo.ch info@fondation-sanfilippo.ch +41 (22) 700 18 22 Frédéric Morel Rue de Jargonnant 2 I 1207 Genève
Argentinien
Asociación Mucopolisacaridosis Argentina www.facebook.com/ MpsArgentina +54 9 1162017508 ampsarg@gmail.com Verónica Alonso
Australien
MPS Australia www.mpssociety.org.au info@mpssociety.org.au Vanessa Ede-Scott

Belgien

BOKS – Belgische Organisatie voor Kinderen en volwassenen met een Stofwisselingsziekte
www.boks.be
secretariaat@boks.be
+32 498 70 15 03
Lut De Baere
Alice Nahonlaan 7 | 9120 Melsele

Bosnien-Herzegowina

Sanfilippo Bosnia
mps3a@hotmail.com
+38 765 972 482
Vladanka Gojic
Pop Ljubina 95 | Doboj

Botswana

BORDIS – Botswana Organisation for rare Diseases
admin@bordis.org /
rareconnectbotswana@gmail.com
+267 71692565
Eda Selebatso
PO Box 402208 | Gaborone

Brasilien

Instituto Vidas Raras
www.vidasraras.org.br
cesso@vidasraras.org.br
+55 11 2414 3060
Maria José da Silveira
Rua cônego valadão, 914 | Guarulhos – São Paulo

Bulgarien

NAPRD – Nationale Allianz der Menschen mit seltenen Krankheiten
www.rare-bg.com
+359888323748 | 0888 323 748
Vladimir Tomov
Sofia 1172 | 59 Dragan Tsankov Blvd.

Dänemark

MPS Danmark
www.mpsdanmark.dk
thomaslangedk@gmail.com
+45 24482605
Thomas Lange
Viggo Jarls vej 17 | 2830 Virum

Frankreich

VML - Vaincre les Maladies Lysosomales
www.vml-asso.org
president@vml-asso.org
+33 1 69 75 40 30
Stephan Antolin
2 Ter avenue de France | 91300 MASSY

Griechenland

The Solidarity - Panhellenic Association of Patients & Friends Suffering from Lysosomal Diseases
https://greeklysosomal.gr/
greeklysosomal.assoc@gmail.com
+30 2106611270
Kate Theoch

Großbritannien

The Society for Mucopolysaccharide Diseases
https://mpssociety.org.uk
mps@mpssociety.org.uk
+44 / 01494 / 434156
Bob Stevens
MPS House | Repton Place | White Lion Road | Amersham | Buckinghamshire | HP7 9LP

Rare Disease Research Partners
https://rd-rp.com/
Tom Kenny

Hongkong

Hong Kong Mucopolysaccharidoses & Rare Genetic Diseases Mutual Aid Group
www.mps.org.hk
hongkongmpsgroup@gmail.com
+852 27943010
Stephen Ma
G/F, Wang Lai House | Wang Tau Hom Estate

Irland

Irish Society for Mucopolisaccharide Diseases
www.mpssociety.ie
irishmpssociety@gmail.com
+353 87 6493885
Martin Lynch
Ballymacreese | Ballyneety | Co. Limerick

Italien
Associazione Italiana Mucopolisaccaridosi e Malattie Affini - APS www.aimps.it info@aimps.it +39 02 99010188 Flavio Bertoglio Via Volta, 291 I 20030 Senago (MI)
Japan
The Japanese MPS Society http: //www.mps-japan.org/ mps_office@mps-japan.sakura.ne.jp +81 50 3045 1814 Takeyuki Akiyama PO Box 29 I Ina Post Office (Japan Post Service Co.,Ltd.)
Kanada
Canadian MPS Society www.mpssociety.ca kimangel@mpssociety.ca +1 604 924 5130 Kim Angel 218 - 2055 Commercial Drive I Vancouver I BC V5N 0C7
Kroatien
HSRB - Hrvatski Savez za rijetke bolesti http://www.rijetke-bolesti.com/ rijetke.bolesti@gmail.com +385 1 2441 393 Vlasta Zmazek Ivanicgradska 38 I Zagreb
Litauen
Nacionaline MPS ir Kitu Genetiniu Metaboliniu Ligu Asociacija ramune.sliuoza@gmail.com +370 698 80600 Ramune Sliouza Kvietiniu g. 9 D-7 I Gargzdai, Klaipedos r. I LT-96121
Luxemburg
ALAN – Maladies Rares Luxembourg www.alan.lu info@alan.lu +352 266 112 - 1 Daniel Theisen, PhD Parc Luxite I 13, rue de l'Innovation I 1896 Kockelscheuer

Niederlande

VKS
www.stofwisselingsziekten.nl
info@stofwisselingsziekten.nl
+31 38 4201764
Hanka Dekker
Postbus 664 | 8000 AR Zwolle

Norwegen

FRAMBU
Kompetansesenter For Sjeldne Diagnoser
www.frambu.no
info@frambu.no
+47 64 85 60 00
Kristian E. Kristoffersen
Sandbakkvn. 18 | 1404 Siggerud

Polen

Stowarzyszenie Chorych na Mukopoli sacharydoze (MPS) i Choroby Rzadkie
https://chorobyrzadkie.pl/
biuro@chorobyrzadkie.pl
+48 22 757-81-29
Teresa Matulka
05-503 Glosków | ul. Radnych 9A

Portugal

APL – Associação Portuguesa das Doenças do Lisosoma
www.aplisosoma.org
secretariado@aplisosoma.org
geral@aplisosoma.org
+351 913 880 789 / +351 914 315 258
António Silva
Av. Do Brasil nº43 A | loja nº21 | 1700-062 Lisboa

Rumänien

F.R.B.L. - FUNDATIA ROMANA PENTRU BOLILE LIZOZOMALE
http://www.boli-lizozomale.ro/
frbl@boli-lizozomale.ro
sinca1george@yahoo.com
+40 744618289
George Sîncă
Str. Victoriei | bl. 39 | sc.2, ap.2 | Tg. Jiu

Russland

Hunter Syndrome Association
www. mps-russia.org
mps-hunter@yandex.ru
+7 905 755 57 50
Snezhana Mitina
117628 | Grina st. 28-26 | Moscow

Schweden

Svenska MPS-föreningen
www.mpsforeningen.se
mps.foreningen@gmail.com
+46 70 244 24 75
Oskar Ahlberg
Box 3103 | 103 62 Stockholm

Serbien

MPS Serbia
www.mpsserbia.rs
mps.srbija@gmail.com
+38163404099
Dragana Miletic Lajko
Vukasoviceva 50 | 11000 Belgrade

Slowakei

Slovenská aliancia zriedkavých chorôb (Aliancia ZCH)
http://www.sazch.sk/
office@sazch.sk
+421 903 420 977
Ing. Beáta Ramljaková
Kollarova 11 | 902 01 PEZINOK

Slowenien

Portal 13
https://zavod13.org/
info@zavod13.org
+386 41 266 819
Petra Greiner
Zavod 13 | Gregorciceva 3 | 2000 Maribor

Spanien

Asociación MPS España
www.mpsesp.org
info@mpsesp.org
+34 93 8040959
Ana Mendoza
Avda. Barcelona nº 174 1º 2ª |
08700 Igualada (Barcelona)

Taiwan

Taiwan MPS Society
www.mpssociety.org.tw
ttmps@ms32.hinet.net
+886-2-2503-2125
Virginia Tsai
7F, No.16, Lane 102 | Hejian Street |
Zhongshan District | Taipei 104

Tschechien

Spolecnost pro mukopolysaridosu
www.mukopoly.cz
spmps@seznam.cz
+420 777809040
Jan Michalik | Petra Tomalová
Chaloupky 35 | 779 00 Olomouc

Türkei

MPS LH Dernegi
http://www.mpsturk.org/
mpsturk@gmail.com
+90 534 896 77 73
Muteber Eroglu
Hakimiyeti Milliye cad.No: 58 |
Vedat Kadri Kancal is merkezi 46/A
Üsküdar Istanbul

Ungarn

Magyar Mucopolisacharidosis Társaság
www.mpstarsasag.hu
mpstarsasag@gmail.com
+36204729005
Dr. Kató Norbert
9730 Kõszeg | Rohonci u.35.

USA

The National MPS Society
www.mpssociety.org
terri@mpssociety.org
+1 919 806 0101
Terri Klein
P.O. Box 14686 | Durham | NC 27709-4686

IMPSN – International MPS Network

http://impsnetwork.com
info@impsnetwork.com

Rehabilitationszentren
Kinder-Rehazentrum Usedom www.ifagesundheit.de/kinder-rehazentrum-usedom rehakoelpinsee(at)ifagesundheit.de Tel.: +49 38375 50152 Strandstraße 3 I 17459 Loddin Deutschland
Leuwaldhof Kinder Jugend Reha St. Veit www.leuwaldhof.at info@leuwaldhof.at Tel.: +43 6415 50 300 St. Veiter-Straße 48a I5621St. Veit im Pongau Österreich
Klinik Judendorf Straßengel www.kinderreha.at E-Mail: info@klinik-judendorf.at T: +43 3124 90520 Grazer Straße 15 I 8111 Gratwein-Straßengel Österreich
Kokon REHA Rohrbach-Berg GmbH www.kokon.rehab E-Mail: rohrbach-berg@kokon.rehab Tel.: +43 72 89 94 14 50 Krankenhausstraße 5 I 4150 Rohrbach-Berg Österreich **Kokon REHA Bad Erlach GmbH** www.kokon.rehab Tel.: +43 2627 94165 0 E-Mail: erlach@kokon.rehab Thermenstraße 1 I 2822 Bad Erlach Österreich
Rehabilitationszentrum für Kinder und Jugendliche Wildbad www.kinderreha-wildbad.at Tel.: +43 4268 236 05-7001 E-Mail:kinderreha@optimamed.at Wildbad 8 I 9323 Neumarkt Österreich
Kinder-Reha Wiesing www.optimamed.at/kinder-reha-wiesing Tel. +43 (0)1 585 61 59 E-Mail: office@optimamed.at

16. Erklärung wichtiger Sachbegriffe

24-Stunden-Urin	Sammelurin, der ab Entleerung der Harnblase innerhalb von darauffolgenden 24 Stunden in einzelnen Portionen gesammelt wird
Abort	Vorzeitige Beendigung einer Schwangerschaft
Abbau (chemisch)	Aufeinanderfolge chemischer Reaktionen, die zum Abbau eines Stoffes führen; typisch für Stoffwechselvorgänge im Körper, bei welchen gebildete oder zugeführte Substanzen zerlegt werden, um sie (wieder) zu verwenden oder auszuscheiden
Adenoide	Wucherungen lymphatischen Gewebes, besonders im Nasen-Rachenraum (☞ auch Polypen)
Adenotomie	Operative Entfernung von Adenoiden
Adoleszenz	Jugendlichenalter
Aggregat	Verknüpfung mehrerer Moleküle zu größeren Einheiten
Akkumulation	Anhäufung von Stoffen
Alder'sche Granulation	Einschlusskörperchen in Leukozyten von MPS-Patienten, färben sich mit May-Grünwald-Giemsa-Farbstoff dunkelviolett; besonders bei M. Maroteaux-Lamy nachweisbar
Allele	Gene mit unterschiedlicher Wirkung am selben Genort
Allele Mutation	Unterschiedliche Mutationen (Veränderungen des Erbmaterials) am selben Genort
Allergen	ein allergieauslösender Stoff
Alzian-Blau	Farbstoff zum Nachweis von Glykosaminoglykanen
Aminosäuren	Kleinste Bestandteile der Eiweiße
Aminozucker	Zucker (z.B. Glukose) mit einer Amino-(= NH_2-)bindung
Amnionzellen	Fruchtwasserzellen
Amniozentese	Punktion von Fruchtwasser (zur vorgeburtlichen Diagnostik)
Anästhesie	Narkose, Betäubung
Angiokeratome	Rötlich-violette-bläuliche kleine Hautveränderungen, die flach oder leicht erhaben sein können. Sie sind bei einigen LSDs typisch
Aorta	Große Körperschlagader, auch Hauptschlagader, die das Blut aus dem linken Herzen führt
Aortenklappe	Herzklappe zwischen linker Herzkammer und Aorta
Apnoe	Atempause
Arachnoidalzyste	Zyste in der weichen Hirnhaut
Aspekt	Blickwinkel, Aussehen
Aspiration	Verschlucken von Flüssigkeit oder festen Speisen in die Luftröhre, kann zur Aspirationspneumonie führen
Assistierte Reproduktion	Künstliche Befruchtung mittels In-vitro-Fertilisation (IvF) außerhalb des Körpers (im Reagenzglas). In Folge entwickeln sich daraus Embryonen, die dann in die Gebärmutter eingesetzt werden können
Astigmatismus	Abnorme Wölbung der Hornhaut
Aszites	Auch Ascites, vermehrte Flüssigkeitsansammlung in der Bauchhöhle
Ataxie	Gangstörung; unsichere, ausfahrende Bewegung
Atlantoaxiales Gelenk	Gelenk zwischen dem 1. und 2. Halswirbelkörper, durch ungenügende Ausformung der Knochen kann es zur atlanto-axialen Instabilität kommen

Atlanto-okzipitale Instabilität	Instabile Verhältnisse im Bereich des Hinterhauptlochs und der Halswirbelsäule, oft ausgelöst durch eine Bandschwäche oder der mangelhaften Ausbildung des Zahn des 2.Halswirbelkörpers. Es droht bei Verrutschen eine Einklemmung des Rückenmarks und eine Lähmung
Atlas	Oberster Halswirbel
Atrophie	Gewebs- oder Organschwund
Attenuiert	Verzögert, mild; wird verwendet, um diese Formen eines Krankheitsverlaufes bei den Mukopolysaccharidosen (oder LSDs) den schwer verlaufenden Formen gegenüberzustellen; der Ausdruck "mild" erscheint nicht wirklich gerechtfertigt, da die Erkrankung für jeden Betroffenen schwer ist; es soll jedoch zum Ausdruck gebracht werden, dass es sich dabei um Krankheitsverläufe handelt, die auch unbehandelt erwarten lassen, dass Patienten das Jugendlichen- und Erwachsenenalter erleben werden
Autolog	Körpereigen
Autosomen	Alle Chromosomen außer den Geschlechtschromosomen X und Y
Axis	2. Halswirbel
Basen	Chemisches Gegenstück zu Säuren; in der Genetik jedoch Bestandteil der Erbsubstanz (DNA) und der Botensubstanzen (RNA); drei Basen sind die Information für eine Aminosäure (ein Basentriplett "kodiert" für eine Aminosäure), die Kette der Aminosäuren bildet ein Eiweiß, ein Protein
Berry-Spot-Test	Einfacher (früher häufig verwendeter) Farbtest zum Nachweis einer vermehrten Mukopolysaccharid-Ausscheidung auf Filterpapier (☞ Filterpapiertest)
Bindegewebe	Verbindendes Stützgewebe im Körper
Biomarker	Biologisch verfügbare und biochemisch nachweisbare Substanzen in den Körpersäften eines Patienten, welche bei bestimmten Erkrankungen pathologisch erhöht oder erniedrigt sind, deren Bestimmung jedoch billiger und einfacher ist als die eigentlichen Untersuchungen zur Abklärung der betreffenden Krankheit; Biomarker haben jedoch immer das Potential einer gewissen Unspezifität, da ihre Veränderungen sekundär auch auf andere Störungen im Stoffwechsel zurückgeführt werden können; sie können unter Umständen als Screeningparameter herangezogen werden, eher jedoch für das Abschätzen eines Therapieverlaufs
Biorhythmus	Der zeitliche Rhythmus der physiologischen Aktivitätsschwankungen körperlicher und seelischer Vorgänge
Blut-Hirn-Schranke	Schwer überwindbare Barriere durch Zellmembranen und Strukturen, Übergang zwischen den Blutgefäßen und dem Hirngewebe
Bronchoskop	Gerät zur Untersuchung der Luftröhre und Bronchien

Chipmethode	Mittels vorgefertigter Gen-Chips werden aus nur einer Blutprobe die häufigsten Mutationen einer Erkrankung molekulargenetisch abgeklärt; der Vorteil ist, dass diese Untersuchung rasch und kostengünstig abläuft; der Nachteil ist, dass seltene Mutationen nicht erfasst werden und daher Patienten mit seltenen oder noch nicht bekannten Mutationen nicht erkannt werden können
Chondroitinsulfat	Lange Kohlenhydratkette (Glykosaminoglykan), zusammengesetzt aus Glukuronsäure und einem Aminozucker
Chorionzottenbiopsie	Gewebsentnahme aus der Plazenta zur vorgeburtlichen Diagnostik (auch Mutterkuchenpunktion)
Chromatographie	☞ Dünnschichtchromatographie
Chromosom	Im Zellkern gelegene, mikroskopisch sichtbare Träger der Erbsubstanz (☞ auch Gene)
Chronisch	Schleichend, stetig, z.B. Entzündungen
Computer-Tomographie (Abk.: CT)	Spezielles Röntgenverfahren zur Darstellung von Gehirnstrukturen (und anderen Organen)
Cor pulmonale	Vergrößerung des Herzens, besonders der rechten Kammer, durch erhöhten Widerstand im Lungenkreislauf
Core-Protein	Proteinanteil der Proteoglykane
Cornea	Hornhaut des Auges
Corpus ossis ilii	Bestandteil des Darmbeines
CSP	Clinical Surveillance Program: eine internationale Datenbank zur Erfassung von Patienten mit MPS VI
CT	☞ Computer-Tomographie
Degradation	Biochemischer Abbauvorgang

Dekompression	Druckentlastung
Demenz	Intelligenzdefekt, Schwachsinn
Demyelinisierung	Schwund der (schützenden) Nervenscheide rund um Nerven im Rahmen von LSDs
Dens axis	Bestandteil (Zahn) des 2. Halswirbels
Dermatansulfat	Glykosaminoglykan, bestehend aus langen Ketten von Iduronsäure und einem Aminozucker
Desoxyribonukleinsäure	Substanz im Zellkern, welche die Erbinformation (Gene) trägt
Diarrhoe	Durchfall
Differenzialblutausstrich	Dünner Ausstrich eines Bluttropfens auf einem Glasträger mit nachfolgender Färbung und Betrachtung im Mikroskop; lässt die Beurteilung der Beschaffenheit weißer und roter Blutzellen zu, sowie der Blutplättchen; wird heute automatisiert bei nahezu jeder Untersuchung des Blutbildes gemacht (Aussage über Erythrozyten, Lymphozyten, Monozyten, Granulozyten, Thrombozyten)
Digitalispräparat	Herzwirksames Medikament
Dimethylmethylenblau	Einfacher Farbtest zum Nachweis einer vermehrten Mukopolysaccharid-Ausscheidung
Disaccharid	Verbindung aus zwei Zuckern
Diuretika	Harntreibende Medikamente
DNS	Abkürzung für Desoxyribonukleinsäure
Dolichozephalie	Langgestreckte Kopfform
Drainage	Ableitung von Flüssigkeit
Dünnschichtchromatographie	Biochemisches Analyseverfahren zum empfindlichen Nachweis von bestimmten Substanzen (z.B. Mukopolysacchariden) unter Verwendung von Laufmitteln (Lösungsmitteln)

Dura	Harte Hirnhaut
Dysmorphie	Andersartigkeit im Aussehen
Dysostosis multiplex	Sammelbezeichnung für die typischen Veränderungen des Skelettsystems bei Mukopolysaccharidosen
Dysplasie	Fehlentwicklung, Fehlbildung
Dyspnoe	Atemnot
Dysproportioniert	Mit falschen Proportionen
Einzelfraktionen	Untergruppen
Elektroenzephalographie (Abk.: EEG)	Ableitung der Hirnströme
Elektrophorese	Biochemisches Trennverfahren zum Nachweis bestimmter Substanzen (z.B. Eiweiße, Glykosaminoglykane)
Elektroretinogramm	Aufzeichnung von elektrischen Erregungen der Netzhaut (Auge)
Endokarditis	Entzündung der Herzklappen und Herzinnenhaut
Endoplasmatisches Retikulum	☞ Retikulum, endoplasmatisches
Endoprothese	Künstliches Gelenk
Enzym	Hochmolekulares Eiweiß mit Katalysatoreigenschaften
Enzymdefekt	Mangelhafte oder fehlende Enzymwirkung
Enzymersatztherapie (Abk.: EET)	Auch ERT im englischen Sprachgebrauch: enzyme replacement therapy
Epilepsie	Anfallskrankheit
Epiphyse	Gelenknaher Bereich eines Knochens
Erethisch	Motorisch unruhig, leicht reizbar
Extrazelluläre Matrix	☞ Matrix
Extremität	Gliedmaße wie Arm, Bein
Femur	Oberschenkelknochen
Fertil	Fortpflanzungsfähig

Fiberoptisches Bronchoskop	Gerät, das in die Luftröhre eingeführt wird, um diese zu begutachten oder das Einführen eines Tubus unter kontrollierten Bedingungen zu ermöglichen; hat einen besonders flexiblen optischen Apparat, der ein Überstrecken des Kopfes vermeiden kann
Fibroblasten	Hautzellen, die für biochemische Untersuchungen in Kultur gebracht wurden
Filterpapierkarte	Auch Trockenblutkarte: üblicherweise eingesetzt zur Probengewinnung beim Neugeborenenscreening; darauf aufgetropftes Blut trocknet ein, und die Karte kann einfach mit der Post versandt werden; zunehmend mehr auch für die Diagnostik älterer Patienten eingesetzt
Filterpapiertest	☞ Berry-Spot-Test
Fundoskopie	Untersuchung des Augenhintergrundes
Fusion	Verbindung, Zusammenführung
Galaktose	Bestimmter Einfachzucker (Monosaccharid)
Ganglioside	Wesentliche Bestandteile von Nervenzellmembranen, bestehen aus Zuckern und Fetten (☞ auch Glykolipide)
Gasser-Zellen	Lymphozyten von MPS-Patienten mit charakteristischen Einschlüssen.
Gen	Erbträger, auf den Chromosomen lokalisiert. Besteht chemisch aus Desoxyribonukleinsäure
Genkode	Inhalt eines Gens, der für eine spezifische Funktion verantwortlich ist; durch die darin aneinander gefügten Basen bestimmt
Genetik	Lehre von der Vererbung

Genotyp	Beschaffenheit einer Genveränderung (Mutation)
Genua valga	X-Beine
Gibbus	Buckel
Gigantismus	Riesenwuchs
Gingiva	Zahnfleisch
Glaukom	Gesteigerter Augeninnendruck (= grüner Star)
Glykolipide	Substanzen aus Fett und Kohlenhydraten (☞ auch Ganglioside)
Glykoprotein	Substanzen aus Protein und Zucker (z.B. die lysosomalen Enzyme)
Glykosaminoglykane (GAG)	Lange Kohlenhydratketten aus Hexuronsäure und Aminozuckern, im medizinischen Sprachgebrauch als Mukopolysaccharide bezeichnet. Häufig als Biomarker zur Diagnose einer Mukopolysaccharidose verwendet
Golgi-Apparat	Aus Membranen und Bläschen bestehende Zellorganelle, dient der biochemischen Modifizierung von Enzymen (z.B. Anheften von Mannose-6-Phosphat).
Graft-versus-host-Reaktion	Abstoßungsreaktion des Transplantates gegen den Empfänger
Granulome	Kleine knötchenförmige Ansammlungen von Zellen verschiedener Art
Granulozyt	Granulierte (= Granula enthaltende) Leukozyten mit Abwehrfunktion
Hämatologie	Lehre vom blutbildenden System
Hämatom	Bluterguss
Hämatopoese	Blutbildung
Hämodynamik	Funktion des Herz-Kreislaufsystems
Hallux valgus	Schiefstellung des Großzehs
Haut-fibroblasten	Durch Hautstanze gewonnenes Material, aus welchen Hautbindegewebszellen angezüchtet werden können
Hemiepiphysiodese	Einsetzen einer kleinen Metallplatte in einer Seite der Wachstumsfuge, wodurch das Knochenwachstum auf dieser Seite gebremst wird. Damit gelingt es z.B. Knochen aus einer X-Beinstellung herauswachsen zu lassen
Hemihyperplasie	Krankhafte Gewebsvermehrung von einzelnen Körperteilen oder Gliedmaßen, führt zu einem asymmetrischen Aussehen der Körperhälften oder Gesichtshälften
Heparansulfat	Glykosaminoglykan, bestehend aus einer Glukuronsäure und N-Azetylglukosamin
Hepatosplenomegalie	Vergrößerung von Leber und Milz
Hernie	Bruch (z.B. Leisten- oder Nabelbruch)
Herz-insuffizienz	Unzureichende Herzleistung
Heterozygot	Gesunder Träger eines (krankhaften) Erbmerkmales
Hexuronsäure	Zuckersäure
Hirnatrophie	Verkleinerung des Hirnvolumens (Gehirnschwund)
Histologie	Lehre vom Gewebsaufbau
HL-Antigene	Individuelle, genetisch bedingte Merkmale auf Zelloberflächen (Lymphozyten)
Homolog	Gleiche Chromosomen eines (autosomen) Chromosomenpaars
HOS	*Hunter Outcome Survey*: eine internationale Datenbank zur Erfassung von Patienten mit MPS II
Humangenetik	Lehre von der Vererbung beim Menschen
Hyaluronsäure	Glykosaminoglykan, bestehend aus Glukuronsäure und N-Azetylglukosamin, enthält keine Sulfatgruppen

Hydrops fetalis	Pathologische Wasseransammlung in Geweben und Hohlräumen eines Ungeborenen, kann zum Absterben des Feten führen
Hydrozephalus	"Wasserkopf", Vermehrung der flüssigkeitsgefüllten Kammern im Gehirn
Hyperaktiv	Ungewöhnlich lebhaft
Hyperlordose	Übermäßig stark nach vorne gewölbte Wirbelsäule, z.B. im Hals- oder Lendenbereich
Hyperplasie	Krankhafte Gewebsvermehrung (allgemein)
Hypertelorismus	Erweiterter Augenabstand
Hypertonie	1. Erhöhter Blutdruck; 2. Vermehrte Muskelspannung
Hypertrichose	Vermehrte Behaarung
Hypertrophie	Überentwicklung eines Gewebes, Organs oder Organbestandteiles
Hypoglykämie	Erniedrigter Blutzucker
Hypoplasie	Unvollkommene Ausbildung eines Gewebes, Organs oder Organbestandteiles
Hypothyreose	Schilddrüsenunterfunktion
Hypotonie	1. Erniedrigter Blutdruck 2. Erniedrigte Muskelspannung
Hypotrophie	Unterentwicklung eines Gewebes, Organs oder Organbestandteiles
Hypoxie	Sauerstoffmangel
Indexpatient	Erster betroffener Patient in einer Familie, dessen Untersuchungsergebnisse als Ausgangspunkt für die Abklärung weiterer Familienangehöriger dienen kann
Indikation	Anlass zur Untersuchung oder Therapie in der Medizin
Induzieren	Hervorrufen
Infiltration	Durch- oder Einwanderung
Inkontinenz	Unvermögen, den Harn oder Stuhl zu halten

Intubation	Einführen eines Tubus (Rohres) in die Luftröhre
Instabilität	Unsicherer Halt
Insuffizienz	Funktionseinschränkung (z.B. Herzinsuffizienz), auch ungenügender Verschluss von Herzklappen (z.B. Aorteninsuffizienz)
Interstitium	Gewebszwischenraum
Intrathekal	Raum, in dem der Liquor zirkuliert; Medikamente, die über diesen Raum in den Körper eingebracht werden, umgehen dabei die Bluthirnschranke
Invasiv	In den Körper eindringend
Inzidenz	Häufigkeit des Auftretens von Krankheitsmerkmalen
Juxtasellär	Neben der Sella gelegen (☞ Sella turcica)
Kalotte	Knöchernes Schädeldach
Karboxylgruppen	Saure Essigsäuregruppen an Molekülen
Kardial	Zum Herzen gehörig
Kardiomyopathie	Erkrankung des Herzmuskels, z.B. durch Einlagerung von Mukopolysacchariden
Karpaltunnel	Kanal unter dem Handgelenk für den Durchtritt von Nerven (☞ auch Karpaltunnel-Syndrom)
Karpaltunnel-Syndrom	Kompression des Nervus medianus an der Innenseite der Handwurzel, z.B. durch Einlagerung von Mukopolysacchariden in das Ligamentum carpi transversum. Symptome sind Taubheitsgefühl, Schmerzen und Atrophie von Handmuskeln, vor allem des Daumenballens

Karyogramm	Chromosomenuntersuchung, bei welcher die Anzahl der Chromosomen (normal 46) und grobe Abweichungen von der Form der Chromosomen abgeklärt werden; es ist mit dieser Untersuchung möglich zu erkennen, ob eine Zelle von einem weiblichen oder männlichen Organismus stammt. Es kann auch erkannt werden, ob größere Stücke der Chromosomen fehlen oder mehrfach vorhanden sind; eine Mukopolysaccharidose kann mit dieser Untersuchung jedoch nicht diagnostiziert werden
Katalysator	Substanz, die chemische Reaktionen hervorruft oder beschleunigt, ohne sich selbst dabei zu verändern; Enzyme sind solche Biokatalysatoren, oft in ihrem Namen mit "-ase" gekennzeichnet (z.B. Sulfatase, Iduronidase etc.)
Katalytisches Zentrum	Eigentliche Bindungsstelle zwischen einem Enzym und dem Stoff, an den es sich bindet, um ihn zu verändern
Katarrhalischer Infekt	Schleimig-eitrige Entzündung
Kausaltherapie	Die Krankheitsursache bekämpfende Therapie, bei Enzymmangel z.B. durch Verabreichung von Enzym
Kernschleifen	Deutscher Begriff für Chromosom
Kernspin-Tomographie	Bildgebendes Verfahren, das eine detailgetreue Darstellung des Körperinneren erlaubt
Knochenmark	Blutbildendes Mark in Knochen (rot)
Knochenmarktransplantation	Übertragung von Knochenmarkzellen von einem Spender an einen Empfänger, zumeist in Form von Stammzellen, aus welchen sich weiter spezialisierte Zellen bilden können. ☞ auch Stammzelltransplantation
Kollagen	Neben den Proteoglykanen wichtigster Bestandteil des Bindegewebes (in Haut, Knochen usw.)
Kompartiment	Abschnitt
Kompression	Einengung durch Druck
Konditionierung	Vorbereitende Behandlung für eine Knochenmarktransplantation; dabei wird das Immunsystem durch Medikamente (oder auch eine Bestrahlung) vorübergehend unterdrückt
Konduktorin	Gesunde Überträgerin einer X-chromosomal erblichen Erkrankung (z.B. bei M. Hunter)
Konsistenz	Festigkeit, Beschaffenheit eines Gewebes
Konservative Behandlung	Herkömmliche Behandlung, oft durch Behandlung der einzelnen Symptome
Kontrakturen	Gelenkversteifung
Koronararterien	Herzkranzgefäße
Korrelation	Grad der Übereinstimmung
Kraniozervikaler Übergang	Übergangsstelle zwischen dem Schädel und der Halswirbelsäule. Eine besondere Schwachstelle bei vermehrt eingelagertem Speichermaterial und einer Fehlbildung des Zahns des 2. Halswirbelkörpers
Kreatinin	Ausscheidungsform des Kreatins, eines wichtigen Stoffwechselproduktes
Kyphose	Nach hinten konvexe Verbiegung der Wirbelsäule
Läsion	Umschriebene Beschädigung von Gewebe
Laminektomie	Operative Entfernung des hinteren Teiles eines Wirbelbogens
Larynx	Kehlkopf

Late onset	Bezeichnet einen späteren Krankheitsbeginn als es die klassischen Formen der jeweiligen Erkrankung erkennen lassen
Letal	Zum Tode führend
Leukozyten	Weiße Blutkörperchen
Ligamentum	Band aus festem Bindegewebe
Ligamentum carpi transversum	Querverlaufendes Band an der Handgelenkinnenfläche
Liquor	Gehirn- und Rückenmarkflüssigkeit, auch Nervenwasser
Lordose	Nach vorn konvexe Verbiegung der Wirbelsäule
Lungenaffektion	Eine Lungenerkrankung herbeiführend
Luxation	Verrenkung/Verschiebung zweier gelenkbildender Knochenenden
Lymphozyt	Lymphzellen, besondere Form der weißen Blutkörperchen
Lysosomen	Bläschenförmige Zellorganellen; enthalten eine Vielzahl von Enzymen, die hochmolekulare Substanzen abbauen
Lysosomale Speicherkrankheiten	Erbliche, fortschreitend verlaufende Stoffwechselkrankheiten, bedingt durch den genetischen Defekt eines lysosomalen Enzyms oder durch Veränderungen des Transports an der Lysosomenhülle. Die Körpersubstanzen, die nicht abgebaut werden können, werden in verschiedenen Organen gespeichert und führen dort zur Zellschädigung
Makroglossie	Große Zunge
Makrophagen	Fresszellen, Untergruppe der weißen Blutkörperchen, die unerwünschtes Material in sich aufnehmen „fressen“ und verdauen oder speichern
Makrozephalus	Großer Kopf

Manifestationsalter	Zeitpunkt, an welchem eine Erkrankung, ein Symptom, sichtbar wird
Mannose-6-Phosphat	Verbindung aus einem Zucker (Mannose) und Phosphat; hat universelle Bedeutung für die Steuerung des Stoffwechsels; z.B. können nur Enzyme, an die Mannose-6-Phosphat gebunden ist, in das Lysosom eingeschleust werden
Matrix	Grundsubstanz des Bindegewebes (in der Haut, im Knorpel, Knochen usw.)
Meningen	Hirnhäute
Mental	Geistig
Mesenchym	Übergeordneter Begriff für alle Binde- und Stützgewebe
Metachromatische Granula	Körnchenartige Strukturen in Zellen, die sich untypisch anfärben
Metaphase	Bestimmte Teilungsphase einer Zelle, in der die Chromosomen (im Lichtmikroskop) sichtbar werden
Metaphyse	Endstück eines Röhrenknochens
Mitralklappe	Herzklappe zwischen linkem Vorhof und linker Kammer
Molekül	Chemische Substanz, aufgebaut aus mehreren Atomen
Molekulargewicht	Spiegelt die Molekularmasse des Moleküls wider
Morbidität	Erkrankungsrate innerhalb bestimmter Personengruppen
Morbus	Krankheit, definiertes Krankheitsbild.
Morbus Perthes	Erkrankung des Hüftkopfes
Morphologie	Lehre von der Gestalt
Mortalität	Zahl der Verstorbenen innerhalb bestimmter Erkranktengruppen
Motilität	Darmbeweglichkeit, auch als Peristaltik bezeichnet

MPSI Registry	Eine internationale Datenbank zur Erfassung von Patienten mit MPS I
Muskel-relaxans	Medikament zur Muskel-erschlaffung
Mutation	Spontane Veränderung des Erbmaterials, d.h. Veränderungen in der Basenabfolge, Fehlen oder Vermehrung einzelner Genabschnitte etc.
Myoklonien	Muskelzuckungen im Rahmen eines Krampfgeschehens
Myopie	Kurzsichtigkeit
Nahrungs-ergänzungs-mittel	Natürlich vorkommende Zusatzstoffe in der Ernährung, denen ein therapeutischer Effekt zugeschrieben wird; unter Umständen wird die Nahrung zusätzlich damit angereichert
Nervus medianus	Mittelhandnerv
Nervensystem	Gehirn, Rückenmark und die daraus wegführenden Nerven zählen zum Zentralnervensystem. Zum vegetativen oder autonomen Nervensystem zählen alle Nerven zu inneren Organen und Darm
Nervenwasser	Klare Flüssigkeit in und um Gehirn und Rückenmark, ☞ auch Liquor
Neumutation	Neu (spontan) entstandene Genveränderung, war in der Elterngeneration noch nicht vorhanden
Neuron	Nervenzelle
Nomenklatur	Benennung
Normbereich	Laborwerte, die für 95 % der gesunden Bevölkerung zutreffen
Obstipation	Verstopfung
Obstruktion	Verengung
Oligo-saccharide	Kohlenhydratkette aus nur wenigen (10-20) Zuckern, auch als „komplexe“ Zucker bezeichnet. Sie enthalten Mannose, Fukose, Sialinsäure etc.

OMIM®	Abkürzung für „Online Mendelian Inheritance in Man®“, eine ständig aktualisierte Datenbank die im Internet frei verfügbar ist und ausführlich alle bisher bekannten genetischen Erkrankungen beschreibt
Optikus-atrophie	Schwund des Sehnervs
Orbita	Augenhöhle
Orphan disease(s)	Darunter versteht man seltene, in der Medizin wenig beachtete Erkrankungen. Laut Definition sind sie seltener als bei einem von 2000 Neugeborenen zu finden.
Ossär	Knöchern
Osteolyse	Auflösung von Knochensubstanz/Knochenstrukturen
Osteo-nekrosen	Infarkt eines Knochens oder Knochenabschnitts mit nachfolgendem Absterben des Knochens an dieser Stelle
Ovoid	Eiförmig
Pachy-meningeosis	Verdickung der Hirnhaut, z.B. durch Mukopolysaccharid-Einlagerungen
Palliativ	Medizinische Behandlung, die Erleichterung bringt, aber nicht die wesentlichen Krankheitsursachen bekämpft
Parästhesien	Krankhaft abnorme Empfindungen, z.B. Kribbeln oder Taubsein
Parazentese	Trommelfelleinschnitt
Parenchym	Das durch spezifische Funktionszellen eines Organs gebildete Gewebe
Parese	Medizinischer Begriff für Lähmung
Patho-biochemie	Krankhaft ablaufende biochemische Vorgänge
Pathogen	Krankheitsauslösend
Patho-gnomonisch	Kennzeichnend für eine bestimmte Krankheit, wesentlich für die Diagnose

Patienten-kollektiv	Gruppe ausgewählter Patienten
Paukenröhrchen	In die Ohrtrompete (Pauke) eingesetztes Röhrchen
Peau d'orange	Fleckförmige Hautverdickungen ("Orangenhaut")
Pectus carinatum	Hühner- oder Kielbrust, auch: sternale Protrusion
Pectus excavatum	Trichterbrust
Peripherer Blutausstrich	Blutstropfen, gewonnen aus venösem Blut, welcher auf einem Glasplättchen ausgestrichen wird und im Mikroskop betrachtet wird
Petechien	Kleinste punktförmige Blutungen in der Haut oder Schleimhäuten, oft Ausdruck einer Blutungsneigung
pH-Wert	Maß für den Säuregrad einer Lösung. Mit Zunahme der Säurekonzentration nimmt der pH-Wert ab
Phänotyp	Klinisches Erscheinungsbild
Phalangen	Fingerglieder
Pharynx	Rachen
Philtrum	Abstand zwischen Nase und Oberlippe
Phosphotransferase	Enzym, das Phosphatgruppen überträgt
Physiognomie	Gesichtsausdruck
Physiologie	Lehre von den normalen Körperfunktionen
Platyspondylie	Abflachung der Wirbelkörper
Plazenta	Mutterkuchen
Polkörperchendiagnostik	Untersuchung von Genmaterial aus der Eizelle vor der Befruchtung mit einer Samenzelle bei künstlicher Befruchtung. Das Entnehmen des nicht verwendeten Chromosomenmaterials schadet dem Vorgang nicht
Polypen	Schleimhautwucherungen (in der Nase oder im Rachen)

Präimplantationsdiagnostik	Untersuchung an einem Embryo bei künstlich gezeugter Schwangerschaft noch vor dem Einsetzen in die Gebärmutter der Frau
Prälinguale Schwerhörigkeit	Früh einsetzende Höreinschränkung, die bereits vor dem Erlernen der Sprache beginnt
Pränatal	Vorgeburtlich
Pränataldiagnostik	Untersuchung an einem Ungeborenen im Mutterleib, sei es durch Mutterkuchenbiopsie oder durch Fruchtwasserpunktion
Prognathie	Vorstehen des Kiefers
Progredienz	Fortschreitende Tendenz
Prophylaxe	Vorbeugung
Protein	Biochemische Bezeichnung für Eiweiß
Proteoglykan	Komplex aufgebautes Molekül, besteht aus einem zentral gelegenen Protein (Core-Protein) und langen Kohlenhydratseitenketten (Glykosaminoglykanen)
Protrusion, sternale	Vorstehen des Sternums (Brustbeines), Hühnerbrust
Ptosis	Herabhängen der Oberlider
Pulmonalarterie	Große Lungenschlagader
Pylorusstenose	Verengung des Magenpförtners, des Muskels beim Magenausgang. Führt zu Entleerungsstörungen des Mageninhalts und begünstigt einen Reflux
Reflux	Mageninhalt gelangt über die Speiseröhre wieder in Richtung Mund
Rekombinant	Ein Genabschnitt wird in ein Gen eingefügt, z.B zur Herstellung menschlicher Proteine durch Tierzellen
Rektusdiastase	Auseinanderweichen (Bruch) des geraden Bauchmuskels

Retikulum, endoplasmatisches	Aus Membranen aufgebautes netzförmiges System innerhalb einer Zelle, in dem die Eiweißsynthese stattfindet (☞ auch Ribosom)
Retina	Netzhaut des Auges
Retrognathie	Fliehendes Kinn
Retroviren	Viren, die ihr Erbmaterial in das Erbmaterial des Wirtes (wie z.B. des Menschen) einbauen können
Rezeptor	Bindungsstelle an Membranen für bestimmte Proteine (z.B. Enzyme); die Bindung erfolgt über spezifische Strukturen des Proteins (z.B. Mannose-6-Phosphat)
Rezeptorvermittelte Transzytose	Bestimmte Rezeptoren im Gehirn für große Moleküle (z.B. Insulin) werden durch Antikörper dagegen erkannt. An diese Antikörper werden z.B. MPS-Enzyme gekoppelt, die sonst nicht ins Gehirn gelangen können (☞ Blut-Hirn-Schranke). Damit können diese Enzyme sehr wohl ins Gehirn gelangen und dort wirken. Die Methode ähnelt dem „trojanischen Pferd“
Rezidivierend	Immer wiederkehrend
Rhinitis	Nasenschleimhautentzündung (Schnupfen)
Ribosom	Körnchenförmige Gebilde an den Membranen des endoplasmatischen Retikulums, Ort der Eiweißsynthese
Rotation	Drehung
Rückenmark	Nervenstrang, welcher in der Wirbelsäule liegt. Hat direkte Verbindung mit dem Gehirn
Sammelurin	Urin, der über eine bestimmte Zeitperiode gesammelt wird und bei welchem die einzelnen Urinportionen zusammengeschüttet werden
Schädelkalotte	☞ Kalotte
Schlafapnoen	Wiederholte Atempausen im Schlaf
Screening	Durchführung von Untersuchungen in einer Bevölkerungsgruppe, um bestimmte Krankheiten zu erkennen, welche jedoch noch nicht sichtbar sind, z.B. Neugeborenenscreening. Dabei werden verschiedene Screeningmethoden verwendet, je nachdem, was gesucht wird
Sectio (caesarea)	Umgangssprachlich Kaiserschnitt. Operativer Eingriff zur Entbindung eines Kindes aus der Gebärmutter einer Schwangeren
Selbsthilfegruppen	Zusammenschluss von Patienten, die gemeinsam mit dem selben Problem konfrontiert sind und gemeinsam versuchen, ihr Schicksal zu bewältigen
Sella turcica	Türkensattel; Vertiefung der Schädelbasis, in der die Hypophyse (Hirnanhangsdrüse) liegt
Sensibilisierung	Empfindlichkeit gegenüber einem Stoff
Septum	Zwischenwand, z.B. in Nase oder Herzen
SSEP	☞ Somatosensorisch-Evozierte Potentiale
Shuntsystem	Dient zur Behandlung eines Hydrozephalus; die Hirnkammern werden über ein Schlauchsystem mit dem rechten Herzvorhof oder der Bauchhöhle verbunden, um den erhöhten Hirndruck zu entlasten
Skoliose	Seitliche Verkrümmung der Wirbelsäule
SMS	Smith-Magenis-Syndrom
Somatisch	Körperlich

Somato-sensorisch-evozierte Potentiale (= SSEP)	Messung der Nervenleitung vom Körper zum Gehirn
SOT	Substrat-Optimierungs-Therapie
Spaltlampe	Seitlich stehende Lichtquelle, die einen Spalt auf das Auge abbildet. Damit lassen sich z.B. auch feinste Hornhauttrübungen erkennen
Spasmen	Verkrampfungen der Muskulatur
Spastik	Allgemeine Erhöhung der Muskelspannung
Speicher-erkrankungen	Krankheiten, welche Stoffwechselprodukte nicht abbauen können, sondern im Körper ablegen (speichern), z.B. Mukopolysaccharidosen, Sphingolipidosen, Mukolipidosen...
Sphingolipide	Komplex aufgebaute Fettsubstanzen, Bestandteile vor allem des Nervengewebes
Sphingo-lipidosen	Lysosomale Speicherkrankheiten mit vermehrter Speicherung von Sphingolipiden
Spontanurin	Urinportion, die auf Verlangen produziert wird
SRT	Substrat-Reduktions-Therapie
Stammzellen	Zellen, die in der Entwicklungsabfolge sehr nahe den ursprünglichen embryonalen Stadien sind; aus ihnen können durch Stimulation weitere reife Zelltypen heranwachsen

Stammzell-transplanta-tion	Einbringung von Zellen mit dem Entwicklungspotenzial, unterschiedliche reife Zelltypen auszubilden; häufig mit Stammzellen der Hämatopoese durchgeführt (hämatopoetische Stammzelltransplantation, HSCT). Gewinnung aus dem Knochenmark, Nabelschnurblut oder peripheren Blut möglich
Stato-motorisch	Entwicklung der Bewegungsvorgänge
Stenose	Verengung (z.B. von Aorta oder Pulmonalarterie)
Sternum	Brustbein
Stoffwechsel-erkrankungen	Erkrankungen, bei welchen Stoffwechselvorgänge im Körper nicht regulär durchgeführt werden
Stridor	Pfeifendes Atemgeräusch
Sulfatgruppe	Schwefelhaltiger Teil eines Moleküls
Symptom	Klinisches Merkmal
Symptomatische Therapie	Behandelt Einzelprobleme, nicht jedoch die Ursache der Erkrankung
Syndrom	Symptomenkomplex; Krankheitsbilder mit bestimmten Kombinationen von Merkmalen; die Ursache ist häufig unbekannt, die Krankheitsbezeichnung erfolgt meist nach den Erstbeschreibern oder den Hauptsymptomen
Synonym	Ähnliche Benennung desselben Begriffs
Synthese	Neubildung, Aufbau
Temporo-mandibular-gelenk	Kiefergelenk
Tetraspastik	Erhöhte Muskelspannung aller vier Gliedmaßen durch nervale Fehlsteuerung

Thorakolumbaler Bereich	Übergang der Brust- zur Lendenwirbelsäule. Häufig mit besonders stark verformten Wirbelkörpern im Rahmen der Dysostosis multiplex. Äußerlich sichtbar am Sitzbuckel bzw. Gibbus
TIA	Abkürzung für transitorisch ischämische Attacke. Bezeichnung für Symptome eines Schlaganfalls, die nach wenigen Stunden wieder verschwinden können
Tonsillen	Lymphgewebe, z.B. in Rachen und Gaumen
Toxisch	Giftig
Trachea	Luftröhre
Tracheomalazie	Zu weiche Knorpelspangen in der Luftröhre, dadurch wird sie nicht genügend weit geöffnet und erschwert die Atmung
Tracheostoma	Künstlicher Ausgang der Luftröhre zur Sicherung der Atmung
Tremor	Zittern
Trendelenburg-Zeichen	Schiefe Haltung bei Hüftgelenkserkrankungen
Trias	Kombination von drei typischen Krankheitssymptomen
Trikuspidalklappe	Herzklappe zwischen rechtem Vorhof und rechter Kammer
Trockenblutkarte	☞ Filterpapierkarte
Trommelschlegelfinger	Auftreibung der Fingerendglieder, Zeichen der Minderdurchblutung bzw. chronischen Sauerstoffmangels im Gewebe
Trophektodermbiopsie	Entnahme von wenigen Zellen der späteren Plazenta eines künstlich gezeugten Embryos (in vitro) zur Untersuchung
Vakuole	Bläschenförmiges Gebilde in Zellen; häufiges Merkmal bei lysosomalen Speicherkrankheiten
Valgustellung	X-Bein-Stellung, nach innen gewölbt
Variabilität	Verschiedenartigkeit
Varusstellung	O-förmig gebogen, nach außen gewölbt
Vegetatives Nervensystem	Autonomes Nervensystem zur Steuerung der vitalen Funktionen wie Atmung, Kreislauf usw., kann nicht vom Willen beeinflusst werden
Vektor	Begriff aus der modernen Molekularbiologie; bezeichnet Trägermoleküle (wie z.B. auch Viren), die Erbmaterial in eine Zelle einschleusen können
Ventrikel	Flüssigkeitsgefüllter Hohlraum, z.B. in Hirn und Herz (Herzkammer)
Vesikel	Mikroskopisch sichtbare Bläschen in einer Zelle
Vorderhornzellen	Nervenzellen im Rückenmark; dienen der Verbindung des Zentralnervensystems mit den Muskeln des Körpers
Zebra-Körperchen	Lamellenförmige Einschlusskörperchen bei Mukopolysaccharidosen, kommen besonders im Nervensystem vor
Zelle	Kleinste funktionelle Einheit, aus der ein Organismus aufgebaut wird. Grundsubstanz (Zellleib) ist das Zytoplasma, darin enthalten sind der Zellkern und die Zellorganellen. Die Zelle wird von einer speziellen Membran (Hülle) umgeben
Zellorganellen	Mikroskopisch sichtbare, selbständige Funktionseinheiten innerhalb einer Zelle (z.B. Golgi-Apparat, Ribosomen)
Zerebellär	Dem Kleinhirn (Zerebellum) zugehörig
Zerebral	Dem Gehirn (Zerebrum) zugehörig
ZNS	Zentrales Nervensystem
Zytoplasma	Grundsubstanz der Zelle
Zytostatika	Medikamente zur Behandlung bösartiger Tumoren; wirken als Zellgifte

Index

T

V

W

X

Z